老年心理健康评定量表汇编

潘芳　官锐园　主　编
苏英　刘德祥　副主编

山东大学出版社
SHANDONG UNIVERSITY PRESS
·济南·

图书在版编目(CIP)数据

老年心理健康评定量表汇编/潘芳,官锐园主编
.—济南:山东大学出版社,2021.8
ISBN 978-7-5607-6828-1

Ⅰ.①老… Ⅱ.①潘…②官… Ⅲ.①老年人－心理
健康－健康状况－评估 Ⅳ.①R161.7

中国版本图书馆 CIP 数据核字(2021)第 180447 号

策划编辑 姜　山
责任编辑 李昭辉
封面设计 张　荔

出版发行	山东大学出版社
社　　址	山东省济南市山大南路 20 号
邮政编码	250100
发行热线	(0531)88363008
经　　销	新华书店
印　　刷	济南巨丰印刷有限公司
规　　格	720 毫米×1000 毫米　1/16
	16 印张　296 千字
版　　次	2021 年 8 月第 1 版
印　　次	2021 年 8 月第 1 次印刷
定　　价	48.00 元

《老年心理健康评定量表汇编》
编委会

主　　编　潘　芳　官锐园

副主编　苏　英　刘德祥

编　　者（按姓名拼音排序）

成淑月（山东大学基础医学院）

陈　晨（北京大学医学人文学院）

陈　玮（北京大学医学人文学院）

官锐园（北京大学医学人文学院）

孔维祎（北京大学医学人文学院）

李浩男（山东大学基础医学院）

刘德祥（山东大学基础医学院）

鲁燕霞（山东大学基础医学院）

潘　芳（山东大学基础医学院）

庞芳芳（北京大学医学人文学院）

乔新宇（北京大学医学人文学院）

宋　扬（北京大学元培学院）

苏　英（北京大学医学人文学院）

王若颖（北京大学医学人文学院）

王　威（山东大学基础医学院）

张雅文（北京大学医学人文学院）

赵明月（山东大学基础医学院）

朱泽萌（山东大学基础医学院）

学术顾问　姚树桥　洪　炜

前　言

随着我国人口老龄化进程的加快,老年人对健康的需求也在快速增加。"健康中国 2030"规划提出,要加强对老年人常见病、慢性病的健康指导和综合干预,强化对老年人的健康管理。基于此,开展防治老年疾病的新模式,科学有效地实施老年人健康管理就成了实现健康老龄化和积极应对老龄化的有效措施。

老年人的生命质量受年龄、性别、经济状况、躯体疾病、心理和精神等因素的影响,因此对老年人要结合其躯体健康、心理健康和社会健康状态进行综合评定。在心理健康和躯体健康领域,心理状态与行为模式既影响着老年人的生活质量和幸福感水平,也影响着慢性疾病的发生、发展和预后。在世界范围内,目前对高血压、冠心病、糖尿病等慢性疾病的治疗均采用生物治疗和心理干预相结合的治疗策略,故采用科学的工具评定老年人和老年慢性病患者的心理状况,为促进老年人的健康和治疗老年人的疾病提供依据,就成了老年医学和老年保健的重要研究领域。

本书主要汇编了较常用的一些老年心理健康评定工具(量表),包括生活质量评定量表、情绪评定量表、认知功能评定量表、应激及相关因素评定量表、行为方式评定量表等。书中所收录的评定量表已得到国内外研究人员的验证,具有良好的信度和效度。书中除了对每个评定量表进行一般性介绍之外,还重点介绍了评定量表在老年人群中的应用情况,帮助读者在日后的工作中可以方便地选用这些量表。

尽管本书编者在汇编量表时遵循着科学、严谨的编写原则,但因能力和时间所限,书中还有许多不尽如人意之处,在此特真诚希望读者提出宝贵意见和建议。

编　者
2021 年 6 月

目　录

第一章　老年心理健康评定量表概述

　　关于"老年心理健康"的内涵与标准,由于国内外研究人员对其有不同的论述,因此目前尚无统一的定义。国内吴振云教授通过对老年心理学和相关文献的深入研究,提出心理健康是指心理状态和心理活动的正常,包括心理过程和个体心理特征的正常。老年人由于年龄的增长,心理健康有其自身的特点,其中最值得关注的是认知能力和适应能力。吴振云教授提出,老年心理健康的理论框架包括五个方面的内容,即情绪稳定,善于调适;性格健全,开朗乐观;有一定的交往能力,人际关系和谐;社会适应良好,能应对应激事件;认知功能基本正常。[①] 在此基础上,国内研究人员结合我国老年人的实际情况,通过对国内外心理学家有关老年人心理健康的标准进行综合研究,指出对老年人的心理健康应从以下五个方面进行评定:有健全的人格,情绪稳定,意志坚强;有正常的思维、正常的感知觉和良好的记忆力;有良好的人际关系;能保持正常的行为;能正确认知社会,与大多数人的心理活动一致。

第一节　老年心理健康评定理论

　　按照老年心理健康的内涵和标准,对老年个体心理健康的评定应包括感知觉、记忆力、情绪稳定性、人格和社会适应能力等内容。此外,躯体健康状况、经济地位和社会资源是影响老年人心理健康的重要因素,也是评定的主要内容。不同的心理学理论(模式)对心理健康的标准有不同的理解,其评定的角度和方法各异。常见的老年心理健康评定的方法有以下几种。

---

　　① 参见吴振云,许淑莲,李娟.老年心理健康问卷的编制[J].中国临床心理学杂志,2002,10(1):1-3.

一、基于病理心理学的老年心理健康评定

病理心理学主要研究个体心理活动的异常表现、分类、预防和治疗。按照个体异常心理活动的表现形式，可以分为感觉障碍、知觉障碍、注意障碍、记忆障碍、思维障碍、情感障碍、意志障碍、行为障碍、意识障碍、智力障碍、人格障碍等；按照临床精神疾病的表现，可以分为神经症性障碍、精神病性障碍、人格障碍、药物和酒精依赖、心理生理障碍、适应障碍等。在 60 岁以上的老年人群中，精神障碍和精神症状并不罕见，其中阿尔茨海默病的患病率为 4％～7％；而在非阿尔茨海默病患者的老年人群中，精神障碍的患病率约为 30％，其中抑郁症的患病率约为 17％，焦虑症的患病率约为 9％，精神病性障碍或晚发型精神病的患病率约为 7％。

基于病理心理学的老年心理健康评定是对"病"与"非病"模式的评定，其着眼点是老年个体是否具有心理与行为方面的异常表现，如是否有精神疾病的阳性和阴性症状，有无认知功能减退（如阿尔茨海默病），是否存在持久的焦虑和抑郁情绪，社会功能是否完善以及上述异常表现是否具有功能性或器质性的基础病变等。基于病理心理学的老年心理健康评定将老年个体分为正常（非病）和异常（患病）两种类型，异常（患病）老年人需要接受精神科医生的治疗，家庭、社区的照顾和护理等，是消耗医疗和社会资源较多的群体；而正常（非病）老年人暂时可不纳入医疗和社区照护的范畴。

二、基于心理卫生学的老年心理健康评定

心理卫生学起源于 20 世纪初，是运用心理学的方法促进、维护并恢复个体心理健康的一门学科。心理卫生学给出的心理健康标准是：个体的心理活动内部一致，心理过程协调；个体的心理活动与外部环境统一，表现一致；个体与环境协调，人际关系和谐；个体的人格健全，心理特征相对稳定；个体能充分发挥自身的身心潜能，以达到自我和社会适应的最佳化。

21 世纪初，国内外研究人员开始应用心理卫生学探讨老年人心理健康的标准，认为老年人心理健康应涉及四个核心领域，即正性情感、负性情感、愿望与实际所得的符合程度和自尊感。此外，认知功能与判断正常老年化和病理性老年化有关，情绪与多种身心疾病有关，个性与社会适应和人际关系联系密切。相应地，基于心理卫生学的老年心理健康评定应包括人格、情绪与情感、社会适应能力、应激康复能力等方面。心理卫生学拓宽和深化了老年心理健康的评定标准，将人视为终生发展和完善的个体。基于心理卫生学的老年心理健康评定重视老年人的社会适应能力、生活满意度以及如何预防或延缓失

能和阿尔茨海默病的发生，提出"孤独感"是降低老年人生活质量的因素，拥有较高质量的家庭生活和生活满意度可预防认知功能减退和阿尔茨海默病的发生。

三、基于积极心理学的老年心理健康评定

积极心理学的研究聚焦于人类固有的、潜在的积极能量，挖掘个体内在的正向潜能，意在促进人类固有机能的最佳化。区别于传统心理学，积极心理学中的"积极"主要包括三个方面的含义：反对传统消极心理学；提倡关注、研究人类心理的积极方面；强调用正性、积极的方式解释心理问题并从中获益。

积极心理学的研究分为三个方向：一是积极情绪体验，如幸福感、愉悦感，如满足、骄傲、希望、自信和乐观等；二是积极人格特质，如人生观、价值观、正直、善良、自尊、创造性和天赋等；三是积极社会组织系统，如创造良好的社会支持环境，促使个体内在积极潜力（责任、道德、文明）的开发等。因此，基于积极心理学的老年心理健康评定内容包括幸福感、道德愉快和良好的社会支持系统。

进入 21 世纪后，随着全球老龄化的发展，有人提出了"健康老龄化"的概念。健康老龄化是指一个国家或地区的人群成为老年型人群后，健康老年人、健康高龄老年人和健康百岁老年人的比重日益上升，而病残和生活不能自理的老年人比重逐步下降的状态。就个体而言，健康老龄化是指个体进入老年之后，在身体、心理、智力、社会、生活五种功能方面能保持该生命阶段应具备的正常状态，使各种功能障碍在生命的最晚期出现，从而使老年人能较长时期地参与有价值的社会活动。就群体而言，健康老龄化是指老年人群的健康长寿，群体达到身体、心理和社会功能的令人满意的状态。就社会而言，健康老龄化反映了一个国家与地区的政治、经济和文化发展状况。

健康老龄化的目标主要包括：生活独立，精神愉快；发生疾病和疾病相关残疾的概率低；具有高水平的认知功能和躯体功能；积极参与人际交往和生产活动。不难看出，基于积极心理学的老年心理健康评定的相关标准与健康老龄化是一致的，评定内容应包括主观幸福感、生活质量和家庭亲密度等社会支持内容，以及经济资源、社会资源和日常生活能力等因素。积极心理学认为，老年人是积极的社会力量，可以发挥余热，可以积极参与志愿服务或从事有利于社会和自身的活动，从而在根本上确定了老年群体所具有的社会价值。

基于积极心理学的老年心理健康评定也在探索延缓老年人功能障碍出现的影响因素。在积极心理学指导下的多项研究均证实，适当的运动（如打太极拳）、参与游戏可延缓衰老和增进自我效能，从而提升幸福感。老年人社交网络

的大小,所居住社区的心理、社会和物理环境特点等对老年人的行为方式和认知功能变化也具有预测作用。

四、基于整体医学模式的老年心理健康评定

世界卫生组织强调,医学模式应从生物—心理—社会医学模式过渡到整体医学模式,即从整体的角度研究人体疾病发生发展的规律、疾病过程中人体各部分之间的相互联系及所导致的机体状态的变化规律,并从整体的角度研究预防和治疗疾病的措施。整体医学模式主张保持人体内的生理平衡、心理平衡,同时强调体外的自然生态平衡和社会生态平衡对人体的作用。基于整体医学模式的老年心理健康评定强调从生理、心理、自然和社会因素以及上述诸因素的平衡与否出发,评定老年人的心理健康,是更为全面的健康理论模式。因此,该评定涉及的领域更为宽泛,除涵盖了病理心理学、心理卫生学和积极心理学之外,还包括自然生态环境因素(如气候温度、海拔高度、大气污染等)和社会因素(如社会经济状况、家庭和社会对养老的资源投入、社会环境对老年人的态度等)对老年人心理健康的影响。

基于整体医学模式的老年心理健康评定研究的变量和评定方法也是多元的,如比较不同亚群体的老年人的主观因素和客观(环境)因素对生活质量、生活满意度和积极老龄化的影响,研究的主题词涉及城镇和农村、受教育水平、居家或机构养老、代际关系和孝道、居住环境是否对老年人友好、心理服务机构的布局和水平等内容,评估工具有老年友好城市量表、社会供给量表、老年人夫妻依恋问卷、空巢老年人心理弹性问卷、老年人心理服务需求问卷等。

第二节　老年心理健康评定的发展

老年心理健康评定具有较长的历史,但由于不同国家的发展水平、医疗保健状况和资源投入不同,人群的老龄化程度各异,因此老年心理健康评定的发展并不均衡。20 世纪末,随着欧美等发达国家老龄人口的增多,老年学、老年医学和老年心理学的研究快速发展,老年心理健康及影响因素的评估工具不断涌现,且对老年人心理健康的评定大多采用自述式问卷进行。

国外研究人员使用的老年心理健康评定量表较多,大致可分为以下三类:

(1)智力量表,包括简易智力状态检查量表、阿尔茨海默病筛查量表等。

(2)单一心理问题反应评估工具,包括流调中心抑郁量表、老年抑郁量表、焦虑自评量表、自尊评价量表等。

（4）基本状况调查工具,包括康奈尔医学量表、症状自评量表、生活满意度及主观幸福感测查量表、国家健康成果量表等。

早期国内多引进上述工具进行老年心理健康评定,如周罗晶等于 2004 年引入世界卫生组织推荐的心理指数量表,并将其运用于对广州老年人心理健康指数与生活质量关系的研究。[①] 牛田华等首次将心理状况危险因素自我管理评分等级量表应用于对我国老年人的心理健康评定。[②] 但是,由于跨文化、适应性等问题,引进的国外量表往往不能准确判断我国老年人的心理健康状况。基于此,由中科院心理研究所的吴振云教授牵头,于 1995 年编制了中国老年人心理健康量表,并在 2008 年完成了量表第三版的修订工作。该量表从认知效能、情绪体验、自我认识、人际交往以及适应能力五个方面对老年人的心理健康状况进行评定,具有较高的信度和效度,被广泛用于对我国老年人进行心理健康评定。

进入 21 世纪后,全球老龄化趋势加速,尤其是近年来,我国快速进入了老龄化社会。对老年人的身心健康、社会功能、养老与保健等诸多课题的研究,促进了老年心理健康评定工具的发展。刘颂对我国 2002～2011 年的老年心理研究进行了分析,认为 2002～2004 年及 2010 年是老年心理研究的高峰时段,研究领域包括老年认知、老年心理障碍、老年病患者心理、特殊群体老人心理、老年生活体验、老年社会支持、毕生发展和工具研究;在评定工具方面,主要集中在自主研发和对外来工具本土化的可行性检测上。[③] 其中,吴振云教授主持编制的中国老年人心理健康量表就是自主研发的标志性成果之一,而老化态度问卷是自主研发的成果之一。对外来工具本土化研究涉及的工具较多,如简明健康问卷、患者健康问卷、词语记忆量表、国际情绪图片系统、老年抑郁量表、老年生存质量量表等。这些研究有的通过统计分析确定其适用性,有的提示运用时的注意事项,有的根据调查得到的中国老年人群特点对原量表的内容和使用方法进行了修订,为提升我国老年心理研究的科学性和有效性奠定了基础。

近年来,随着国家对老龄化问题的重视和投入不断增多,老年心理健康研究已经从早期的单一变量研究、相关因素研究、横断面研究发展到多变量、多中

①　参见周罗晶,欧爱华,老膺荣.广州老年人心理健康指数与生活质量关系的研究[J].中国老年学杂志,2008,28(24):2463-2465.

②　参见牛田华,孟庆跃,孟祥臻,等.农村老年人日常生活活动能力现状及影响因素分析[J].现代预防医学,2010,37(7):1290-1291,1296.

③　参见刘颂.近 10 年我国老年心理研究综述[J].人口与社会,2014,30(1):44-48.

心的队列研究。研究质量提升的同时，评估工具也有了快速的发展，国内研究人员不仅编制了适用于健康和慢性病老年人群体的认知、情绪、心理需求等评定量表，而且对大量国际上常用的评定工具进行了本土化研究，以适用于我国的老年人群。

（潘　芳）

第二章　生活质量评定量表

第一节　老年人生活质量调查表

　　1994年10月,中华医学会老年医学学会流行病学学组会议建议,在全国有条件的地区开展老年人生活质量调查,由此诞生了老年人生活质量调查表。该调查表共包含11项内容,分别是健康状况、生活习惯、日常生活功能、家庭和睦、居住条件、经济收入、营养状况、心理卫生、社会交往、生活满意度和体能检查。这11项内容的评分标准为:"良"为3分,"中"为2分,"差"为1分;评定总分为:"良"为30～33分,"中"为22～29分,"差"为11～21分。

　　老年人生活质量调查表具有较好的内部一致性,11项内容的克朗巴哈(Cronbach's α)系数均不小于0.7。该调查表的分半信度较好,用三种方法获得的皮尔森(Pearson)相关系数均不小于0.5,具有较好的判别效度和结构效度。因子分析产生了4个因子,能解释总方差的57.92%,且各项目在相应因子上的因子载荷量不小于0.4。

　　老年人生活质量调查表自提出后,在我国得到了一定的应用。周运生等对银川市老年公寓232名老年人进行了调查,结果显示生活质量评定总分为"良"者占23.3%,为"中"者占56%,为"差"者占20.7%;影响老年人生活质量的主要因素有慢性病、经济收入、婚姻状况等。[①] 何婉珠等对广东省佛山市顺德区的371名农村老年人进行了社区护理干预后,发现其生活质量评定总分从"良"占9.16%、"中"占64.69%、"差"占26.15%,提高到"良"占18.60%、"中"占

---

　　① 参见周运生,刘兰,郭忠琴,等.银川市公寓老年人生活质量调查分析[J].宁夏医科大学学报,2003,25(1):19-21.

60.92％、"差"占 20.49％。[①]

近年来,老年人生活质量调查表应用较少,其原因可能是调查内容无法跟上时代的发展,如调查表中的经济收入和居住条件,其标准相对于目前的社会发展情况来说都较低,不适用于当前对老年人生活质量的调查研究。

老年人生活质量调查表的具体内容如下:

老年人生活质量调查表

1.健康状况

良:无症状,无影响生理功能的畸形,无明显的慢性疾病,矫正视力可看书报,听力能进行日常对话,生活活动功能良好,可胜任家务,智力正常,无异常的抑郁情绪。

中:偶有症状,畸形、慢性疾病、视力、听力均不影响日常生活,可胜任部分家务,需要部分照顾。

差:常有疾病,畸形、慢性病、视力、听力影响日常生活,丧失劳动能力,生活靠别人照顾,智力差,有抑郁情绪。

2.生活习惯

良:不嗜烟酒,每日参加轻度劳动及定时锻炼,经常参加文娱活动,每天睡眠 7～8 h,定时起睡,少梦。

中:每天吸烟不超过 10 支,饮酒不超过 100 mL,有时参加劳动、运动、文娱活动,睡眠少于 7 h,起睡不规律,多梦。

差:嗜烟酒,不劳动,不锻炼,不参加文娱活动,经常失眠,需服用安眠药。

3.日常生活功能

日常生活功能包括生活自理及日常活动,如吃饭,穿脱衣服,洗漱梳头,上下床,上厕所,洗澡,锁门关窗,出门坐车,上街购物,管理钱物,去医院看病,上下一层楼及行走 250 m,全部完成为良,部分完成为中,不能完成为差。

4.家庭和睦

和睦为良,一般为中,不和睦为差。

5.居住条件

良:住房面积(卧室)不小于 4 m²,与配偶同居或独居一室,独用自来水及冲水厕所,有洗澡设备,有煤气、暖气,住所安全,无噪声,无明显污染。

---

① 参见何婉珠,黄素枰,刘绮才,等.顺德区龙江镇社区老年人生活质量调查[J].现代医院,2012,12(2):145-147.

中:住房面积小于 4 m²,两至三代人同居,公用自来水及厕所,有煤气,无洗澡设备及暖气,安全情况一般,有轻度的噪声及污染。

差:三代人以上同居或无正式住房,无洗澡设备,无煤气、暖气,住所不安全,有严重的噪声及污染。

6.经济收入

月人均收入多于 500 元为良,200～500 元为中,少于 200 元为差。

7.营养状况

良:不偏食,摄入总热量及三大营养素比例合理,每天吃蔬菜水果,三餐定时、定量,体重正常。

中:摄入总热量尚可,但三大营养素比例不合理,蔬菜、水果吃得少,每天两餐或不定时、不定量,偏瘦或超重。

差:偏食,摄入总热量不足或过剩,三大营养素比例不合理,少吃或不吃蔬菜、水果,不定时、不定量,消瘦或肥胖。

8.心理卫生

评价心理卫生有 33 个项目,分为以下三组:

第 1 组:近 3 年来的 17 项生活负性事件,包括离/退休,本人或配偶严重病伤,与配偶不合,配偶去世,子女生活受挫折或病重或去世,与子女不和,父母去世,好友去世,搬家及照顾者的变动,与邻居不和,经济困难,财产受到重大损失,遇到法律纠纷,遭受严重自然灾害。

第 2 组:10 项正/负心理感受,包括精力好,不中用了;高兴的事挺多,常憋闷不痛快;做完了自己想干的事心里很痛快,无事干也无人理睬;愿意和别人来往,不想和别人来往;变得小心眼,常感到寂寞。

第 3 组:6 项目前担心的事情,包括经济困难,住房紧张,看病难,无人照顾,家庭不和,物价上涨。

负性事件不超过 2 项,对情绪无影响,有 4 项正性心理感受,目前无担心的事情为良;负性事件不超过 5 项,对情绪影响不严重,有 2～3 项正性心理感受,仅 1～3 项负性心理感受及担心的事情为中;有 5 项以上的负性事件,对情绪有严重影响,有 6 项以上负性心理感受及 3 项以上担心的事情为差。

9.社会交往

良:经常与家庭亲友、邻居交谈,经常参加各种集体活动。

中:偶尔有上述活动。

差:无上述活动。

10.生活满意度

生活满意度包含 11 个项目,包括经济、吃穿、居住、夫妻生活、文娱体育、子女孝顺、家庭和睦、身体健康、医疗保健、家庭生活、人际关系。每个项目满意为3分,一般为2分,不满意为1分,计算总分。良为30~33分,中为22~29分,差为11~21分。

11.体能检查

良:体重、血压、视力、听力均正常,健康牙齿数达50%以上,30 s内能完成5次坐立,双手能平伸并能置于颈后。

中:体重超重,有临界高血压;视力、听力差,但不影响日常生活;存留少部分健康牙齿,但功能较差;30 s内能完成坐立1~4次,手能平伸但不能置于颈后。

差:消瘦或肥胖,患有高血压,视力、听力、牙齿情况均影响日常生活,30 s内不能完成坐立,手不能平伸及置于颈后。

老年人生活质量调查表的上述11项内容中,每项为良计3分,为中计2分,为差计1分,计算总分。总分30~33分为良,22~29分为中,11~21分为差。

(刘德祥)

第二节　生活质量综合评定问卷

生活质量综合评定问卷(GQOL-74)由李凌江和杨德森于1998年编制完成,是关于老年人生活质量的综合性问卷。该问卷包括物质生活(条目 F1~F10)、躯体功能(条目 F11~F30)、心理功能(条目 F31~F50)和社会功能(条目 F51~F70)四个维度,其中物质生活维度有4个因子,后三个维度各有5个因子,还有1个总体生活质量因子(条目 G1~G4),共20个因子。统计分析指标包括总分、维度分、因子分,均以正向计分的结果参与分析,即评分越高,生活质量越好。

生活质量综合评定问卷主要作为社区普通人群生活质量的评定工具,也可作为编制特定人群(如老年人、慢性病患者)生活质量的综合评定问卷时的参考。该问卷的重测信度为0.84~0.93,条目与总分相关性为0.73~0.83,条目内部各项目之间的相关系数为0.66~0.69,说明维度内条目的同质性较好。

生活质量综合评定问卷的四个维度反映了被调查者生活质量的内容,具有一定的内容效度;对各维度的相关性检验表明,该问卷具有良好的结构效度,同时也具有一定的效标效度。

生活质量综合评定问卷的计分方法如下：

1.条目计分方法

74个条目每条评分均为1～5分，一些正向评分条目为1～5分正向评分，一些负向评分条目评分时以5～1分负向评分；还有少数条目有数个问题，称为"多问条目"，根据大样本研究结果，应用计分公式换算成1～5分的正向评分条目参与分析。

(1)正向评分条目为 F15、F18、F21、F22、F23、F25、F27、F30、F33、F35、F37、F40、F42、F44、F45、F48、F54、F65、F67、F68、G2、G3，计分时均从左至右计为1～5分。

(2)负向评分条目为 F3、F5、F7、F10～F14、F16、F17、F19、F20、F24、F26、F28、F29、F31、F32、F34、F36、F38、F39、F41、F43、F46、F47、F49、F50、F53、F57～F59、F61～F64、F66、F70、G1、G4，计分时均从左至右按5～1分反向计分。

(3)多问评分条目

F1：不超过 4.9 m² 计1分，5～9.9 m² 计2分，10～19.9 m² 计3分，20～29.9 m² 计4分，不低于 30 m² 计5分。

F2：有一项加1分，逐项累计。

F4：该条目5问，"很方便"计1分，"方便"计0.5分，"不方便"计0分，5问的评分相加，最高5分，最低总评分如为0～1分则均计1分。

F6：该条目4问，每问依次计0分、1分、2分。4问的评分相加，最高8分，最低总评分如为0～1分则均计1分，然后将总评分除以8再乘5转化为1～5分。

F8：不低于 60% 计1分，50%～59% 计2分，40%～49.9% 计3分，20～39.9% 计4分，低于 20% 计5分。

F9：100% 计1分，80%～99% 计2分，21%～79% 计3分，10%～20% 计4分，低于 10% 计5分。

F51、F52、F55、F56：这4个条目均为5问，每个条目的计分方法相同，均以问题后括号中的系数相乘然后相加，条目最高分为6分，最低分为0分，然后将条目分除以6再乘5得出最终条目分(0～5分)，如为0～1分则均计1分。

F60：此条目有两部分内容计分：

娱乐种类：6种计5分，4～5种计4分，2～3种计3分，1种计2分，没有计1分。

娱乐时间：每周超过 28 h 计5分，每周 22～27 h 计4分，每周 15～21 h 计3分，每周 8～14 h 计2分，每周 0～7 h 计1分。

两项相加除以 2,最终得分为 1～5 分。

F69:低于 5%计 1 分,5%～19%计 2 分,20%～34%计 3 分,35%～50%计 4 分,超过 50%计 5 分。

2.因子计分方法

生活质量综合评定问卷共有 20 个因子,每一个因子反映被调查者生活质量的某一方面,其中因子 1～19 归属于四个维度,因子 20 为被调查者对生活质量的总体评价。因子分由条目分相加或加权而来,每个因子的粗分最高为 20 分,最低为 4 分。为便于直观作图,均采用下述公式使每个因子分转化为0～100 分。

因子转化分＝(因子粗分－4)×100÷16

因子 1:住房,包括 F1、F2、F3 共 3 条,计分方法为 F1＋F2＋F3×2。

因子 2:社区服务,包括 F4、F5 共 2 条,计分方法为 F4×2＋F5×2。

因子 3:生活环境,包括 F6、F7 共 2 条,计分方法为 F6×2＋F7×2。

因子 4:经济状况,包括 F8、F9、F10 共 3 条,计分方法为 F8×1.4＋F9×0.6＋F10×2。

因子 5:睡眠与精力,包括 F11～F15 共 5 条,计分方法为(F11＋F12)/2＋F13＋F14＋F15。

因子 6:躯体不适感,包括 F16～F19 共 4 条,计分方法为(F16＋F17＋F18)/1.5＋F19×2。

因子 7:进食功能,包括 F20、F21、F22 共 3 条,计分方法为 F20＋F21＋F22×2。

因子 8:性功能,包括 F23、F24、F25 共 3 条,计分方法为 F23＋F24＋F25×2。

因子 9:运动与感觉功能,包括 F26～F30 共 5 条,计分方法为 F26＋(F27＋F28)/2＋F29＋F30。

因子 10:精神紧张度,包括 F31、F32、F33、F50 共 4 条,计分方法为(F31＋F32＋F50)/1.5＋F33×2。

因子 11:负性情感,包括 F34～F37 共 4 条,计分方法为 F34＋F35＋F36＋F37。

因子 12:正性情感,包括 F38、F39、F40 共 3 条,计分方法为 F38＋F39＋F40×2。

因子 13:认知功能,包括 F41～F45 共 5 条,计分方法为(F41＋F42＋F43＋F44)/2＋F45×2。

因子 14:自尊,包括 F46～F49 共 4 条,计分方法为 F46＋F47＋F48＋F49。

因子 15:社会支持,包括 F51～F54 共 4 条,计分方法为 F51＋F52＋F53＋F54。

因子 16:人际交往能力,包括 F55～F57 共 3 条,计分方法为 F55＋F56＋F57×2。

因子 17:工作与学习,包括 F58、F59、F63、F64、F65 共 5 条,计分方法为 (F58＋F59)/2＋(F63＋F64)/2＋F65×2。

因子 18:业余娱乐,包括 F60、F61、F62 共 3 条,计分方法为 F60＋F61＋F62×2。

因子 19:婚姻与家庭,包括 F66～F70 共 5 条,计分方法为(F66＋F67)/2＋F68＋F69＋F70。

因子 20:生活质量总体评价,包括 G1～G4 共 4 条,计分方法为 G1＋G2＋G3＋G4。

3.维度分计分方法

生活质量综合评定问卷包括躯体功能、心理功能、社会功能、物质生活四个维度,每个维度包含的因子如下:

(1)躯体功能维度包含因子 5～9,即睡眠与精力、躯体不适感、进食功能、性功能、运动与感觉功能 5 个因子。

(2)心理功能维度包含因子 10～14,即精神紧张度、负性情感、正性情感、认知功能、自尊 5 个因子。

(3)社会功能维度包含因子 15～19,即社会支持、人际交往能力、工作与学习、业余娱乐,婚姻与家庭 5 个因子。

(4)物质生活维度包含因子 1～4,即住房、社区服务、生活环境、经济状况 4 个因子。

躯体功能维度、心理功能维度、社会功能维度的计分方法均为各维度的5个因子粗分相加,计分范围为 20～100 分,然后按公式“(维度粗分－20)×100÷80”换算成 0～100 分;物质生活维度的计分方法为该维度的 4 个因子粗分相加,计分范围为 16～80 分,然后按公式“(维度粗分－16)×100÷64”换算成 0～100 分。

4.总分计分方法

20 个因子的粗分相加等于总粗分,计分范围为 80～400 分,然后按公式“(总粗分－80)×100÷320”换算成 0～100 分。

在老年人群的应用方面,何资桥等对农村空巢老人的生活质量进行了调查,结果显示空巢老人与非空巢老人的生活质量没有显著差异,而男性空巢老人在躯体功能、心理功能和社会功能三个维度上显著高于女性空巢老人。其中,在生活质量评定总分方面,男性空巢老人的得分为(239.58±34.21)分,女性空巢老人的得分为(218.45±37.55)分;在躯体功能维度,男性空巢老人的得分为(55.61±11.87)分,女性空巢老人的得分为(46.81±13.33)分;在心理功能维度,男性空巢老人的得分为(70.76±10.9)分,女性空巢老人的得分为(63.28±14.03)分;在社会功能维度,男性空巢老人的得分为(66.29±9.27)分,女性空巢老人的得分为(60.21±10.23)分。此外,65 岁以上的高龄空巢老人在生活质量评定总分及心理功能、社会功能、物质生活三个维度上显著低于65 岁以下的老人。配偶健在的空巢老人在生活质量评定总分及心理功能、社会功能两个维度上显著高于丧偶或未婚的空巢老人。[①]

张强探讨了康复疗法与情志疗法对高龄脑梗死患者生活质量的影响,结果显示干预后患者在生活质量评定总分及躯体功能、心理功能、社会功能、物质生活四个维度上显著高于对照组。[②] 另外,生活质量综合评定问卷在老年阿尔茨海默病患者亲属、抑郁症患者、高血压患者以及心动过缓患者当中均有应用。

GQOL-74 的具体内容如下:

生活质量综合评定问卷

测验说明:为了全面了解您的生活质量,促进您的身心健康,特设了此量表。请仔细阅读每一题,并根据自己近一周来的实际情况作答,在作答过程中不要漏题,在同一题上不要斟酌太长的时间,要根据自己看完题后的第一反应回答;如无特殊说明,每题均只选一项。整个问卷建议施测时间为 30 min。

试题题目:

F1.人均住房面积为多大?

  A.不超过 4.9 m²   B.5～9.9 m²   C.10～19.9 m²

  D.20～29.9 m²   E.不低于 30 m²

F2.您的住房是否有下列附加设施?

  2.1.厨房

    A.是   B.否

[①] 参见何资桥,曹中平.湖南农村空巢老人生活质量及其影响因素分析[J].中国临床心理学杂志,2006,14(5):96-98.

[②] 参见张强.康复疗法与情志疗法对高龄脑梗死患者 GQOLI-74 评分的影响[J].当代护士(下旬刊),2020,27(10):37-39.

2.2.厕所

    A.是　　　　　　　　　B.否

2.3.煤气或天然气

    A.是　　　　　　　　　B.否

2.4.供水器

    A.是　　　　　　　　　B.否

2.5.供电器

    A.是　　　　　　　　　B.否

F3.您对目前住房条件的感觉如何？

    A.非常满意　　　　　　B.比较满意　　　　　C.过得去

    D.不大满意　　　　　　E.很不满意

F4.生活便利性

4.1.上班

    A.很方便　　　　　　　B.方便　　　　　　　C.不方便

4.2.子女上学或上班

    A.很方便　　　　　　　B.方便　　　　　　　C.不方便

4.3.购买日常生活用品

    A.很方便　　　　　　　B.方便　　　　　　　C.不方便

4.4.去娱乐场所

    A.很方便　　　　　　　B.方便　　　　　　　C.不方便

4.5.求医

    A.很方便　　　　　　　B.方便　　　　　　　C.不方便

F5.您对目前社区的服务条件（如生活是否方便、医学服务条件等）感觉如何？

    A.非常满意　　　　　　B.比较满意　　　　　C.过得去

    D.不大满意　　　　　　E.很不满意

F6.住房周围环境（逐条选择）：

6.1.安全性

    A.不安全　　　　　　　B.安全　　　　　　　C.很安全

6.2.绿化

    A.几无树木　　　　　　B.有些树木　　　　　C.树木成荫

6.3.卫生

    A.很脏　　　　　　　　B.尚可　　　　　　　C.清洁

6.4.噪声

    A.噪声大,难耐受 B.有噪声,能耐受   C.环境安静

F7.您对目前的居住环境感觉如何?

    A.非常满意   B.比较满意   C.过得去

    D.不大满意   E.很不满意

F8.您食物消费占收入的比例为?

    A.超过60%   B.50%～59.9%   C.40%～49.9%

    D.20%～39.9%   E.不到20%

F9.您医药费用自费承担的部分占的比例为?

    A.100%   B.80%～90%   C.21%～79%

    D.10%～20%   E.不到10%

F10.您对目前的经济收入与社会福利(包括劳保等)感觉如何?

    A.非常满意   B.比较满意   C.过得去

    D.不大满意   E.很不满意

F11.近一周来,您的睡眠状态如何?

    A.从无失眠   B.偶有失眠   C.有时失眠

    D.经常失眠   E.每晚失眠

F12.近一周来,清晨醒来后,您感到头脑清晰,心情轻松,睡得很好吗?

    A.天天如此   B.多数时候如此   C.有时如此

    D.很少如此   E.从无

F13.近一周来,您的精力如何?

    A.总是精力充沛   B.多数时候精力充沛

    C.精力一般   D.常有疲劳感   E.总是非常疲劳

F14.您对近一周来的睡眠状况感觉如何?

    A.非常满意   B.比较满意   C.过得去

    D.不大满意   E.很不满意

F15.您对近一周来的精力状况感觉如何?

    A.很不满意   B.不大满意   C.过得去

    D.比较满意   E.非常满意

F16.近一周来,您有诸如头痛、头晕、躯体某部位疼痛、胃肠不适、消化不良、呼吸困难、心慌、发冷发热、发麻、手脚沉重等躯体症状吗?

    A.无   B.偶有   C.有时有

    D.经常有   E.总是有

F17.您上述症状的严重程度如何?

    A.无   B.很轻   C.较轻

    D.较重   E.极重

F18.近一周来,您是否因躯体疾病或躯体不适而服用某种药物(如止痛片、安定及其他各种药物)?

    A.依赖于药物   B.经常服药   C.有时服药

    D.极少服药   E.从未服药

F19.您对目前的躯体健康状况感觉如何?

    A.非常满意   B.比较满意   C.过得去

    D.不大满意   E.很不满意

F20.与常人比较,近一周来您的进食状况如何?

    A.安全正常   B.基本正常

    C.食量减少或有些食物因病不能吃

    D.食量减少较多或多数食物不能吃

    E.极少进食

F21.近一周来,您的食欲如何?

    A.完全无食欲   B.较差   C.尚可

    D.较好   E.很好

F22.您对近一周来的进食情况感觉如何?

    A.很不满意   B.不大满意   C.过得去

    D.比较满意   E.非常满意

F23.近一周来,您的性生活次数如何?

    A.几乎无   B.很少或过多   C.偏少或偏多

    D.基本正常   E.完全正常

F24.据统计,许多人在一生中不同时期均出现过各种性功能障碍(如性欲下降、无快感、阳痿、早泄等),您近一周来的情况如何?

    A.从无   B.偶有   C.有时出现

    D.比较严重   E.很严重

F25.您对近一周来的性生活状况感觉如何?

    A.很不满意   B.不大满意,过得去   C.尚可

    D.比较满意   E.非常满意

F26.近一周来,您的听力与视力如何?

    A.耳聪目明   B.与一般人差不多   C.有些减退

    D.严重减退   E.听力或视力丧失

F27.近一周来,您的生活自理能力(包括上厕所、进食、洗澡、梳洗、行走)
如何?

A.完全不能自理　　　　　B.部分自理,需人帮助

C.基本自理　　　　　　　D.偶有困难　　　　E.均可自理

F28.近一周来,您处理日常事务(包括做家务、服药、骑车、与人交往、管理
钱财、购物等)的能力如何?

A.应付轻松自如　　　　　B.自理无任何问题

C.偶有困难,不能自如地使用交通工具,如不能骑车或晕车等

D.部分自理,需人帮助　　E.几乎完全不能做

F29.您对目前自己的听觉、视觉等器官的功能感觉如何?

A.非常满意　　　　　　　B.比较满意　　　　C.过得去

D.不大满意　　　　　　　E.很不满意

F30.您对目前自己的躯体活动能力感觉如何?

A.很不满意　　　　　　　B.不大满意　　　　C.过得去

D.比较满意　　　　　　　E.非常满意

F31.近一周来,您的生活中遇到过诸如工作不顺心,夫妻不和,自己或家人
生病或亲人亡故,子女问题,人际关系紧张,失窃,交通事故,人际纠纷
等事情吗?

A.没有　　　　　　　　　B.很少　　　　　　C.较少

D.较多　　　　　　　　　E.很多

F32.近一周来,您觉得精神负担重,总有一种紧张感或沉重的压力感吗?

A.无　　　　　　　　　　B.很轻　　　　　　C.较轻

D.较重　　　　　　　　　E.极重

F33.您对近一周来的精神紧张程度感觉如何?

A.很不满意　　　　　　　B.不大满意　　　　C.过得去

D.比较满意　　　　　　　E.非常满意

F34.近一周来,您经常觉得忧郁吗(如表现为高兴不起来,无愉快感,精力
下降,易疲劳,觉得工作、娱乐、生活没意思,有孤独感,易哭,觉得自己
无用,经常自责等)? 程度如何?

A.没有　　　　　　　　　B.很轻　　　　　　C.较轻

D.较重　　　　　　　　　E.极重

F35.近一周来,您经常觉得焦虑吗(如表现为无故或为一些小事担心,紧张不安,心里不踏实,坐立不安,害怕,心慌气促,出汗,肌肉跳痛等)? 程度如何?

A.极重　　　　　　　　B.较重　　　　　　　　C.较轻

D.很轻　　　　　　　　E.没有

F36.近一周来,您是否觉得情绪易波动,如急躁、易发脾气、易伤感等?

A.没有　　　　　　　　B.很轻　　　　　　　　C.较轻

D.较重　　　　　　　　E.极重

F37.近一周来,您是否心情很平淡,对喜、怒、哀、乐的事情没有什么情绪反应,觉得无所谓?

A.总是这样　　　　　　B.多数时候如此　　　C.有时如此

D.很少如此　　　　　　E.从不这样

F38.近一周来,您对生活是否充满希望与信心,觉得活着很有意义、有价值吗?

A.总是这样　　　　　　B.多数时候如此　　　C.有时如此

D.很少如此　　　　　　E.从不这样

F39.近一周来,您觉得生活轻松愉快吗?

A.总是这样　　　　　　B.多数时候如此　　　C.有时如此

D.很少如此　　　　　　E.从不这样

F40.您对自己近一周来的情绪状态感觉如何?

A.很不满意　　　　　　B.不大满意　　　　　　C.过得去

D.比较满意　　　　　　E.非常满意

F41.近一周来,您思考问题或用脑时,思维的清晰度和反应的敏捷性如何?

A.很好　　　　　　　　B.较好　　　　　　　　C.一般

D.较差　　　　　　　　E.很差

F42.近一周来,您集中注意力的能力如何?

A.很差　　　　　　　　B.较差　　　　　　　　C.一般

D.较好　　　　　　　　E.很好

F43.近一周来,对当天发生的事情,如果有意去记忆,您能做到下列哪一项?

A.完全记得住　　　　　B.大多记得住　　　　　C.有些记不住

D.大多记不住　　　　　E.完全记不住

F44.近一周来,遇事需要您做出决定时,您会?

A.完全作不出决定　　　B.难于做出决定

C.作出重大决定有困难　D.做出决定无困难

E.可迅速、正确地做出决定

F45.您对自己近一周来的思维、注意力、记忆力、做出决定的能力感觉如何?

A.很不满意　　　　　　B.不大满意　　　　　C.过得去

D.比较满意　　　　　　E.非常满意

F46.近一周来,您觉得周围的人(包括社会、家庭)对您如何?

A.非常尊重　　　　　　B.大多比较尊重　　　C.一般

D.不大尊重　　　　　　E.歧视您

F47.近一周来,您对自己的才华、能力、外貌、身体状况等的综合评价是?

A.很自豪　　　　　　　B.比较自豪　　　　　C.与一般人差不多

D.有些方面不如他人　　E.事事不如人

F48.您对目前自己在社会、家庭中的地位与人们对您的看法感觉如何?

A.很不满意　　　　　　B.不大满意　　　　　C.过得去

D.比较满意　　　　　　E.非常满意

F49.您对目前自己的才华与外貌等感觉如何?

A.满意　　　　　　　　B.比较满意　　　　　C.过得去

D.不大满意　　　　　　E.很不满意

F50.近一周来,您是否为了调整心理状态(如烦恼、紧张、抑郁等)而使用某些物质(如吸烟、饮酒、服药等)?

A.绝无　　　　　　　　B.偶有　　　　　　　C.有时有

D.常有　　　　　　　　E.天天如此

F51.近一周来,当您在精神或物质上需要别人的帮助时,您从下列人员中得到帮助的情况如何?

51.1.配偶

A.总是能得到　　　B.部分能得到　　　　C.极少或没有

51.2.子女或父母

A.总是能得到　　　B.部分能得到　　　　C.极少或没有

51.3.亲戚

A.总是能得到　　　B.部分能得到　　　　C.极少或没有

51.4.朋友

A.总是能得到　　　B.部分能得到　　　　C.极少或没有

51.5.同事或邻居等

A.总是能得到　　　B.部分能得到　　　　C.极少或没有

F52.近一周来,当下列人员需要您的帮助时,您给予其帮助的程度如何?

    52.1.配偶

        A.全力帮助　　　　　B.能给予部分帮助

        C.帮助很少或不能提供帮助

    52.2.子女或父母

        A.全力帮助　　　　　B.能给予部分帮助

        C.帮助很少或不能提供帮助

    52.3.亲戚

        A.全力帮助　　　　　B.能给予部分帮助

        C.帮助很少或不能提供帮助

    52.4.朋友

        A.全力帮助　　　　　B.能给予部分帮助

        C.帮助很少或不能提供帮助

    52.5.同事或邻居

        A.全力帮助　　　　　B.能给予部分帮助

        C.帮助很少或不能提供帮助

F53.您对近一周来从社会、家庭获得的帮助与支持感觉如何?

    A.非常满意　　　　　B.比较满意　　　　　C.过得去

    D.不大满意　　　　　E.很不满意

F54.您对近一周来自己帮助别人的情况感觉如何?

    A.很不满意　　　　　B.不大满意　　　　　C.过得去

    D.比较满意　　　　　E.非常满意

F55.近一周来,您与下列人员的关系如何?(可多选)

    55.1.与子女或父母

        A.很好,无矛盾　　B.有些矛盾　　　　C.关系紧张

    55.2.与亲戚

        A.很好,无矛盾　　B.有些矛盾　　　　C.关系紧张

    55.3.与朋友

        A.很好,无矛盾　　B.有些矛盾　　　　C.关系紧张

    55.4.与同事或邻居

        A.很好,无矛盾　　B.有些矛盾　　　　C.关系紧张

    55.5.与领导

        A.很好,无矛盾　　B.有些矛盾　　　　C.关系紧张

F56.近一周来,您与下列人员的交往频率(包括相处、通信、电话联系等)

如何?

56.1.与子女或父母

    A.经常来往   B.无事不来往   C.极少或从不来往

56.2.与亲戚

    A.经常来往   B.无事不来往   C.极少或从不来往

56.3.与朋友

    A.经常来往   B.无事不来往   C.极少或从不来往

56.4.与同事或邻居

    A.经常来往   B.无事不来往   C.极少或从不来往

56.5.与领导

    A.经常来往   B.无事不来往   C.极少或从不来往

F57.您对自己近一周来的人际关系处理情况感觉如何?

    A.非常满意   B.比较满意   C.过得去

    D.不大满意   E.很不满意

F58.近一周来,您对单位、当地和全国的重要消息及新闻等关心程度如何?

    A.非常关心   B.比较关心   C.不大关心

    D.很少关心   E.完全不关心

F59.近一周来,您对自己生活、工作等有关的知识学习情况如何?

    A.经常学习   B.有时学习   C.督促下学习

    D.很少学习   E.完全不学习

F60.近一周来,您的业余娱乐活动时间如何?(请选择并填写具体时间)

60.1.欣赏性业余娱乐活动,如看电视、看报纸、看小说、看球赛等,每周为

    A.28 h   B.22～27 h   C.15～21 h

    D.8～14 h   E.0～7 h

60.2.智力性业余娱乐活动,如打麻将、打扑克、下棋、玩电子游戏等,每周为

    A.28 h   B.22～27 h   C.15～21 h

    D.8～14 h   E.0～7 h

60.3.保健性业余娱乐活动,如跑步、练气功、打太极拳、打球等,每周为

    A.28 h   B.22～27 h   C.15～21 h

    D.8～14 h   E.0～7 h

60.4.社交性业余娱乐活动,如跳舞、会友、参加社团活动等,每周为

    A.28 h   B.22～27 h   C.15～21 h

D.8～14 h   E.0～7 h

60.5.休闲性业余娱乐活动,如散步、养花、钓鱼、书画、集邮等,每周为

A.28 h   B.22～27 h   C.15～21 h

D.8～14 h   E.0～7 h

60.6.创造性业余娱乐活动,如创作小说、摄影等,每周为

A.28 h   B.22～27 h   C.15～21 h

D.8～14 h   E.0～7 h

F61.近一周来,您的业余娱乐活动与一周前比较情况如何?

A.增加很多   B.稍有增加   C.差不多

D.有些减少   E.几无

F62.您对近一周来的业余娱乐活动感觉如何?

A.非常满意   B.比较满意   C.过得去

D.不大满意   E.很不满意

F63.近一周来,您的工作或劳动能力如何?

A.高于一般人   B.与一般人差不多   C.稍差于常人

D.很差   E.丧失工作或劳动能力

F64.近一周来,您的工作或劳动效率如何?

A.总是超额   B.有时超额   C.按额完成

D.改做轻松的工作、完成部分工作或退休在家 E.在家病休或需人照顾

F65.您对自己目前的工作能力、工作效率、学习等能力感觉如何?

A.很不满意   B.不大满意   C.过得去

D.比较满意   E.非常满意

F66.近一周来,您与配偶之间的感情(如无配偶,请评价您与共同生活的亲人的关系,如父母、子女等)如何?

A.亲密无间   B.比较亲密   C.一般

D.较冷淡   E.濒于破裂

F67.近一周来,夫妻一方或双方心中有苦恼时,相互间常常交流吗?(如无配偶,请评价您与共同生活的亲人的关系,如父母、子女等)

A.从不交流   B.偶尔交流   C.较少交流

D.有些保留   E.相互交流

F68.您对目前承担的对配偶的责任感觉如何?(如无配偶,请评价与您家人的关系)

A.很不满意   B.不大满意

C.过得去   D.比较满意

F69.您目前承担的家务量(包括家务劳动,教育抚养子女,照顾父母等)约有多少?

A.50% B.40% C.30%

D.20% E.10%

F70.您对自己目前承担的家庭责任感觉如何?

A.非常满意 B.比较满意 C.过得去

D.不大满意 E.很不满意

G1.您对自身健康总的满意程度如何?

A.非常满意 B.比较满意 C.过得去

D.不大满意 E.很不满意

G2.您对自己生活总的满意程度如何?

A.很不满意 B.不大满意 C.过得去

D.比较满意 E.非常满意

G3.您怎样评价近一周来您的健康状况?

A.极差 B.比较差 C.一般

D.比较好 E.很好

G4.您对自己生活质量的总的评价如何?

A.质量很高 B.质量较高 C.中等

D.质量较低 E.质量很低

(刘德祥)

第三节 SF-36 健康调查表

SF-36 健康调查表是在医疗结局研究量表(medical outcomes study-short form,MOS-SF)的基础上,由美国波士顿健康研究所编制的简明健康测量量表。1991 年,浙江大学医学院社会医学教研室翻译了中文版的 SF-36。

作为一种简明的健康调查问卷,SF-36 健康调查表从生理机能、生理职能、躯体疼痛、一般健康状况、精力、社会功能、情感职能以及精神健康共 8 个方面全面概括了被调查者的生存质量。SF-36 健康调查表的 8 个方面简介如下:

(1)生理机能(physical function,PF):评定健康状况是否妨碍了正常的生理活动。

(2)生理职能(role physical,RP):评定由于生理健康问题所造成的职能限制。

（3）躯体疼痛（bodily pain，BP）：评定疼痛程度以及疼痛对日常活动的影响。

（4）一般健康状况（general health，GH）：评定个体对自身健康状况及其发展趋势的评价。

（5）精力（vitality，VT）：评定个体对自身精力和疲劳程度的主观感受。

（6）社会功能（social function，SF）：评定生理和心理问题对社会活动的数量和质量所造成的影响，以及健康对社会活动的效应。

（7）情感职能（role emotional，RE）：评定由于情感问题所造成的职能限制。

（8）精神健康（mental health，MH）：评定四类精神健康项目，包括激励、压抑、行为或情感失控、心理主观感受。

除了以上8个方面外，SF-36健康调查表还包含另一项健康指标，即健康变化（health transition，HT），用于评定过去一年内健康状况的总体变化情况。

SF-36健康调查表主要用于评定14岁以上普通人群的健康状况，从定量的角度比较直观、全面地反映人群的健康状况。该量表条目不太多，易于管理和操作，且已经有不同语种的版本，被广泛用于一般人群及某些患者（如癌症患者、慢性病患者）的生命质量评定。

虽然中文版的SF-36健康调查表经过了翻译及回译、文化调适，但由于SF-36健康调查表产生的文化背景具有一定的局限性，相对于被测量的中国人群而言，不仅存在文化差异，被测者的生活环境也不同，尤其是接受传统文化教育的中国老年人，因此我国有关SF-36健康调查表的研究文献报告较少，尚未见用于大规模人群和老年人群的生命质量评定。

1992年，布雷热（Brazier）等研究表明，除了SF方面，SF-36健康调查表的其余方面信度均大于0.75，而且具有很好的结构效度。① 2002年，李鲁等翻译了SF-36健康调查量表的中文版，并验证了该量表的条目设立、计分假设以及信度和效度，发现除了SF方面，其余7个方面集合效度的成功率为75%～100%，区分效度的成功率为87.5%～100%。在判别效度的评价中，实际结果与理论推断和以往的研究结果一致，表明该调查表的判别效度较好；在结构效度的评价中，因子分析产生的两个公共因子可解释总变异的66.25%，并在相应

---

① 参见 BRAZIER J E，HARPER R，JONES N，et al. Validating the SF-36 health survey questionnaire：new outcome measure for primary care[J]. BMJ，1992，305（6846）：160.

项目上有较强的因子负荷,表明该调查表的结构效度较好。[①]

SF-36 健康调查表的一致性信度系数除了 SF 和 VT 方面,其余 6 个方面的变化范围为 0.72～0.88,两周重测信度变化范围为 0.66～0.94;各项重测信度的组内相关系数(ICC)均大于 0.5,各项分半信度系数均大于 0.7,各项内部一致性信度的克朗巴哈系数均大于 0.70,故可以认为 SF-36 健康调查表具有较好的信度和效度。

SF-36 健康调查表计分方法的基本步骤包括条目编码、条目计分和健康状况各个方面计分及得分换算,得分换算的基本公式为:

$$换算得分 = \frac{实际得分 - 该方面的可能的最低得分}{该方面的可能的最高得分与最低得分之差} \times 100$$

有时被调查者没有完全回答调查表中所有的问题条目,可以把没有答案的问题条目视为缺失。建议在健康状况的各个方面所包含的多个问题条目中,如果被调查者回答了至少一半的问题条目,就应该计算该方面的得分。缺失条目的得分用其所属方面的平均分代替。SF-36 健康调查表中部分项目的得分及换算方法简介如下。

(1)生理机能中的问题 3 中,如果回答是"有很多限制"计 1 分,如果回答是"有一点限制"计 2 分,如果回答是"根本没限制"计 3 分,将各个条目的得分相加得实际得分,再按下式算得生理机能部分的最终得分,得分越高表示健康状况越好:

$$PF = \frac{实际得分 - 10}{20} \times 100$$

(2)生理职能中的问题 4 中,如果回答是"有"计 1 分,如果回答是"没有"计 2 分,将各个条目的得分相加得实际得分,再按下式算得生理职能部分的最终得分,得分越高表示健康状况越好:

$$RP = \frac{实际得分 - 4}{4} \times 100$$

(3)躯体疼痛中的问题 7 中,如果回答是"根本没有疼痛"计 6.0 分(条目编码为 1),回答是"有很轻微疼痛"计 5.4 分(条目编码为 2),回答是"有轻微疼痛"计 4.2 分(条目编码为 3),回答是"有中度疼痛"计 3.1 分(条目编码为 4),回

① 参见李鲁,王红妹,沈毅. SF-36 健康调查量表中文版的研制及其性能测试[J].中华预防医学杂志,2002,36(2):109-113.

答是"有严重疼痛"计2.2分(条目编码为5),回答是"有很严重疼痛"计1.0分(条目编码为6)。

在此基础上,如果问题8的回答是"根本没有影响"且问题7的条目编码为1,计6分;问题8的回答是"基本没有影响"且问题7的条目编码为2~6,计5分;问题8的回答是"有一点影响"且问题7的条目编码为1~6,计4分;问题8的回答是"有中度影响"且问题7的条目编码为1~6,计3分;问题8的回答是"有较大影响"且问题7的条目编码为1~6,计2分;问题8的回答是"有极大影响"且问题7的条目编码为1~6,计1分。

如果对问题7没有作答,那么如果问题8的回答是"根本没有影响"计6.0分,回答是"有一点影响"计4.75分,回答是"有中度影响"计3.5分,回答是"有较大影响"计2.25分,回答是"有极大影响"计1.0分。

将各个条目的得分相加得实际得分,再按下式算得躯体疼痛部分的最终得分,得分越高表示健康状况越好:

$$RP = \frac{实际得分 - 2}{10} \times 100$$

(4)一般健康状况中的问题1中,如果回答是"非常好"计5.0分,如果回答是"很好"计4.4分,如果回答是"好"计3.4分,如果回答是"一般"计2.0分,如果回答是"差"计1.0分。

一般健康状况中的问题10.1和问题10.3中,如果回答是"绝对正确"计1分,如果回答是"大部分正确"计2分,如果回答是"不能肯定"计3分,如果回答是"大部分错误"计4分,如果回答是"绝对错误"计5分。

一般健康状况中的问题10.2和问题10.4中,如果回答是"绝对正确"计5分,如果回答是"大部分正确"计4分,如果回答是"不能肯定"计3分,如果回答是"大部分错误"计2分,如果回答是"绝对错误"计1分。

将各个条目的得分相加得实际得分,再按下式算得一般健康状况部分的最终得分,得分越高表示健康状况越好:

$$GH = \frac{实际得分 - 5}{20} \times 100$$

(5)精力中的问题9.1和问题9.5中,如果回答是"所有的时间"计6分,如果回答是"大部分时间"计5分,如果回答是"比较多时间"计4分,如果回答是"一部分时间"计3分,如果回答是"小部分时间"计2分,如果回答是"没有此感觉"计1分。

精力中的问题9.7和问题9.9中,如果回答是"所有的时间"计1分,如果回答是"大部分时间"计2分,如果回答是"比较多时间"计3分,如果回答是"一部分时间"计4分,如果回答是"小部分时间"计5分,如果回答是"没有此感觉"计6分。

将各个条目的得分相加得实际得分,再按下式算得精力部分的最终得分,得分越高表示健康状况越好:

$$VI = \frac{实际得分-4}{20} \times 100$$

(6)社会功能中的问题6中,如果回答是"根本没有影响"计6分,如果回答是"很少有影响"计5分,如果回答是"有中度影响"计4分,如果回答是"有较大影响"计3分,如果回答是"有极大影响"计2分。

社会功能中的问题9.10中,如果回答是"所有的时间"计1分,如果回答是"大部分时间"计2分,如果回答是"比较多时间"计3分,如果回答是"一部分时间"计4分,如果回答是"小部分时间"计5分,如果回答是"没有此感觉"计6分。

将各个条目的得分相加得实际得分,再按下式算得社会功能部分的最终得分,得分越高表示健康状况越好:

$$SF = \frac{实际得分-2}{8} \times 100$$

(7)情感职能中的问题5中,如果回答是"有"计1分,如果回答是"没有"计2分。

将各个条目的得分相加得实际得分,再按下式算得情感职能部分的最终得分,得分越高表示健康状况越好:

$$RE = \frac{实际得分-3}{3} \times 100$$

(8)精神健康中的问题9.2、问题9.3和问题9.6中,如果回答是"所有的时间"计1分,如果回答是"大部分时间"计2分,如果回答是"比较多时间"计3分,如果回答是"一部分时间"计4分,如果回答是"小部分时间"计5分,如果回答是"没有此感觉"计6分。

精神健康中的问题9.4和问题9.8中,如果回答是"所有的时间"计6分,如果回答是"大部分时间"计5分,如果回答是"比较多时间"计4分,如果回答是"一部分时间"计3分,如果回答是"小部分时间"计2分,如果回答是"没有此感觉"计 1 分。

将各个条目的得分相加得实际得分,再按下式算得精神健康部分的最终得分,得分越高表示健康状况越好:

$$MH=\frac{实际得分-5}{25}\times100$$

(9)健康变化中的问题 2 中,如果回答是"比一年前好多了"计 5 分,如果回答是"比一年前好一些"计 4 分,如果回答是"和一年前差不多"计 3 分,如果回答是"比一年前差一些"计 2 分,如果回答是"比一年前差多了"计 1 分。

将各个条目的得分相加得实际得分,再按下式算得健康变化部分的最终得分,得分越高表示健康状况越好:

$$HT=\frac{实际得分-1}{4}\times100$$

李栋等用 SF-36 健康调查表对济南市 1386 名 60 岁以上的老年人进行了面对面访谈,结果表明 SF-36 健康调查表具有较好的信度和效度,适于评定一般老年人群的生存质量。[1] 姜宝法等研究证实,SF-36 健康调查表基本适用于对农村老年人的生活质量评定,但部分条目需要调整,最终结果表明 SF-36 健康调查表适用于评定老年人群的生存质量。[2] 周标等研究表明,SF-36 健康调查表有较好的信度和效度,适用于评定老年人的健康生命质量,但其中心理健康维度的信度和效度较低,部分条目不适合中国的老年人群。[3] 张磊等对 SF-36 健康调查表和老年人生活质量量表进行了比较研究,结果表明 SF-36 健康调查表较老年人生活质量量表的信度和效度更好,尤其在测试精神心理方面能更准确地表现出老年人的心理情况。[4]

[1]　参见李栋,徐涛,吴多文,等.SF-36 量表应用于老年一般人群的信度和效度研究[J].中国康复医学杂志,2004,19(7):515-517.

[2]　参见姜宝法,徐涛,孙玉卫.简明健康调查问卷对农村老年人生活质量的评价[J].中国临床康复,2005,9(7):172-174.

[3]　参见周标,陈坤,王俊芳,等.中文版 SF-36 量表在浙江省老年人群健康生命质量评价中的信度和效度[J].中华流行病学杂志,2008,29(12):1193-1198.

[4]　参见张磊,邵晨,王波,等.中文版 SF-36 量表用于中国老年军人生活质量调查的信度与效度评价[J].中华老年医学杂志,2004,23(2):112-114.

SF-36 健康调查表的具体内容如下：

SF-36 健康调查表

1.总体来讲,您的健康状况是( )

  A.非常好　　　　　　　　B.很好　　　　　　　　C.好

  D.一般　　　　　　　　　E.差

2.跟一年前相比,您觉得自己的健康状况是( )

  A.比一年前好多了　　　B.比一年前好一些　　C.跟一年前差不多

  D.比一年前差一些　　　E.比一年前差多了

3.以下这些问题都和日常活动有关,请您想一想,您的健康状况是否限制了这些活动? 如果有限制,程度如何?

  (1)重体力活动,如跑步、举重、参加剧烈运动等( )

    A.限制很大　　　　　　B.有些限制　　　　　　C.毫无限制

  (2)适度的活动,如移动一张桌子、扫地、打太极拳、做简单体操等( )

    A.限制很大　　　　　　B.有些限制　　　　　　C.毫无限制

  (3)手提日用品,如买菜、购物等( )

    A.限制很大　　　　　　B.有些限制　　　　　　C.毫无限制

  (4)上多层楼梯( )

    A.限制很大　　　　　　B.有些限制　　　　　　C.毫无限制

  (5)上一层楼梯( )

    A.限制很大　　　　　　B.有些限制　　　　　　C.毫无限制

  (6)弯腰、屈膝、下蹲( )

    A.限制很大　　　　　　B.有些限制　　　　　　C.毫无限制

  (7)步行 1500 m 及以上的路程( )

    A.限制很大　　　　　　B.有些限制　　　　　　C.毫无限制

  (8)步行 1000 m 的路程( )

    A.限制很大　　　　　　B.有些限制　　　　　　C.毫无限制

  (9)步行 100 m 的路程( )

    A.限制很大　　　　　　B.有些限制　　　　　　C.毫无限制

  (10)自己洗澡、穿衣( )

    A.限制很大　　　　　　B.有些限制　　　　　　C.毫无限制

4.在过去一个月里,您的工作和日常活动有无因为身体健康的原因而出现以下这些问题?

(1)减少了工作或其他活动时间(　　　)

    A.是　　　　　　　　B.不是

(2)本来想要做的事情只能完成一部分(　　　)

    A.是　　　　　　　　B.不是

(3)想要干的工作或活动种类受到限制(　　　)

    A.是　　　　　　　　B.不是

(4)完成工作或其他活动困难增多(比如需要额外的努力)(　　　)

    A.是　　　　　　　　B.不是

5.在过去一个月里,您的工作和日常活动有无因为情绪的原因(如压抑或忧虑)而出现以下这些问题?

(1)减少了工作或活动时间(　　　)

    A.是　　　　　　　　B.不是

(2)本来想要做的事情只能完成一部分(　　　)

    A.是　　　　　　　　B.不是

(3)干事情不如平时仔细(　　　)

    A.是　　　　　　　　B.不是

6.在过去一个月里,您的健康或情绪不好在多大程度上影响了您与家人、朋友、邻居或集体的正常社会交往?

  A.完全没有影响　　　B.有一点影响　　　C.中等影响

  D.影响很大　　　　　E.影响非常大

7.在过去一个月里,您有身体疼痛吗?

  A.完全没有疼痛　　　B.有一点疼痛　　　C.中等疼痛

  D.严重疼痛　　　　　E.很严重疼痛

8.在过去一个月里,您的身体疼痛影响了您的工作和家务吗?

  A.完全没有影响　　　B.有一点影响　　　C.中等影响

  D.影响很大　　　　　E.影响非常大

9.以下这些问题是关于过去一个月里您自己的感觉的,对每一条问题所说的事情,您的情况是什么样的?

(1)您觉得生活充实(　　　)

    A.所有的时间　　　B.大部分时间　　　C.比较多时间

    D.一部分时间　　　E.小部分时间　　　F.没有这种感觉

(2)您是一个敏感的人(　　)

    A.所有的时间　　　B.大部分时间　　　C.比较多时间

    D.一部分时间　　　E.小部分时间　　　F.没有这种感觉

(3)您的情绪非常不好,什么事都不能使您高兴起来(　　)

    A.所有的时间　　　B.大部分时间　　　C.比较多时间

    D.一部分时间　　　E.小部分时间　　　F.没有这种感觉

(4)您的心里很平静(　　)

    A.所有的时间　　　B.大部分时间　　　C.比较多时间

    D.一部分时间　　　E.小部分时间　　　F.没有这种感觉

(5)您做事精力充沛(　　)

    A.所有的时间　　　B.大部分时间　　　C.比较多时间

    D.一部分时间　　　E.小部分时间　　　F.没有这种感觉

(6)您的情绪低落(　　)

    A.所有的时间　　　B.大部分时间　　　C.比较多时间

    D.一部分时间　　　E.小部分时间　　　F.没有这种感觉

(7)您觉得筋疲力尽(　　)

    A.所有的时间　　　B.大部分时间　　　C.比较多时间

    D.一部分时间　　　E.小部分时间　　　F.没有这种感觉

(8)您是个快乐的人(　　)

    A.所有的时间　　　B.大部分时间　　　C.比较多时间

    D.一部分时间　　　E.小部分时间　　　F.没有这种感觉

(9)您感觉厌烦(　　)

    A.所有的时间　　　B.大部分时间　　　C.比较多时间

    D.一部分时间　　　E.小部分时间　　　F.没有这种感觉

10.不健康影响了您的社会活动(如走亲访友)(　　)

    A.所有的时间　　　B.大部分时间　　　C.比较多时间

    D.一部分时间　　　E.小部分时间　　　F.没有这种感觉

11.请看下列每一条问题,哪一项答案最符合您的情况?

(1)我好像比别人容易生病(　　)

    A.绝对正确　　　　B.大部分正确　　　C.不能肯定

    D.大部分错误　　　E.绝对错误

(2)我跟周围的人一样健康(　　)

    A.绝对正确　　　　B.大部分正确　　　C.不能肯定

    D.大部分错误　　　E.绝对错误

（3）我认为我的健康状况在变坏（　　）

  A.绝对正确　　　　　B.大部分正确　　　　　C.不能肯定

  D.大部分错误　　　　E.绝对错误

（4）我的健康状况非常好（　　）

  A.绝对正确　　　　　B.大部分正确　　　　　C.不能肯定

  D.大部分错误　　　　E.绝对错误

（刘德祥）

第四节　世界卫生组织生存质量测定量表

  世界卫生组织生存质量测定量表（WHOQOL）是用于测量个体与健康有关的生存质量的国际性量表，其原始版本包括100个项目（WHOQOL-100），是由世界卫生组织根据"生存质量"的概念编制的。WHOQOL不仅具有较好的信度、效度、反应度等心理测量学性质，而且具有国际可比性，即不同文化背景下测定的生存质量得分具有可比性。在WHOQOL-100的基础上，又相继编制了WHOQOL-BREF和WHOQOL-OLD等。中山大学的方积乾教授领导的课题组翻译和修订了中文版WHOQOL-100、WHOQOL-BREF和WHOQOL-OLD，并得到了广泛的应用。

  按照世界卫生组织的定义，与健康有关的生存质量是指不同文化和价值体系中，个体与对他们的目标、期望、标准以及所关心的事情有关的生存状况的体验，包含个体的生理健康、心理状态、独立能力、社会关系、个人信仰和与周围环境的关系。因此生存质量主要是指个体的主观评价，这种个体的主观评价是植根于其所处的文化和社会环境之中的。

  WHOQOL-100包含100个条目，覆盖了与生存质量有关的6个领域和24个方面，每个方面有4个问题条目，每个问题在编码上以字母"F"开头，后面是表示该方面问题的序号，如"F7.2"表示第7方面的第2个问题；另外，还要再加上4个有关总体健康和总体生存质量的问题，其编码分别是G1、G2、G3、G4，共计100个问题。

  WHOQOL-100的6个领域分别是"生理领域""心理领域""独立性领域""社会关系领域""环境领域"和"精神/宗教信仰领域"。24个方面中，生理领域包括疼痛与不适、精力与疲倦、睡眠与休息；心理领域包括积极感受，思想、学习、记忆和注意力，自尊，身材与相貌，消极感受；独立性领域包括行动能力、日常生活能力、对药物及医疗手段的依赖性、工作能力;社会关系领域包括个人关系、所需社会支持的满意程度、性生活;环境领域包括社会安全保障,住房环境,经济来源,医疗服务与社会保障,获取途径与质量,获取新信息、知识、技能的机会,休闲娱乐活动的参与机会与参与程度,环境条件(污染、噪声、交通、气候),交通条件;精神/宗教信仰领域单独作为一项。

WHOQOL-BREF 的具体项目为有生理领域(疼痛与不适、精力与疲倦、睡眠与休息、行动能力、日常生活能力、对药物及医疗手段的依赖性、工作能力)、心理领域(积极感受,思想、学习、记忆和注意力,自尊,身材与相貌,消极感受,精神支柱)、社会关系领域(个人关系、所需社会支持的满足程度、性生活)、环境领域[社会安全保障,住房环境,经济来源,医疗服务与社会保障,获取途径与质量,获取新信息、知识、技能的机会,休闲娱乐活动的参与机会与参与程度,环境条件(污染、噪声、交通、气候),交通条件]。此外,还包括总体健康状况与生存质量。

WHOQOL-OLD 由世界卫生组织生存质量研究组于 2005 年编制,包含 33 个条目,分属 6 个领域:感觉能力领域,自主领域,过去、现在和将来行为领域,社会参与领域,死亡观领域和亲密关系领域。

WHOQOL-100 的适用范围较为广泛,在以往的研究中,只要是年龄在 13 岁以上,可以阅读并理解项目内容者均可使用。此外,在实际工作中,根据工作的不同阶段的特殊性,WHOQOL-100 可以评定被调查者不同长度时间段内的生存质量。WHOQOL-BREF 的适用范围与 WHOQOL-100 相同。

一、世界卫生组织生存质量测定量表的信度和效度

(一)WHOQOL-100 的信度与效度

以克朗巴哈系数为指标,在 WHOQOL-100 的 6 个领域中,生理领域最低,为 0.42,环境领域最高,为 0.93,其他大部分都高于 0.7;在 24 个生存质量方面,行动能力方面最低,为 0.38,对药物及医疗手段的依赖性方面最高,为 0.90,其他大部分都高于 0.65。可以认为,WHOQOL-100 具有较好的信度。

内容效度方面,WHOQOL-100 的领域及生存质量方面之间均存在一定的相关性,各生存质量方面与其所属领域之间的相关性较强,而与其他领域的相关性较弱,如生理领域、心理领域、独立性领域与精神/宗教信仰领域的相关系数的绝对值均大于 0.80,可以认为 WHOQOL-100 具有较好的内容效度。

区分效度方面,采用 t 检验检测了各个领域和生存质量方面的得分区别患者与正常人的能力,除心理领域、精神/宗数/信仰领域外,其他领域患者和正常人的得分差别都有统计学意义。在 24 个方面中,有 14 个方面能区分开患者和

正常人,其他 10 个方面不能区分,分别是心理领域及其下属的 4 个方面、性生活、社会安全保障、获取新信息等的机会、休闲娱乐活动的参与、交通条件、精神/宗教信仰等方面。

结构效度方面,6 个领域对被调查者的生存质量均有影响,证实性因子分析表明,结构模型拟合优度指数大于 0.9,说明 WHOQOL-100 具有较好的结构效度。

(二)WHOQOL-BREF 的信度与效度

对 WHOQOL-BREF 进行信度、效度等计量心理指标考核,发现 WHOQOL-BREF 具有较好的内部一致性、良好的区分效度和结构效度。WHOQOL-BREF 各个领域的得分与 WHOQOL-100 相应领域的得分具有较高的相关性,皮尔森相关系数最低为 0.89(社会关系领域),最高为 0.95(生理领域)。WHOQOL-BREF 中,4 个领域的克朗巴哈系数为 0.70~0.77,整个量表的克朗巴哈系数为 0.91。

(三)WHOQOL-OLD 的信度与效度

WHOQOL-OLD 原版量表的克朗巴哈系数为 0.73,中文版 WHOQOL-OLD 的克朗巴哈系数为 0.74;WHOQOL-OLD 原版量表的 6 个领域的克朗巴哈系数分别为 0.72~0.88,中文版 WHOQOL-OLD 的 6 个领域的克朗巴哈系数分别为 0.78~0.86。量表各领域间及总分的相关分析表明,各领域得分与总分之间的相关系数基本大于领域间的相关系数,均在 0.5 以上。中文版 WHO-QOL-OLD 的主要因子与原版量表的结构基本是一致的,具有较好的结构效度。

二、世界卫生组织生存质量测定量表的使用方法、计算方法和结果解释

(一)WHOQOL-100 的计分

WHOQOL-100 各个领域和方面的得分均为正向得分,即得分越高,生存质量越好。量表的编制者并不推荐将量表所有条目的得分相加计算总分,而是将施测一般健康状况和生存质量的 4 个问题条目(即 G1、G2、G3、G4)的得分相加,总分作为评价生存质量的一个指标。

1.方面计分

各个方面的得分是通过累加其下属的问题条目得到的,每个条目对方面得分的贡献相等。条目的计分根据其所属方面的正负方向而定,许多方面包含需要反向得分的问题条目。对于正向结构的方面,所有负向问题条目需反向计分。有 3 个反向结构的方面(疼痛与不适、消极情绪、药物依赖性)不包含正向结构的问题条目。各个附加的问题条目归于其所属的方面,且计分方向与该方面一致。例如,不需要反向计分的方面"积极感受"的得分为"F4.1+F4.2+F4.3+F4.4",包含需反向计分条目的方面"精力与疲倦"的得分为"F2.1+(6-F2.2)+F2.3+(6-F2.4)"。

2.领域计分

每个方面对领域得分的贡献相等,各个附加的方面归属于相应的领域,且按正向计分。各个领域的得分通过计算其下属方面得分的平均数得到,计算公式如下所示。注意,根据下面的公式计算负向结构的方面的得分时需要反向换算。

生理领域=[(24-疼痛与不适)+精力与疲倦+睡眠与休息]÷3

心理领域=[积极感受+思想、学习、记忆和注意力+自尊+身材与相貌+(24-消极感受)]÷5

独立性领域=[行动能力+日常生活能力+(24-对药物及医疗手段的依赖性)+工作能力]÷4

社会关系领域=(个人关系+所需社会支持的满意程度+性生活)÷3

环境领域=[社会安全保障+住房环境+经济来源+医疗服务与社会保障,获取途径与质量+获取新信息、知识、技能的机会+休闲娱乐活动的参与机会与参与程度+环境条件(污染、噪声、交通、气候)+交通条件]÷8

精神/宗教信仰领域仅一项,直接评分即可。

3.分数转换

各个领域及方面的得分均可转换成百分制,公式是:转换后得分=(原来的得分-4)×100÷16。

4.数据缺失的处理

当一份问卷中有20%的数据缺失时,该份问卷作废。如果一个方面中有一个问题条目缺失,则以该方面中另外条目的平均分代替该缺失条目的得分。如果一个方面中有多于两个(包含两个)条目缺失,那么就不再计算该方面的得分。对于生理领域、心理领域和社会关系领域,如果有一个方面的得分缺失,可以用其他方面得分的平均值代替。对于环境领域,可以允许有两个方面的缺失,此时用其他方面得分的平均值代替缺失值。

5.附加问题

除了原版量表的100个问题,中文版 WHOQOL-100 还附加了以下问题:

(1)家庭摩擦问题。对于大多数中国人而言,家庭生活是很重要的,家庭冲突会影响生存质量。尽管在原来的100个问题中包含有关家庭关系的问题,但是家庭成员中存在冲突并不意味着家庭关系较差,所以中文版 WHOQOL-100 编制者增加了一个新问题:"家庭摩擦影响您的生活吗?"

（2）食欲问题。饮食文化是中国传统文化中的重要组成部分,中医问诊时就特别重视询问患者的食欲,所以中文版 WHOQOL-100 编制者增加了一个新问题:"您的食欲怎么样?"

（3）对生存质量的总评价。一般认为,受各种原因的影响,对单个问题的答案可能或多或少地偏离真实值,而患者对自己生存质量的总评价是相对稳定的,所以中文版 WHOQOL-100 编制者增加了一个概括性的问题:"如果让您综合以上各方面(生理健康、心理健康、社会关系和周围环境等)给自己的生存质量打一个总分,您打多少分? 满分为 100 分。"这个综合分数在效度考核和选择重要性问题时很有意义。

（二）WHOQOL-BREF 的计分

WHOQOL-BREF 能够产生 4 个领域的得分,该量表包含两个独立分析的问题条目:问题 1(G1)询问个体关于自身生存质量的总的主观感受,问题 2(G4)询问个体关于自身健康状况的总的主观感受。领域得分按正向计分(即得分越高,生存质量越好),通过计算其所属条目的平均分再乘以 4 得到,其结果与 WHOQOL-100 的得分具有可比性。下面的得分计算公式中,Q 表示问题,后面的数字表示问题的序号,如 Q3 表示第三个问题的得分。

生理领域 $=[(6-Q3)+(6-Q4)+Q10+Q15+Q16+Q17+Q18]\times 4$

心理领域 $=[Q5+Q6+Q7+Q11+Q19+(6-Q26)]\times 4$

社会关系领域 $=(Q20+Q21+Q22)\times 4$

环境领域 $=(Q8+Q9+Q12+Q13+Q14+Q23+Q24+Q25)\times 4$

当一份问卷中有 20% 的数据缺失时,该份问卷作废。如果一个领域中有不多于 2 个问题条目缺失,则以该领域中另外条目的平均分代替该缺失条目的得分。如果一个领域中有多于 2 个条目缺失,那么就不再计算该领域的得分(社会关系领域除外,该领域只允许不多于 1 个问题条目缺失)。

（三）WHOQOL-OLD 的计分

WHOQOL-BREF 能够产生 6 个领域的得分,即感觉能力领域,自主领域,过去、现在和将来行为领域,社会参与领域,死亡观领域和亲密关系领域。下面的公式中,问题条目的得分按照问题顺序分别记为 old 1、old 2 等,右上角带有 * 的为反向计分。

感觉能力领域 $=$ old 1^*+ old 2^*+ old 10^*+ old 20

自主领域 $=$ old $3+$ old $4+$ old $5+$ old 11

过去、现在和将来行为领域 $=$ old $12+$ old $13+$ old $15+$ old 19

社会参与领域 $=$ old $14+$ old $16+$ old $17+$ old 18

死亡观领域 $=$ old 6^*+ old 7^*+ old 8^*+ old 9^*

亲密关系领域＝old 21＋old 22＋old 23＋old 24

总分＝old 1*＋old 2*＋old 3＋old 4＋old 5＋old 6*＋old 7*＋old 8*＋old 9*＋old 10*＋old 11＋old 12＋old 13＋old 14＋old 15＋old 16＋old 17＋old 18＋old 19＋old 20＋old 21＋old 22＋old 23＋old 24。

对分数的解释如下：

(1)总的来讲,得分高代表生活质量高,得分低代表生活质量低。对各个项目给予等级得分,对于措辞积极的项目,可以应用上述评分,其中较高的值表示较高的生活质量;对于措辞消极的项目,分数必须重新编码。

(2)重新编码消极的词条,即在得分表中用"＊"标记的每个项都必须重新编码,以使分配的数值反转,即1→5,2→4,3→3,4→2,5→1。通过重新编码,措辞积极的项目得分高反映了更高的生活质量。随后可以根据WHOQOL-OLD模块的评分列表将单向值相加,以得出总分。

(3)使用评分表来识别各自领域包含项目,对于重新编码的项目也用"＊"标记。

(4)对领域内的所有项目求和会得出原始领域分数(RFS),其范围介于各个领域的最低值(项目数×1)和最高可能值(项目数×5)之间。对于WHOQOL-OLD,每个方面包括4个项目,因此所有方面中的最低可能得分和最高可能原始得分值相等(范围为4～20)。

(5)通过直接比较原始的领域分数,直接进行比较。如果将原始领域分数除以领域中的项数,则所得的标准化(平均)领域分数(SFS)可以具有1～5之间的任何十进制值。值为1表示可能的最低生活质量等级,值为5表示可能的最高生活质量等级。

(6)将原始分数转换为0～100之间的比例分数(TFS),可以用最低0和最高100之间的百分比来表示比例分数。为了获得转换后的领域分数(0～100),可以应用以下转换公式：TFS＝6.25×(RFS－4)。

(7)得到WHOQOL-OLD的总分,可以通过计算所有分项以得出总原始分数、总标准(平均)分数或总转换得分。群体样本的累积得分需将样本中每个人的方面分或总分除以群体人数得出。

国内葛海燕等采用WHOQOL-100对养老机构的120名老年人(年龄在60岁以上)进行研究后发现,得分总分为(67.45±2.17)分,提示研究对象的生活质量评分处于较低的水平。[1] 刘筱芳采用WHOQOL-100对148例老年骨折

---

[1] 参见葛海燕,梁肖,张红,等.社区养老机构老年人群负性情绪与生活质量调查及二者相关性分析[J].山西医药杂志,2021,50(6)：897-901.

手术患者的研究发现,在常规护理的基础上给予耳穴压豆联合情志护理,患者术后的总分为(89.64±9.84)分,显著高于常规护理患者术后的(76.38±9.45)分。[①] 陈博等采用 WHOQOL-100 对 128 例年龄在 65 岁以上的胸部肿瘤患者进行研究后发现,生活质量得分为(9.5±2.5)分,生理维度得分为(12.0±2.3)分,心理维度得分为(10.3±2.4)分,独立性维度得分为(9.7±2.5)分,社会关系维度得分为(11.0±1.6)分,环境维度得分为(9.8±2.5)分,精神/宗教信仰维度得分为(8.8±2.4)分,与常模总分(13.4±2.9)分,生理维度(15.1±2.2)分,心理维度(13.9±1.9)分,独立性维度(15.6±2.2)分,社会关系维度(13.9±2.1)分,环境维度(12.1±2.0)分和精神/宗教信仰维度(11.1±3.7)分相比,可见胸部肿瘤患者的生活质量总分及各维度分均显著低于常模。[②]

国外有学者采用 WHOQOL-BREF 对 400 名老年人进行研究后发现,环境领域得分为(31.8±5.0)分,心理领域得分为(23.5±3.9)分,社会关系领域得分为(10.5±1.9)分,生理领域得分为(25.6±4.8)分,总分为(92.0±14.0)分。[③] 国内胡利人等采用 WHOQOL-BREF 对湛江市 418 名城市老年人进行调查发现,文化程度高的居民在心理领域和环境领域生存质量的得分高于文化程度低的居民,收入高的居民在社会关系领域生存质量的得分高于收入低的居民。[④] 黄晓慧等采用 WHOQOL-BREF 对上海市黄浦区 390 名城市老年人(年龄 60~96 岁)进行研究后发现,居家高龄老人的生理领域得分为(44.60±11.02)分,心理领域得分为(48.15±10.32)分,社会关系领域得分为(55.85±9.85)分,环境领域得分为(42.34±11.15)分,并且发现性别、居住状态、文化程度、经济水平、慢性病种和服药种类是影响高龄居家老年人生活质量的显著因素。[⑤] 张敏等采用 WHOQOL-BREF 对唐山市 2605 名城乡老年人进行研究后发现,生理领域得分为(55.59±11.60)分,心理领域得分为(55.20±11.27)分,社会领域得分为(65.95±14.32)分,环境领域得分为(59.19±13.44)分,并且

① 参见刘筱芳.耳穴压豆联合情志护理对老年骨折患者术后疼痛应激反应及生活质量的影响[J].基层医学论坛,2021,25(9):1290-1291.

② 参见陈博、王永华、林红梅,等.老年胸部肿瘤住院患者自我感受负担与生活质量、社会支持的关系[J].肿瘤预防与治疗,2020,33(9):781-785.

③ 参见 GROUP T W. Development of the world health organization quality of life WHOQOL-BREF assessment[J]. Psychological Medicine, 1998,28(3): 551-558.

④ 参见胡利人,宁文晖,吴家园,等.湛江市 418 名老年居民生存质量现状及影响因素分析[J].重庆医学,2014,43(12):1488-1490.

⑤ 参见黄晓慧,陈虾,张春茹,等.深圳市下沙社区老年人群生存质量现况及影响因素分析[J].中国药物与临床,2012,12(5):558-561.

生存质量各维度的得分城市均高于农村。[①]

唐欣等采用 WHOQOL-BREF 中文版对 102 例老年糖尿病患者进行了研究,对得分采用百分制转化后发现,在生理领域糖尿病组的得分为(80.95±13.02)分,对照组的得分为(101.51±12.54)分;心理领域糖尿病组的得分为(77.01±10.16)分,对照组的得分为(83.01±8.15)分;自身生存质量总的主观感受方面,糖尿病组的得分为(3.01±1.43)分,对照组的得分为(3.41±1.10)分;自身健康状况总的主观感觉方面,糖尿病组的得分为(2.71±1.08)分,对照组的得分为(3.31±1.06)分。可见,糖尿病组的得分均低于对照组。方芳采用WHOQOL-BREF 中文版对 215 例年龄(70.43±6.57)岁的老年脑梗死患者进行研究后发现,其在生理领域的得分为(45.93±13.01)分,心理领域的得分为(48.80±8.84)分,社会领域的得分为(51.59±13.03)分,环境领域的得分为(53.27±11.33)分。[②]

国外有学者采用 WHOQOL-OLD 对印度 120 名老年人进行研究后发现,按照 24~120 分的等级分数,养老院老人感觉能力领域得分为(71.97±26.75)分,自主领域得分为(51.35±20.20)分,死亡观领域得分为(70.41±20.48)分,过去、现在和将来行为领域得分为(62.91±21.92)分,社会参与领域得分为(59.47±17.39)分,亲密关系领域得分为(41.16±23.21)分;家庭环境老人感觉能力领域得分为(75.83±22.47)分,自主领域得分为(60.62±17.35)分,死亡观领域得分为(54.79±15.60)分,过去、现在和将来行为领域得分为(70.62±17.80)分,社会参与领域得分为(66.14±14.73)分,亲密关系领域得分为(58.43±21.43)分。[③] 国内沈晓思等采用 WHOQOL-OLD 对上海市某市级医院的退休医务人员和医院所在地街道的社区老人(共 495 人)进行研究后发现,生活质量总分低于 80 分的有 238 人,占 48.2%;不低于 80 分的有 256 人,占51.8%。[④] 王港等采用 WHOQOL-OLD 对江苏省 265 名老年人进行研究后发

①　参见张敏,陈长香,李淑杏,等.社会支持与家庭功能对城乡老年人生存状况的影响[J].中国老年学杂志,2014,34(8):2201-2203.

②　参见唐欣,胡毅.老年糖尿病患者心理健康状况及生存质量分析[J].现代医药卫生,2018,34(14):2151-2152,2156.

③　参见 AMONKAR P, MANKAR M J, THATKAR P, et al. A comparative study of health status and quality of life of elderly people living in old age homes and within family set-up in raigad district, Maharashtra[J]. Indian Journal of Community Medicine: Official Publication of Indian Association of Preventive & Social Medicine, 2018, 43(1): 10-13.

④　参见沈晓思,胡亚琼.同区域退休医务人员和社区老人生存质量的比较和相关影响因素的研究[J].现代医院管理,2021,19(1):99-103.

现,感觉能力领域得分为(3.20±0.77)分,自主领域得分为(3.36±0.70)分,死亡观领域得分为(3.45±0.63)分,过去、现在和将来行为领域得分为(3.46±0.68)分,社会参与领域得分为(2.97±0.76)分,亲密关系领域得分为(3.25±0.83)分;这6个维度在老年人的主观健康方面均呈显著性差异,提示主观健康可以有效预测老年人的生存质量。[1] 刘玮采用 WHOQOL-OLD 对山西省太原市医养融合病床和普通养老机构各125名老年人进行研究后发现,医养融合机构老年人在感觉能力领域得分为(3.65±0.46)分,自主领域得分为(3.57±0.62)分,过去、现在和将来行为领域得分为(3.54±0.53)分,社会参与领域得分为(3.71±0.55)分,死亡观领域得分为(3.78±0.91)分,亲密关系领域得分为(3.41±0.45)分,总分(3.59±0.46)分;普通机构老年人在感觉能力领域得分为(3.02±0.54)分,自主领域得分为(3.33±0.63)分,过去、现在和将来行为领域得分为(3.36±0.60)分,社会参与领域得分为(3.58±0.46)分,死亡观领域得分为(3.04±0.72)分,亲密关系领域得分为(3.34±0.51)分,总分(3.22±0.52)分,可见两类机构的老年人在6个维度的得分均有统计学差异,表明医养融合机构可增加老年人的生存质量。[2]

WHOQOL-100、WHOQOL-BREF 和 WHOQOL-OLD 的具体内容如下:

世界卫生组织生存质量测定量表

指导语:这份问卷是要了解您对自己的生存质量、健康情况以及日常活动的感觉如何,请您一定回答所有的问题。如果某个问题您不能确定如何回答,就选择最接近您自己真实感觉的那个答案。所有的问题都请您按照自己的标准、愿望或者自己的感觉来回答,注意所有的问题都只是针对您最近两星期内的情况。

例如:您对自己的健康状况担心吗?

A.根本不担心 B.很少担心 C.担心(一般) D.比较担心 E.极担心

请您根据您对自己的健康状况担心的程度选一个最合适的答案,如果您比较担心自己的健康状况,就选择"C.比较担心";如果您根本不担心自己的健康状况,就选择"A.根本不担心"。

---

[1] 参见王港,魏敏,冯瑜.积极老龄化背景下老年人老化态度与生存质量的关系研究[J].心理月刊,2020,15(20):1-4,8.

[2] 参见刘玮.医养融合机构老年人生活质量调查:以太原市为例.中国初级卫生保健[J].2017,31(4):7-9.

下列问题是问前两个星期中的某些事情,诸如快乐或满足之类积极的感觉,选项 A、B、C、D、E 对应的分值分别是 1、2、3、4、5。

1.(F1.1)您有疼痛吗?(或:您身体经常感到疼痛吗?)

 A.没有疼痛   B.偶尔有疼痛   C.时有时无

 D.经常有疼痛   E.总是有疼痛

2.(F1.2)您对自己的疼痛或不舒服担心吗?

 A.根本不担心   B.很少担心   C.担心(一般)

 D.比较担心   E.极担心

3.(F1.3)您在对付疼痛或不舒服时有困难吗?

 A.根本没困难   B.很少有困难   C.有困难(一般)

 D.比较困难   E.极困难

4.(F1.4)您觉得疼痛妨碍您去做自己需要做的事情吗?

 A.根本不妨碍   B.很少妨碍   C.有妨碍

 D.比较妨碍   E.极妨碍

5.(F2.2)您容易累吗?

 A.根本不容易累   B.很少容易累   C.容易累

 D.比较容易累   E.极容易累

6.(F2.4)疲乏使您烦恼吗?

 A.根本不烦恼   B.很少烦恼   C.烦恼

 D.比较烦恼   E.极烦恼

7.(F3.2)您睡眠有困难吗?

 A.根本没困难   B.很少有困难   C.有困难(一般)

 D.比较困难   E.极困难

8.(F3.4)睡眠问题使您担心吗?

 A.根本不担心   B.很少担心   C.担心(一般)

 D.比较担心   E.极担心

9.(F4.1)您觉得生活有乐趣吗?

 A.根本没乐趣   B.很少有乐趣   C.有乐趣(一般)

 D.比较有乐趣   E.极有乐趣

10.(F4.3)您觉得未来会变好吗?

 A.根本不会好   B.很少会好   C.会好(一般)

 D.会比较好   E.会极好

11.(F4.4)您在生活中有好的体验吗？
　　A.根本没有　　　　　B.很少有　　　　　C.有（一般）
　　D.比较多　　　　　　E.极多

12.(F5.3)您能集中注意力吗？
　　A.根本不能　　　　　B.很少能　　　　　C.能（一般）
　　D.比较能　　　　　　E.极能

13.(F6.1)您怎样评价自己？
　　A.根本没价值　　　　B.很少有价值　　　C.有价值（一般）
　　D.比较有价值　　　　E.极有价值

14.(F6.2)您对自己有信心吗？
　　A.根本没信心　　　　B.很少有信心　　　C.有信心（一般）
　　D.比较有信心　　　　E.极有信心

15.(F7.2)您的外貌使您感到压抑吗？
　　A.根本没压抑　　　　B.很少有压抑　　　C.有压抑（一般）
　　D.比较压抑　　　　　E.极压抑

16.(F7.3)您外貌上有无使您感到不自在的部分？
　　A.根本没有　　　　　B.很少有　　　　　C.有（一般）
　　D.比较多　　　　　　E.极多

17.(F8.2)您感到忧虑吗？
　　A.根本没忧虑　　　　B.很少有忧虑　　　C.有忧虑（一般）
　　D.比较忧虑　　　　　E.极忧虑

18.(F8.3)悲伤或忧郁等感觉对您每天的活动有妨碍吗？
　　A.根本没妨碍　　　　B.很少有妨碍　　　C.有妨碍
　　D.比较妨碍　　　　　E.极妨碍

19.(F8.4)忧郁的感觉使您烦恼吗？
　　A.根本不烦恼　　　　B.很少烦恼　　　　C.有烦恼
　　D.比较烦恼　　　　　E.极烦恼

20.(F10.2)您从事日常活动时有困难吗？
　　A.根本不困难　　　　B.很少有困难　　　C.有困难（一般）
　　D.比较困难　　　　　E.极困难

21.(F10.4)日常活动受限制使您烦恼吗？
　　A.根本不烦恼　　　　B.很少烦恼　　　　C.有烦恼（一般）
　　D.比较烦恼　　　　　E.极烦恼

22.(F11.2)您需要依靠药物的帮助进行日常生活吗？

    A.根本不需要   B.很少需要   C.有需要(一般)

    D.比较需要   E.极需要

23.(F11.3)您需要依靠医疗的帮助进行日常生活吗？

    A.根本不需要   B.很少需要   C.有需要(一般)

    D.比较需要   E.极需要

24.(F11.4)您的生存质量依赖于药物或医疗辅助吗？

    A.根本不依赖   B.很少依赖   C.依赖(一般)

    D.比较依赖   E.极依赖

25.(F13.1)生活中,您觉得孤独吗？

    A.根本不孤独   B.很少孤独   C.孤独(一般)

    D.比较孤独   E.极孤独

26.(F15.2)您在性方面的需求能得到满足吗？

    A.根本不满足   B.很少满足   C.满足(一般)

    D.比较满足   E.极满足

27.(F15.4)你有性生活困难的烦恼吗？

    A.根本没烦恼   B.很少有烦恼   C.有烦恼(一般)

    D.比较烦恼   E.极烦恼

28.(F16.1)日常生活中您感觉安全吗？

    A.根本不安全   B.很少安全   C.安全(一般)

    D.比较安全   E.极安全

29.(F16.2)您觉得自己居住在一个安全和有保障的环境中吗？

    A.根本没有安全保障   B.很少有安全保障

    C.安全保障(一般)

    D.比较有安全保障   E.极有安全保障

30.(F16.3)您担心自己的安全和保障吗？

    A.根本不担心   B.很少担心   C.担心(一般)

    D.比较担心   E.极担心

31.(F17.1)您住的地方舒适吗？

    A.根本不舒适   B.很少舒适   C.舒适(一般)

    D.比较舒适   E.极舒适

32.(F17.4)您喜欢自己住的地方吗？

    A.根本不喜欢   B.很少喜欢   C.喜欢(一般)

    D.比较喜欢   E.极喜欢

33.(F18.2)您有经济困难吗?

  A.根本不困难   B.很少困难   C.困难(一般)

  D.比较困难   E.极困难

34.(F18.4)您为钱财担心吗?

  A.根本不担心   B.很少担心   C.担心(一般)

  D.比较担心   E.极担心

35.(F19.1)您容易得到好的医疗服务吗?

  A.根本不容易得到   B.很少容易得到   C.容易得到(一般)

  D.比较容易得到   E.极容易得到

36.(F21.3)您在空闲时间能享受到乐趣吗?

  A.根本没乐趣   B.很少有乐趣   C.有乐趣(一般)

  D.比较有乐趣   E.极有乐趣

37.(F22.1)您的生活环境对健康好吗?

  A.根本不好   B.很少好   C.好(一般)

  D.比较好   E.极好

38.(F22.2)居住地的噪声使您担心吗?

  A.根本不担心   B.很少担心   C.担心(一般)

  D.比较担心   E.极担心

39.(F23.2)您有交通上的困难吗?

  A.根本不困难   B.很少困难   C.困难(一般)

  D.比较困难   E.极困难

40.(F23.4)交通上的困难限制您的生活吗?

  A.根本没限制   B.很少有限制   C.有限制(一般)

  D.比较限制   E.极限制

下列问题是问过去两个星期内您做某些事情的能力是否完全、十足,如洗衣服、穿衣服、吃饭等动作,选项 A、B、C、D、E 对应的分值分别是 1、2、3、4、5。

41.(F2.1)您有充沛的精力去应付日常生活吗?

  A.根本没精力   B.很少有精力   C.有精力(一般)

  D.多数有精力   E.完全有精力

42.(F7.1)您认为自己的外貌过得去吗?

  A.根本过不去   B.很少过不去   C.过不去(一般)

  D.多数过不去   E.完全过不去

43.(F10.1)您能做自己日常生活中的事情吗?

  A.根本不能   B.很少能   C.能(一般)

D.多数能　　　　　　　E.完全能

44.(F11.1)您依赖药物吗?

　　A.根本不依赖　　　　B.很少依赖　　　　C.依赖(一般)

　　D.多数依赖　　　　　E.完全依赖

45.(F14.1)您能从他人那里得到您所需要的支持吗?

　　A.根本不能　　　　　B.很少能　　　　　C.能(一般)

　　D.多数能　　　　　　E.完全能

46.(F14.2)当需要时您的朋友能依靠吗?

　　A.根本不能依靠　　　B.很少依靠　　　　C.能依靠(一般)

　　D.多数能依靠　　　　E.完全能依靠

47.(F17.2)您住所的质量符合您的需要吗?

　　A.根本不符合　　　　B.很少符合　　　　C.符合(一般)

　　D.多数符合　　　　　E.完全符合

48.(F18.1)您的钱够用吗?

　　A.根本不够用　　　　B.很少够用　　　　C.够用(一般)

　　D.多数够用　　　　　E.完全够用

49.(F20.1)在日常生活中您需要的信息都齐备吗?

　　A.根本不齐备　　　　B.很少齐备　　　　C.齐备(一般)

　　D.多数齐备　　　　　E.完全齐备

50.(F20.2)您有机会得到自己所需要的信息吗?

　　A.根本没机会　　　　B.很少有机会　　　　C.有机会(一般)

　　D.多数有机会　　　　E.完全有机会

51.(F21.1)您有机会进行休闲活动吗?

　　A.根本没机会　　　　B.很少有机会　　　　C.有机会(一般)

　　D.多数有机会　　　　E.完全有机会

52.(F21.2)您能自我放松和自找乐趣吗?

　　A.根本不能　　　　　B.很少能　　　　　C.能(一般)

　　D.多数能　　　　　　E.完全能

53.(F23.1)您有可用的交通工具吗?

　　A.根本没有　　　　　B.很少有　　　　　C.有(一般)

　　D.多数有　　　　　　E.完全有

下列问题要求您评价一下对前两个星期生活的各个方面感觉如何,请选择符合您感觉的选项,选项 A、B、C、D、E 对应的分值分别是 1、2、3、4、5。

54.(G2)您对自己的生存质量满意吗?

  A.很不满意   B.不满意   C.既非满意也非不满意

  D.满意   E.很满意

55.(G3)总的来讲,您对自己的生活满意吗?

  A.很不满意   B.不满意   C.既非满意也非不满意

  D.满意   E.很满意

56.(G4)您对自己的健康状况满意吗?

  A.很不满意   B.不满意   C.既非满意也非不满意

  D.满意   E.很满意

57.(F2.3)您对自己的精力满意吗?

  A.很不满意   B.不满意   C.既非满意也非不满意

  D.满意   E.很满意

58.(F3.3)您对自己的睡眠情况满意吗?

  A.很不满意   B.不满意   C.既非满意也非不满意

  D.满意   E.很满意

59.(F5.2)您对自己学习新事物的能力满意吗?

  A.很不满意   B.不满意   C.既非满意也非不满意

  D.满意   E.很满意

60.(F5.4)您对自己做出决定的能力满意吗?

  A.很不满意   B.不满意   C.既非满意也非不满意

  D.满意   E.很满意

61.(F6.3)您对自己满意吗?

  A.很不满意   B.不满意   C.既非满意也非不满意

  D.满意   E.很满意

62.(F6.4)您对自己的能力满意吗?

  A.很不满意   B.不满意   C.既非满意也非不满意

  D.满意   E.很满意

63.(F7.4)您对自己的外貌满意吗?

  A.很不满意   B.不满意   C.既非满意也非不满意

  D.满意   E.很满意

64.(F10.3)您对自己进行日常生活的能力满意吗?

  A.很不满意   B.不满意   C.既非满意也非不满意

  D.满意   E.很满意

65.(F13.3)您对自己的人际关系满意吗?

    A.很不满意   B.不满意   C.既非满意也非不满意

    D.满意   E.很满意

66.(F15.3)您对自己的性生活满意吗?

    A.很不满意   B.不满意   C.既非满意也非不满意

    D.满意   E.很满意

67.(F14.3)您对自己从家庭得到的支持满意吗?

    A.很不满意   B.不满意   C.既非满意也非不满意

    D.满意   E.很满意

68.(F14.4)您对自己从朋友那里得到的支持满意吗?

    A.很不满意   B.不满意   C.既非满意也非不满意

    D.满意   E.很满意

69.(F13.4)您对自己供养或支持他人的能力满意吗?

    A.很不满意   B.不满意   C.既非满意也非不满意

    D.满意   E.很满意

70.(F16.4)您对自己的人身安全和保障满意吗?

    A.很不满意   B.不满意   C.既非满意也非不满意

    D.满意   E.很满意

71.(F17.3)您对自己居住地的条件满意吗?

    A.很不满意   B.不满意   C.既非满意也非不满意

    D.满意   E.很满意

72.(F18.3)您对自己的经济状况满意吗?

    A.很不满意   B.不满意   C.既非满意也非不满意

    D.满意   E.很满意

73.(F19.3)您对得到卫生保健服务的方便程度满意吗?

    A.很不满意   B.不满意   C.既非满意也非不满意

    D.满意   E.很满意

74.(F19.4)您对社会福利服务满意吗?

    A.很不满意   B.不满意   C.既非满意也非不满意

    D.满意   E.很满意

75.(F20.3)您对自己学习新技能的机会满意吗?

    A.很不满意   B.不满意   C.既非满意也非不满意

    D.满意   E.很满意

76.(F20.4)您对自己获得新信息的机会满意吗?

    A.很不满意　　　　　B.不满意　　　　　C.既非满意也非不满意

    D.满意　　　　　E.很满意

77.(F21.4)您对自己使用空闲时间的方式满意吗?

    A.很不满意　　　　　B.不满意　　　　　C.既非满意也非不满意

    D.满意　　　　　E.很满意

78.(F22.3)您对周围的自然环境(如污染、气候、噪声、景色)满意吗?

    A.很不满意　　　　　B.不满意　　　　　C.既非满意也非不满意

    D.满意　　　　　E.很满意

79.(F22.4)您对自己居住地的气候满意吗?

    A.很不满意　　　　　B.不满意　　　　　C.既非满意也非不满意

    D.满意　　　　　E.很满意

80.(F23.3)您对自己的交通情况满意吗?

    A.很不满意　　　　　B.不满意　　　　　C.既非满意也非不满意

    D.满意　　　　　E.很满意

81.(F13.2)您对自己与家人的关系感到满意吗?

    A.很不满意　　　　　B.不满意　　　　　C.既非满意也非不满意

    D.满意　　　　　E.很满意

82.(G1)您怎样评价您的生存质量?

    A.很差　　　　　B.差　　　　　C.不好也不差

    D.好　　　　　E.很好

83.(F15.1)您怎样评价您的性生活?

    A.很差　　　　　B.差　　　　　C.不好也不差

    D.好　　　　　E.很好

84.(F3.1)您睡眠好吗?

    A.很差　　　　　B.差　　　　　C.不好也不差

    D.好　　　　　E.很好

85.(F5.1)您怎样评价自己的记忆力?

    A.很差　　　　　B.差　　　　　C.不好也不差

    D.好　　　　　E.很好

86.(F19.2)您怎样评价自己可以得到的社会服务的质量?

    A.很差　　　　　B.差　　　　　C.不好也不差

    D.好　　　　　E.很好

下列问题是关于您感觉或经历某些事情的频繁程度,请选择符合您感觉的选项,选项 A、B、C、D、E 对应的分值分别是 1、2、3、4、5。

87.(F1.1)您有疼痛吗?

    A.没有疼痛   B.偶尔有疼痛   C.时有时无

    D.经常有疼痛   E.总是有疼痛

88.(F8.1)您有消极感受(如情绪低落、绝望、焦虑、忧郁)吗?

    A.没有消极感受   B.偶尔有消极感受 C.时有时无

    D.经常有消极感受 E.总是有消极感受

以下问题是关于您的工作的,这里的"工作"是指您所进行的主要活动,包括志愿性工作、全日制学习、做家务、照顾孩子、有收入的工作和无收入的工作等,即占去您大部分时间和精力的活动,请选择符合您感觉的选项,选项 A、B、C、D、E 对应的分值分别是 1、2、3、4、5。

89.(F12.1)您能工作吗?

    A.根本不能   B.很少能   C.能(一般)

    D.多数能   E.完全能

90.(F12.2)您觉得您能完成自己的职责吗?

    A.根本不能   B.很少能   C.能(一般)

    D.多数能   E.完全能

91.(F12.4)您对自己的工作能力满意吗?

    A.很不满意   B.不满意   C.既非满意也非不满意

    D.满意   E.很满意

92.(F12.3)您如何评价自己的工作能力?

    A.很差   B.差   C.不好也不差

    D.好   E.很好

以下问题问的是您在前两个星期行动的能力如何,这里的"行动"是指当您想做事情或需要做事情的时候移动身体的能力,请选择符合您感觉的选项,选项 A、B、C、D、E 对应的分值分别是 1、2、3、4、5。

93.(F9.1)您行动的能力如何?

    A.很差   B.差   C.不好也不差

    D.好   E.很好

94.(F9.3)行动困难使您烦恼吗?

    A.根本不烦恼   B.很少烦恼   C.烦恼

    D.比较烦恼   E.极烦恼

95.(F9.4)行动困难影响您的生活方式吗?

    A.根本没影响   B.很少影响   C.影响(一般)

D.比较影响　　　　　E.极影响

96.(F9.2)您对自己的行动能力满意吗?

A.很差　　　　　　　B.差　　　　　　　　C.不好也不差

D.好　　　　　　　　E.很好

以下问题是有关您的个人信仰,以及其如何影响您的生存质量的。这些问题是有关宗教、神灵和其他信仰的,请选择符合您感觉的选项,选项 A、B、C、D、E 对应的分值分别是 1、2、3、4、5。

97.(F24.1)您的个人信仰增添了您生活的意义吗?

A.根本没增添　　　B.很少有增添　　　C.有增添(一般)

D.有比较大的增添　E.有极大的增添

98.(F24.2)您觉得自己的生活有意义吗?

A.根本没意义　　　B.很少有意义　　　C.有意义(一般)

D.比较有意义　　　E.极有意义

99.(F24.3)您的个人信仰带给您力量去对待困难吗?

A.根本没力量　　　B.很少有力量　　　C.有力量(一般)

D.有比较大的力量　E.有极大的力量

100.(F24.4)您的个人信仰帮助您理解了生活中的困难吗?

A.根本没帮助　　　B.很少有帮助　　　C.有帮助(一般)

D.有比较大的帮助　E.有极大的帮助

最后,还有三个问题:

101.家庭摩擦影响您的生活吗?

A.根本不影响　　　B.很少影响　　　　C.影响(一般)

D.有比较大的影响　E.有极大的影响

102.您的食欲怎么样?

A.很差　　　　　　　B.差　　　　　　　　C.不好也不差

D.好　　　　　　　　E.很好

103.如果让您综合以上各方面(生理健康、心理健康、社会关系和周围环境等)给自己的生存质量打一个总分,您会打_____分(满分为 100 分)。

世界卫生组织生存质量测定量表(简版)

这份问卷是要了解您对自己的生存质量、健康情况以及日常活动的感觉如何,请您一定回答所有的问题。如果某个问题您不能确定如何回答,就选择最接近您自己真实感觉的那个答案。所有的问题都请您按照自己的标准、愿望或者自己的感觉来回答,注意所有的问题都只是针对您最近两星期内的情况。

例如:您能从他人那里得到您所需要的支持吗?

A.根本不能　　　B.很少能　　　C.能(一般)　　　D.多数能　　　E.完全能

请您根据您对自己的健康状况担心的程度选一个最合适的答案,如果您多数时候能得到所需要的支持,就选择"D.多数能";如果您根本得不到所需要的帮助,就选择"A.根本不能"。选项 A、B、C、D、E 对应的分值分别是 1、2、3、4、5。

1.(G1)您怎样评价您的生存质量?

A.很差　　　　　　B.差　　　　　　C.不好也不差

D.好　　　　　　　E.很好

2.(G4)您对自己的健康状况满意吗?

A.很不满意　　　　B.不满意　　　　C.既非满意也非不满意

D.满意　　　　　　E.很满意

下面的问题是关于最近两周来您经历某些事情的感觉的,请选择符合您感觉的选项,选项 A、B、C、D、E 对应的分值分别是 1、2、3、4、5。

3.(F1.4)您觉得疼痛妨碍您去做自己需要做的事情吗?

A.根本不妨碍　　　B.很少妨碍　　　C.有妨碍

D.比较妨碍　　　　E.极妨碍

4.(F11.3)您需要依靠医疗的帮助进行日常生活吗?

A.根本不需要　　　B.很少需要　　　C.有需要(一般)

D.比较需要　　　　E.极需要

5.(F4.1)您觉得生活有乐趣吗?

A.根本没乐趣　　　B.很少有乐趣　　　C.有乐趣(一般)

D.比较有乐趣　　　E.极有乐趣

6.(F24.2)您觉得自己的生活有意义吗?

A.根本没意义　　　B.很少有意义　　　C.有意义(一般)

D.比较有意义　　　E.极有意义

7.(F5.3)您能集中注意力吗?

A.根本不能　　　　B.很少能　　　　C.能(一般)

D.比较能　　　　　E.极能

8.(F16.1)日常生活中您感觉安全吗?

A.根本不安全　　　B.很少安全　　　C.安全(一般)

D.比较安全　　　　E.极安全

9.(F22.1)您的生活环境对健康好吗?

A.根本不好　　　　B.很少好　　　　C.好(一般)

D.比较好　　　　　E.极好

下面的问题是关于最近两周来您做某些事情的能力的,请选择符合您感觉的选项,选项 A、B、C、D、E 对应的分值分别是 1、2、3、4、5。

10.(F2.1)您有充沛的精力去应付日常生活吗?
　　A.根本没精力　　B.很少有精力　　C.有精力(一般)
　　D.多数有精力　　E.完全有精力

11.(F7.1)您认为自己的外貌过得去吗?
　　A.根本过不去　　B.很少过不去　　C.过不去(一般)
　　D.多数过不去　　E.完全过不去

12.(F18.1)您的钱够用吗?
　　A.根本不够用　　B.很少够用　　C.够用(一般)
　　D.多数够用　　　E.完全够用

13.(F20.1)在日常生活中您需要的信息都齐备吗?
　　A.根本不齐备　　B.很少齐备　　C.齐备(一般)
　　D.多数齐备　　　E.完全齐备

14.(F21.1)您有机会进行休闲活动吗?
　　A.根本没机会　　B.很少有机会　　C.有机会(一般)
　　D.多数有机会　　E.完全有机会

15.(F9.1)您行动的能力如何?
　　A.很差　　　　　B.差　　　　　　C.不好也不差
　　D.好　　　　　　E.很好

下面的问题是关于最近两周来您对自己日常生活各个方面的满意程度的,请选择符合您感觉的选项,选项 A、B、C、D、E 对应的分值分别是 1、2、3、4、5。

16.(F3.3)您对自己的睡眠情况满意吗?
　　A.很不满意　　　B.不满意　　　　C.既非满意也非不满意
　　D.满意　　　　　E.很满意

17.(F10.3)您对自己进行日常生活的能力满意吗?
　　A.很不满意　　　B.不满意　　　　C.既非满意也非不满意
　　D.满意　　　　　E.很满意

18.(F12.4)您对自己的工作能力满意吗?
　　A.很不满意　　　B.不满意　　　　C.既非满意也非不满意
　　D.满意　　　　　E.很满意

19.(F6.3)您对自己满意吗?
　　A.很不满意　　　B.不满意　　　　C.既非满意也非不满意

D.满意　　　　　　E.很满意

20.(F13.3)您对自己的人际关系满意吗?

A.很不满意　　　　B.不满意　　　　C.既非满意也非不满意

D.满意　　　　　　E.很满意

21.(F15.3)您对自己的性生活满意吗?

A.很不满意　　　　B.不满意　　　　C.既非满意也非不满意

D.满意　　　　　　E.很满意

22.(F14.4)您对自己从朋友那里得到的支持满意吗?

A.很不满意　　　　B.不满意　　　　C.既非满意也非不满意

D.满意　　　　　　E.很满意

23.(F17.3)您对自己居住地的条件满意吗?

A.很不满意　　　　B.不满意　　　　C.既非满意也非不满意

D.满意　　　　　　E.很满意

24.(F19.3)您对得到卫生保健服务的方便程度满意吗?

A.很不满意　　　　B.不满意　　　　C.既非满意也非不满意

D.满意　　　　　　E.很满意

25.(F23.3)您对自己的交通情况满意吗?

A.很不满意　　　　B.不满意　　　　C.既非满意也非不满意

D.满意　　　　　　E.很满意

下面的问题是关于最近两周来您经历某些事情的频繁程度的,请选择符合您感觉的选项,选项 A、B、C、D、E 对应的分值分别是 1、2、3、4、5。

26.(F8.1)您有消极感受(如情绪低落、绝望、焦虑、忧郁)吗?

A.没有消极感受　　　B.偶尔有消极感受　　　C.时有时无

D.经常有消极感受　　E.总是有消极感受

最后,还有三个问题:

27 家庭摩擦影响您的生活吗?

A.根本不影响　　　　B.很少影响　　　　C.影响(一般)

D.有比较大的影响　　E.有极大的影响

28 您的食欲怎么样?

A.很差　　　　　　　B.差　　　　　　　C.不好也不差

D.好　　　　　　　　E.很好

29 如果让您综合以上各方面(生理健康、心理健康、社会关系和周围环境等)给自己的生存质量打一个总分,您会打_____分(满分为 100 分)。

世界卫生组织生存质量老年人量表

下列问题涉及过去两周内您经历某些事情的程度,如果您在极大程度上经历了这些事情,请您选一个最符合自己情况的答案;如果某个问题您不能确定如何回答,就选择最接近您自己真实感觉的那个答案。所有的问题都请您按照自己的标准、愿望或者自己的感觉来回答,注意所有的问题都只是针对您最近两星期内的情况。选项 A、B、C、D、E 对应的分值分别是 1、2、3、4、5。

old 1.(F25.1)您感觉功能的退化影响您的日常生活功能(如听觉、视觉、味觉、嗅觉、触觉)吗?

    A.根本没影响   B.很少影响   C.影响(一般)

    D.比较影响   E.极影响

old 2.(F25.3)您的感觉功能(如听觉、视觉、味觉、嗅觉或触觉)的退化影响您参与活动的能力吗?

    A.根本没影响   B.很少影响   C.影响(一般)

    D.比较影响

    E.极影响

old 3.(F26.1)您有自己做决定的自由吗?

    A.根本没有   B.很少有   C.有(一般)

    D.比较多   E.极多

old 4.(F26.2)您觉得自己能控制将来的生活吗?

    A.根本不能控制   B.很少能控制   C.能控制(一般)

    D.多数能控制   E.完全能控制

old 5.(F26.4)您觉得周围的人尊重您的自由吗?

    A.根本不尊重   B.很少尊重   C.尊重(一般)

    D.比较尊重   E.极尊重

old 6.(F29.2)您在乎自己以何种方式去世吗?

    A.根本不在乎   B.很少在乎   C.在乎(一般)

    D.比较在乎   E.极在乎

old 7.(F29.3)您担心不能控制自己的死亡吗?

    A.根本不担心   B.很少担心   C.担心(一般)

    D.比较担心   E.极担心

old 8.(F29.4)您害怕死亡吗?

    A.根本不害怕   B.很少害怕   C.害怕(一般)

D.比较害怕 　　　　E.极害怕

old 9.(F29.5)您害怕临死之前遭受痛苦吗?

A.根本不害怕 　　　　B.很少害怕 　　　　C.害怕(一般)

D.比较害怕 　　　　E.极害怕

下面的问题是关于最近两周来您经历某些事情的感觉的,请选择符合您感觉的选项,选项 A、B、C、D、E 对应的分值分别是 1、2、3、4、5。

old 10.(F25.4)您的感觉功能(如听力、视力、味觉、嗅觉、触觉等)的问题影响您和他人交往的能力吗?

A.根本没影响 　　　　B.很少影响 　　　　C.影响(一般)

D.比较影响 　　　　E.极影响

old 11.(F26.3)您能做自己想做的事情吗?

A.根本不能 　　　　B.很少能 　　　　C.能(一般)

D.比较能 　　　　E.极能

old 12.(F27.3)您对于自己继续取得成功的机会满意吗?

A.根本不满意 　　　　B.不满意 　　　　C.既非满意也非不满意

D.满意 　　　　E.很满意

old 13.(F27.4)您觉得自己得到了应得的认可了吗?

A.根本没有 　　　　B.很少有 　　　　C.有(一般)

D.多数有 　　　　E.完全有

old 14.(F28.4)您每天都有足够的事情做吗?

A.根本没有 　　　　B.很少有 　　　　C.有(一般)

D.多数有 　　　　E.完全有

下列问题问的是在过去两个周内,对于您生活的不同方面,您在多大程度上感到满意,请选择符合您感觉的选项,选项 A、B、C、D、E 对应的分值分别是 1、2、3、4、5。

old 15.(F27.5)您对于自己生命中已有的成就满意吗?

A.很不满意 　　　　B.不满意 　　　　C.既非满意也非不满意

D.满意 　　　　E.很满意

old 16.(F28.1)您对自己支配时间的方式满意吗?

A.很不满意 　　　　B.不满意 　　　　C.既非满意也非不满意

D.满意 　　　　E.很满意

old 17.(F28.2)您对于自己的活动程度满意吗?

A.很不满意 　　　　B.不满意 　　　　C.既非满意也非不满意

D.满意 　　　　E.很满意

old 18.(F28.7)您对于自己参加社区活动的机会满意吗?

　　　A.很不满意　　　　B.不满意　　　　　C.既非满意也非不满意

　　　D.满意　　　　　　E.很满意

old 19.(F27.1)您对于自己能够期望的事情高兴吗?

　　　A.很不高兴　　　　B.不高兴　　　　　C.既非高兴也非不高兴

　　　D.高兴　　　　　　E.很高兴

old 20.(F25.2)您如何评价您的感觉功能(如听觉、视觉、味觉、嗅觉、触觉)?

　　　A.很差　　　　　　B.差　　　　　　　C.不好也不差

　　　D.好　　　　　　　E.很好

　　下面的问题是关于您与他人的亲密关系的,请根据您与自己亲密伴侣或朋友的关系作答。所谓"亲密伴侣或朋友",是指您能够与之分享不能与他人分享的个人感情的人。请选择符合您感觉的选项,选项 A、B、C、D、E 对应的分值分别是 1、2、3、4、5。

　　old 21.(F30.2)在生活中您有得到伴侣的感受吗?

　　　A.根本没有　　　　B.很少有　　　　　C.有(一般)

　　　D.多数有　　　　　E.完全有

　　old 22.(F30.3)在生活中您经历过爱情吗?

　　　A.根本没有　　　　B.很少有　　　　　C.有(一般)

　　　D.多数有　　　　　E.完全有

　　old 23.(F30.4)在您的生活中,您有机会去爱别人吗?

　　　A.根本没有　　　　B.很少有　　　　　C.有(一般)

　　　D.多数有　　　　　E.完全有

　　old 24.(F30.7)在您的生活中,您有机会被别人爱吗?

　　　A.根本没有　　　　B.很少有　　　　　C.有(一般)

　　　D.多数有　　　　　E.完全有

(王　威)

第五节　纽芬兰纪念大学幸福度量表

　　纽芬兰纪念大学幸福度量表(MUNSH)是比较常用的老年人主观幸福度自评量表,由科兹莫(A. Kozma)和斯滕斯(M. J. Stones)在对比研究的基础上,融合了情感平衡量表、生活满意感指数和费城老年病中心量表后编制而成。[①]我国最早由周建初和杨彦春先后翻译了中文版的 MUNSH，后来刘仁刚再次翻译和修订了中文版的 MUNSH。

MUNSH 于 1980 年在纽芬兰首次应用于城市、农村、老人公寓中的 65～95 岁的老人，其通过计算 MUNSH 与老人自评幸福度之间的相关性，反映MUNSH 对老人主观幸福度的预测效度。测试结果表明，MUNSH 对城市、农村、老人公寓中的老人主观幸福度的效度分别为 0.58、0.74、0.70，经过 6 个月的间隔，在同一样本中获得的再测信度为 0.70，其效度、信度及量表的内部一致性均高于以前使用的幸福度量表。MUNSH 的理论结构是情感平衡理论，这一理论把主观幸福度理解为两种对立而同等重要的情感之间的平衡，即正性情感与负性情感之间的平衡，正性情感可增加一个人的主观幸福度，负性情感可降低一个人的主观幸福度，总的主观幸福度是两者之间平衡的结果。

MUNSH 由 24 个条目组成，有 10 个条目反映正性情感和负性情感，其中5 个条目反映正性情感，5 个条目反映负性情感；另有 14 个条目反映正性体验和负性体验，其中 7 个条目反映正性体验，7 个条目反映负性体验。刘仁刚认为，生活满意度指数中"对生活的感受"也是从正、反两方面反映个体的情感状态，因此不主张对"情感"与"体验"进行区别，遂放弃了 4 个因子结构，而代之以2 个因子结构。[②] 两因素分析表明，因子 1 基本上代表了正性因子，因子 2 基本上代表了负性因子，结果是可以接受的。从总体上看，修改后的 MUNSH 的信度良好，可用于评定中国老年人的主观幸福度。MUNSH 的适用范围广泛，是专门为老年人设计的，在我国多个人群中应用过，18 岁以上可以阅读并理解项目内容者均可使用。

MUNSH 原量表（英文版）在国外测试中的克朗巴哈系数为 0.90，中文版全量表的克朗巴哈系数为 0.859，可能的原因是原量表没有从一致性系数方面检验项目的质量。正性因子和负性因子各自的内部一致性亦很高，均大于 0.8。总的来看，量表的内部一致性是可接受的，各条目的信度分析也符合要求。中文版全量表重测相关系数为 0.758，比英文版原量表的重测相关系数 0.70 略高。MUNSH 中文版正性因子的重测相关系数为 0.737，负性因子的重测相关

① 参见 KOZMA A，STONES M J. The Measurement of happiness：development of the memorial university of newfoundland scale of happiness（MUNSH）[J]. Journal of Gerontology，1980，35(6)：906-912.

② 参见刘仁刚，龚耀先.纽芬兰纪念大学幸福度量表的试用[J].中国临床心理学杂志，1999,7(2):44-45,47.

系数为 0.776。英文版原量表没有分量表的重测相关系数。

MUNSH 每个问题的回答为"是"计 2 分,回答为"不知道"计 1 分,回答为"否"计 0 分;第 19 题回答"现在住地"计 2 分,回答"别的住地"计 0 分;第 23 项回答"满意"计 2 分,回答"不满意"计 0 分。总分＝正性情感得分－负性情感得分＋正性体验得分－负性体验得分,得分范围为－24 至＋24 分。为了便于计算,可加上常数 24,将计分范围变为 0～48 分。得分不低于 36 分为高水平主观幸福度,13～35 分为中等水平主观幸福度,不超过 12 分为低水平主观幸福度。

国外有学者对孟加拉国 402 名年龄 60 岁以上乡村老年人的研究发现,其主观幸福度总分为(31.74±11.25)分;对智利 300 名 65 岁以上的老年人研究发现,采用 24 分计分方式,男性得分为(11.88±10.29)分,女性得分为(15.13±9.54)分。① 国内杜晓亮等对太原市 519 位空巢老人主观幸福度的研究发现,空巢老人的主观幸福度正性情感、负性情感、正性体验、负性体验得分分别(6.83±1.69)分、(9.41±1.83)分、(8.32±2.54)分、(11.48±1.73)分,总幸福度得分为(36.04±1.22)分,表明太原市空巢老人主观幸福度的整体水平比较高;幸福度总分在不同性别、文化程度、婚姻状况、居住形式、月收入、与子女关系、夫妻关系等的群体之间的差异均有统计学意义。② 陈红艳对陕西省汉中市城区 219 名 60～82 岁的老年人的研究发现,主观年龄年轻的老年人主观幸福度总分为(38.85±5.63)分,正性因子为(21.64±5.54)分,负性因子为(4.64±3.05)分;主观年龄年老的老年人主观幸福度总分为(31.52±4.01)分,正性因子为(14.65±3.90)分,负性因子为(11.11±5.61)分,表明主观年龄年轻的老年人主观幸福度得分和正性因子得分较高。③

李为华对 478 名年龄在 60 岁以上的高血压患者的研究发现,其主观幸福度总分为(28.49±8.87)分,而不同患病年限、不同并发症的患者主观幸福度总分差异有统计学意义。④ 史素丽等对唐山市 500 名 60～89 岁老年慢性阻塞性

---

① 参见 MOYANO D E, FLORES M E, SORAMAA H. Fiabilidad y validez de constructo del test MUNSH para medir felicidad, en población de adultos mayores chilenos[J]. Universitas Psychological, Pontificia Universidad Javeriana, 2011, 10(2): 567-580.

② 参见杜晓亮,温凯丽,杨家义.太原市空巢老人主观幸福度调查[J].中国公共卫生管理,2020,36(5):709-713.

③ 参见陈红艳,袁书卷,程利娜.自我价值感和抑郁对老年人主观年龄和主观幸福感的链式中介作用[J].中国老年学杂志,2019,39(17):4342-4345.

④ 参见李为华,李双力.中国老年人生活质量研究现状[J].中国老年学杂志,2015,35(14):4099-4010.

肺病患者的研究发现,其主观幸福度总分为(32.2±10.8)分,正性情感为(5.74±1.49)分,负性情感为(2.30±1.62)分,正性体验为(8.32±2.78)分,负性体验为(3.55±2.50)分[1];与关维俊[2]等对唐山市部分社区 350 名 60~93 岁的老年人的研究得出的主观幸福度总分(33.5±12.0)分相比,可见老年慢性阻塞性肺病患者的主观幸福度水平低于一般老年人群。

MUNSH 的具体内容如下:

纽芬兰纪念大学幸福度量表

指导语:在最近的几个月里,您是否有以下感受?"0"表示"否","1"表示"不知道","2"表示"是"。其中第 19 项回答"现在住地"计 2 分,回答"别的住地"计 0 分;第 23 项回答"满意"计 2 分,回答"不满意"计 0 分。请您根据实际情况对相应的问题打分并计算总分。

(1)您处于巅峰状态吗?

(2)您情绪很好吗?

(3)您对自己的生活特别满意吗?

(4)您感到很走运吗?

(5)您烦恼吗?

(6)您非常孤独或与人疏远吗?

(7)您忧虑或非常不愉快吗?

(8)您会因为不知道将会发生什么事情而担心吗?

(9)您为自己目前的生活状态感到哀怨吗?

(10)总的来说,生活处境变得使您满意吗?

(11)这段时间是您一生中最难受的时期吗?

(12)您像年轻时一样高兴吗?

(13)您所做的大多数事情都单调或令您厌烦吗?

(14)过去您感兴趣做的事情,现在仍然乐在其中吗?

(15)当您回顾一生时,感到相当满意吗?

---

① 参见史素丽,尚秀娟,曹凤英.老年慢性阻塞性肺病患者主观幸福度及影响因素分析[J].西部中医药,2016,29(1):93-95.

② 参见关维俊,庞淑兰,王国立,等.唐山市部分社区老年人幸福度及相关因素分析[J].中国老年学杂志,2007,27(20):2015-2016.

（16）随着年龄的增加,一切事情变得更加糟糕了吗？

（17）您感到很孤独吗？

（18）今年的一些小事使您烦恼吗？

（19）如果您能随便选择自己的住处的话,您愿意选择住在哪里？

（20）有时您感到活着没意思吗？

（21）您现在和年轻时一样快乐吗？

（22）大多数时候您感到生活是艰苦的吗？

（23）您对您当前的生活满意吗？

（24）和同龄人相比,您的健康状况与他们差不多甚至更好些吗？

（王　威）

第六节　中国城市居民主观幸福感量表

中国城市居民主观幸福感量表(SWBS-CC)是用于评定个体主观幸福感的本土化量表,其原版包括 54 个项目,由邢占军基于体验论主观幸福感测量而编制,随后再通过鉴别力分析、因素分析和逻辑分析相结合的方式反复筛选,最终得到了 20 个项目,形成了简版 SWBS-CC,后者被国内的研究者所广泛应用。[①]

传统上,对主观幸福感的测量主要有三种方法:生活质量意义上的主观幸福感测量、心理健康意义上的主观幸福感测量和心理发展意义上的主观幸福感测量。邢占军在研究整合了这三种传统测量方法的基础上,提出了体验论主观幸福感测量。从体验论的观点来看,幸福是人们对现实生活的主观反映,它既同人们生活的客观条件密切相关,又体现了人们的需求和价值。主观幸福感正是由这些因素共同作用而产生的,是个体对自身存在状况的一种积极的心理体验。体验论主观幸福感测量研究的着眼点不在于主观幸福感的形式,而在于这种形式所反映的内容。邢占军按照体验论主观幸福感测量研究的思路,提出了包含充裕感、公平感、安定感、自主感、宁静感、融合感、舒适感、愉悦感、充实感和现代感这 10 项指标的中国城市居民主观幸福感测量指标体系。

简版 SWBS-CC 分为身心健康体验(包含身体健康体验、心理健康体验、心态平衡体验、人际关系体验、家庭氛围体验 5 个二级因子)和享有发展体验(包

---

①　参见邢占军.中国城市居民主观幸福感量表简本的编制[J].中国行为医学科学,2003,12(6):103-105.

含社会信心体验、知足充裕体验、目标价值体验、成长进步体验、自我接受体验5个二级因子)两个维度。该量表的适用范围广泛,年龄大于18岁且可以阅读并理解项目内容者均可使用。

简版SWBS-CC的内部一致性系数为0.8475,表明该量表具有良好的同质信度。以中国城市居民主观幸福感量表(全表)、单项目自陈主观幸福感量表、生活领域满意感量表和总体生活满意感量表上的得分作为效标,对简版SWBS-CC的效标效度进行了检验,其相关系数分别为0.972、0.561、0.696、0.478。此外,简版SWBS-CC的结构模型拟合优度指标(χ^2/df)、拟合指数(GFI)、调整后拟合指数(AGFI)、规范拟合指数(NFI)、非规范拟合指数(NNFI)、比较拟合指数(CFI)、增殖拟合指数(IFI)、相对拟合指数(RFI)、残差均方根(RMR)分别为3.25、0.94、0.91、0.87、0.87、0.91、0.91、0.83、0.05,表明该量表具有较好的构想效度。

简版SWBS-CC采用六级评分(1~6分)进行计分,总分通过对所有20个项目求和而得到。总分越高,表示被调查者具有更强的主观幸福感。

马梦菲等采用简版SWBS-CC对张家口宣化区老年公寓的178名60岁以上的老年人研究发现,该老年公寓退休老年人主观幸福感各个维度的总得分为(75.90±7.02)分,均低于全国平均水平。[1] 常秀芹对唐山市社区老人主观幸福感调查分析的研究结果表明,主观幸福感总分为(85.03±12.23)分;各维度的情况为:成长进步体验(9.34±1.53)分,社会信心体验(9.05±2.07)分,家庭氛围体验(8.89±2.00)分,知足充裕体验(8.81±1.93)分,目标价值体验(8.55±1.77)分,自我接受体验(8.40±1.95)分,心理健康体验(8.16±2.09)分,心态平衡体验(8.13±2.24)分,人际关系体验(8.08±2.19)分,身体健康体验(7.62±2.09)分。[2]

李秀娜等采用简版SWBS-CC对北京市通州区台湖地区1409名65岁以上老年高血压患者的研究发现,其主观幸福感总分为(64.76±15.32)分。[3] 崔静等对210例老年颞下颌关节紊乱病患者的研究(年龄60~75岁)发现,颞下颌关节紊乱病患者的主观幸福感总分为(85.19±12.66)分,高于国内学者对社区

---

① 参见马梦菲,任兴全,宋雅静.张家口市宣化区某老年公寓离退休老年人主观幸福感现状及其影响因素研究[J].社区医学杂志,2013,11(19):1-4.

② 参见常秀芹.社会支持与城市老人主观幸福感的关系研究[J].科技风,2015,21:275-276.

③ 参见李秀娜,周玉杰.北京通州台湖地区65岁以上高血压老人心理健康现况及影响因素研究[J].首都医科大学学报,2018,39(1):112-119.

老年慢性病患者主观幸福感调查得到的(82.86±12.73)分,并认为这可能与被调查对象的疾病性质存在差异性有关。[①] 邓岚等对泰安市 193 例老年慢性病患者(年龄 60～89 岁)的研究发现,患者主观幸福感总分为(88.12±9.74)分,处于中等水平。[②] 郑萍萍等对武汉地区 105 例老年心血管疾病住院患者(60～91 岁)的研究发现,男性老人总分为(69.06±9.79)分,女性老人总分为(63.00±10.96)分,总分无性别差异,部分维度得分在性别、夫妻关系、月收入水平等方面则存在统计学差异。[③]

简版 SWBS-CC 的具体内容如下:

中国城市居民主观幸福感量表(简版)

以下问卷涉及您在生活中会遇到的一些情况、您的做法或看法。请仔细阅读每道题目,并根据自己的第一感觉尽快作出回答。每道题目的答案都分为从"很不同意"到"非常同意"的六个等级,请选择最符合您情况的答案,各答案的计分如下:

(1)很不同意(计 1 分):您很不同意这种说法,或者认为这句话与您的实际情况完全不符合。

(2)不同意(计 2 分):您不同意这种说法,或者认为这句话与您的实际情况基本不符合。

(3)有点不同意(计 3 分):您有点不同意这种说法,或者认为这句话与您的实际情况可能不符合。

(4)有点同意(计 4 分):您有点同意这种说法,或者认为这句话与您的实际情况可能符合。

(5)同意(计 5 分):您同意这种说法,或者认为这句话与您的实际情况基本符合。

(6)非常同意(计 6 分):您非常同意这种说法,或者认为这句话与您的实际情况完全符合。

---

① 参见崔静,张智玲,张秀英.老年颞下颌关节紊乱病患者疲劳状况与主观幸福感相关性研究[J].临床口腔医学杂志,2018,34(2):100-102.

② 参见邓岚,刘化侠,王祖麟,等.泰安市老年慢性病患者死亡焦虑与主观幸福感的相关性研究[J].泰山医学院学报,2019,40(1):14-17.

③ 参见郑萍萍,张军,陈芳.老年心血管病住院患者主观幸福感及影响因素[J].中国老年学杂志,2015,35(22):6564-6567.

量表的具体问题如下：

(1)社会给人们提供了越来越多的出路。

(2)随着年龄的增加，我从生活中领悟到了许多哲理，这使我变得意志坚定且更有能力。

(3)我确定的生活目标多数能够给我以激励，而不是泄气。

(4)我经常感到自己每天只是在得过且过。

(5)我不清楚自己一生中所做的事情有什么意义。

(6)我经常感到自己躯体的一些部位特别不舒适。

(7)与身边的人相比，我很满足。

(8)我对家里的经济状况感到满意。

(9)我经常因为一些琐事而烦心。

(10)我很为自己的健康状况而感到苦恼。

(11)我常常感到自己难以与别人建立友谊。

(12)我比较满意自己的性格。

(13)我感到好像大部分人的朋友都比我多。

(14)和家人在一起，我感到特别快乐。

(15)我的运气比别人差。

(16)我相信社会会不断发展。

(17)与旁人相比，我感到自己挺吃亏。

(18)遇到不愉快的事情时，很长时间内我都无法振作精神。

(19)我感到欣慰的是，这些年自己的想法变得越来越成熟。

(20)我有时感到很难与家人(包括父母、孩子、爱人等)沟通。

（王 威）

第七节 欧洲五维健康量表

欧洲五维健康量表(EQ-5D)由欧洲生命质量学会编制，是一种测量个体健康状态的标准化量表，可以为使用者提供一种简单、通用的健康测量方法。该量表属于自评量表，其适用范围广泛，可以阅读并理解项目内容者均可使用。

EQ-5D有三个版本，分别是 EQ-5D-5L、EQ-5D-3L 和 EQ-5D-Y。EQ-5D系列量表意在描述和评价各类疾病患者的健康状态。该系列量表已经被广泛应用于临床试验和人群研究，并且已经被证明具有较好的信度、效度和灵敏度。

EQ-5D 的官方中文版均已发布,且均通过了信度和效度检验。EQ-5D 英文版和中文版在测量结果上的等效性也已得到初步证明。

在实际应用中,EQ-5D-3L 的局限性也逐渐显示了出来。对于诸如精神分裂症、酒精依赖、听力障碍等疾病,EQ-5D-3L 对中低健康水平的变化灵敏度较低,检测临床变化的反应性也比较低。EQ-5D-3L 对健康状况的评估具有"天花板效应"。为了改善 EQ-5D-3L 的这种局限,欧洲生命质量学会编制了新版 EQ-5D,即 EQ-5D-5L。在此新版本中,每个维度的选项从三个水平扩展为五个水平:没有任何困难、有一点困难、有中度的困难、有严重的困难、无法进行/有非常严重的困难,这些级别通常用数字 1、2、3、4、5 进行编码,1 表示"没有任何困难",2 表示"有一点困难",3 表示"有中度的困难",4 表示"有严重的困难",5 表示"无法进行/有非常严重的困难"。

EQ-5D 的信度和效度在不同语言版本和各种健康状况(包括癌症、2 型糖尿病、慢性阻塞性肺病、哮喘和心血管疾病等)中已经得到了大量评估。与 EQ-5D-3L 相比,EQ-5D-5L 显示出了更高的响应速度,并且还具有良好的有效性和可靠性。基于中国四类人群(高血压患者、糖尿病患者、慢性肝炎患者和普通人群)的 EQ-5D-3L 和 EQ-5D-5L 的比较分析表明,两量表效用值的组内相关系数均大于 0.7;EQ-5D-5L 与 EQ-5D-3L 相比,"天花板效应"的降幅分别为 5.8%、8.3%、9.2%和 17.3%。在慢性病患者人群中,EQ-5D-5L 额外增加水平体现出了其应有的优势,并能提高被调查者对量表中健康状态的辨别能力,而在普通人群中 EQ-5D-3L 已能够满足研究需要。[①]

EQ-5D 主要由两部分组成:EQ-5D 描述系统和 EQ-5D 视觉模拟量表(VAS)。在 EQ-5D 描述系统中,会以五个维度来描述健康状态,这五个维度分别为"行动能力""自我照顾""日常活动""疼痛/不适""焦虑/抑郁"。量表要求被调查者根据自己的健康状态,在每个维度中选择最适合自己的选项。在评估部分,被调查者使用视觉模拟量表(EQ-VAS)评估自身的总体健康状况。EQ-VAS 是在一条竖直的标尺上记录被调查者的自评健康状态,标尺的刻度是 0~100,0 表示被调查者想象中最差的健康状态,100 表示被调查者想象中最好的健康状态。被调查者的自评信息可用作健康结果的定量指标。

下面对 EQ-5D 进行一下简要的介绍。在 EQ-5D 开发初期,描述健康状态使用的是三个级别:"没有困难""有些困难"和"极度困难"。例如,行动能力维度的三个级别分别表述为"我可以四处走动,没有任何困难""我四处走动有些

① 参见蔡一凡,伍红艳,杨智豪.基于中国四类人群的 EQ-5D-3L 和 EQ-5D-5L 量表比较分析[J].中华疾病控制杂志,2020,24(10):1190-1194.

不方便"和"我不能下床活动"。通常对这些级别用数字 1、2、3 进行编码,1 表示"没有困难",2 表示"有些困难",3 表示"极度困难"。在这种情况下,一个人的健康状况可以由 5 位数字来定义,范围从 11111(在所有维度中都没有问题)到 33333(在所有维度中都存在极端问题)。例如,12321 表示在行动能力和焦虑/抑郁方面没有问题,在自我照顾和疼痛/不适方面有轻微问题,在日常活动中存在极端问题。根据排列组合,EQ-5D-3L 共有 35,即 243 种不同的健康状态。这样,个体的健康状态可以根据某一国家或地区一般人群的特点,转换为一个单一的概括性数字(效用指数值),这个数字可以用于反映健康状态的好坏。

EQ-5D 的效用指数是通过一个公式计算得到的,该公式给 EQ-5D 每个健康维度的每个水平都赋予了价值(权重)。效用指数可以通过从 1 中减去该健康状态在每一个维度所对应的权重得到,这里的 1 即完全健康状态 11111 的健康效应值。

EQ-5D 各维度、各等级权重值都是从标准化的效用指数估值研究中获得的,这样的估值研究一般是在一个国家或地区具有代表性的人群样本中展开,这样可以确保得到的指数值代表该国家或地区的一般人群的特点。

为了研究中国中老年群体的健康差异及其影响因素,陈东等对 1639 名中老年人施测了 EQ-5D,结果显示,中国城乡中老年群体均存在健康差异,且农村健康差异程度更甚;社会经济条件不仅与中老年群体的健康水平密切相关,而且是中老年群体健康差异贡献率最高的因素。其中,收入不平等是健康差异的重要影响因素,可以解释约 30%的健康不平等;养老积蓄和受教育程度均在不同程度上加剧了健康差异;就业状态对农村样本和城镇样本的健康差距分别产生了促进和减缓作用;与贡献率较小的个人特征和地区因素相比,子女数量与个体年龄进一步导致了健康差距的扩大。[①]

EQ-5D(简版)的具体内容如下:

欧洲五维健康量表(简版)

请在下列各组选项中,选出最能反映您今天健康状况的一项,并在空格内打"√"。

---

① 参见陈东,李晓宇,栾静.中老年健康差异及其影响因素分析——基于 EQ-5D 健康调查数据的实证检验[J].统计与信息论坛,2019,34(4):41-50.

行动能力

我可以四处走动，没有任何困难。 ☐

我行动有些不方便。 ☐

我不能下床活动。 ☐

自我照顾

我能自己照顾自己，没有任何困难。 ☐

我在洗脸、刷牙、洗澡或穿衣方面有些困难。☐

我无法自己洗脸、刷牙、洗澡或穿衣。 ☐

日常活动（如工作、学习、家务事、家庭或休闲活动等）

我能进行日常活动，没有任何困难。 ☐

我在进行日常活动方面有些困难。 ☐

我无法进行日常活动。 ☐

疼痛/不适

我没有任何疼痛或不适。 ☐

我觉得有中度疼痛或不适。 ☐

我觉得极度疼痛或不适。 ☐

焦虑/抑郁（焦虑如紧张、担心、不安等，抑郁如做事情缺乏兴趣、没有乐趣、提不起精神等）

我不觉得焦虑或抑郁。 ☐

我觉得有中度焦虑或抑郁。 ☐

我觉得有极度焦虑或抑郁。 ☐

另外，我们想知道您今天健康状况的好坏，这个标尺上有数字 0～100，0 代表您心目中最差的健康状况，100 代表您心目中最好的健康状况，请您在代表您今天健康状况的数字上打一个"×"，并写下您在标尺上标出的那个数字。

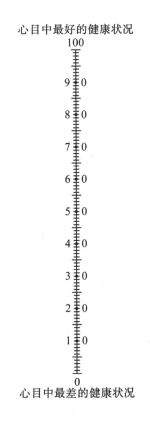

心目中最好的健康状况

心目中最差的健康状况

（鲁燕霞）

第八节　生活满意度量表

生活满意度量表由迪纳（E. Diener）等于 1985 年编制[①]，共有 5 个条目，采用七级评分，从"非常不满意"到"非常满意"，分别记为 1～7 分，得分越高表示被调查者的生活满意度越高。中文版的生活满意度量表由香港大学教育系于 2002 年翻译并修订。

生活满意度量表适用范围广泛，可以阅读并理解项目内容者均可使用。迪

---

①　参见 DIENER E，EMMONS R A，LARSEN R J，et al. The satisfaction with life scale[J]. Journal of Personality Assessment，1985，49(1)：71-75.

纳等的研究表明,此量表的内部一致性为 0.87,两个月再测信度为 0.82。[①] 其他研究显示此量表的内部一致性系数为 0.79～0.89。

中文版生活满意度量表也具有良好的信度和效度,其 5 个条目与总分之间的相关系数为 0.70～0.80,项目载荷为 0.59～0.80,可解释 42.2% 的生活满意度的方差。信度分析的结果显示,该量表的克朗巴哈系数为 0.78,分半信度为 0.70。

量表的总得分为 5～35 分,其中 31～35 分表示受试者对生活非常满意,26～30 分表示受试者对生活满意,21～25 分表示受试者对生活基本满意,20 分表示受试者对生活中等满意(介于满意与不满意之间),15～19 分表示受试者对生活基本不满意,10～14 分表示受试者对生活不满意,5～9 分表示受试者对生活极不满意。各项评分的标准如下:

(1)非常满意:您认为您的生活很好,对周围的一切都很满意,工作、休闲、人际关系以及健康状况都很好。您并不认为自己的生活是完美的,但都是非常有益的。

(2)满意:您的生活较好,但是仍希望在某方面取得进步。您经常感到快乐,并对自己的生活很满意。

(3)基本满意:您感觉自己的生活较好,不过也希望在某些领域取得进步。您生活中的某些方面需要改善,或者大多数方面较好,但目前还没有达到自己期望的水平。

(4)中等满意:您的生活中有好有坏,好的事情和需要改善的事情数量基本相当,总体情况并不糟,但也没有期望的那样好。

(5)基本不满意:如果您的生活满意度近来由于某些糟糕事件而下降,那么这个分数不具有代表性。然而,如果您的分数始终在这个较低的范围之内,那么您应该寻找原因并采取措施,提高您的生活满意度。

(6)不满意:您的生活满意度较低,您应该考虑如何改善这种状况,必要时可以寻求心理咨询师的帮助。或许您正在经历暂时的糟糕事件,那么不用为分数担心。但如果不是这样,那么如此低的分数表明您需要尽快改善生活中的某些方面。

(7)非常不满意:近来某些非常糟糕的事件影响了您当前的生活满意度。然而,如果您的生活满意度在一段时间内始终处于此范围之内,那么您需要改变生活中的某些方面,或者需要通过他人的帮助(包括专家)改善这种情形。许

---

① 参见 DIENER E, EMMONS R A, LARSEN R J, et al. The satisfaction with life scale[J]. Journal of Personality Assessment,1985,49(1):71-75.

多事情或许是完全错误的,您需要尽一切努力扭转自己的生活局面。

对农村老年人使用生活满意度量表调查后发现,农村老年人的生活满意度评分为(30.55±5.13)分,孤独感在农村老年人心理压力与生活满意度间存在中介效应[1];对医养结合养老院老人的研究表明,配偶、宗教信仰、经济状况、日常活动能力、健康情况、睡眠状况、每日锻炼、饮食满意度、对护士和医养结合养老院的满意度与老人的生活满意度具有相关性。[2]

生活满意度量表的具体内容如下:

生活满意度量表

指导语:请仔细阅读以下每个条目,并根据自己的实际情况打分(1～7分)并填在前面的横线上,具体打分标准如下:

7分:非常满意

6分:满意

5分:基本满意

4分:中等满意

3分:基本不满意

2分:不满意

1分:非常不满意

_____在大多数情况下,我的生活接近我的理想。

_____我的生活条件非常好。

_____我对自己的生活感到满足。

_____到目前为止,我已经获得了生活中想要的重要事物。

_____如果我能过上自己的生活,我几乎什么都不会改变。

(鲁燕霞)

---

① 参见熊承清,许远理.生活满意度量表中文版在民众中使用的信度和效度[J].中国健康心理学杂志,2009,17(8):948-949.

② 参见张志芳,林荣金,林志明,等.医养结合养老院老人生活满意度、孤独症及其影响因素研究[J].中医药管理杂志,2020,28(16):33-36.

第九节　自测健康评定量表

世界卫生组织对健康的定义是："健康不仅仅是没有疾病和虚弱,而且是生理、心理和社会方面的完好状态,个体的健康应该是生理健康、心理健康和社会健康的总和。"随着社会的发展与转变,自测健康的标准逐渐从单一的临床生理指标转变为生理、心理、社会功能等多方面、深层次的整体评价。自测健康作为一种主观性评价,受各国社会结构、价值观念和文化背景的影响较大,因此直接引进国外自测健康标准与技术是不合适的。

许军等基于世界卫生组织的健康定义,顺应生物医学模式从一维到多维、从群体到个体、从负向到正向的转变,综合人文社会科学与流行病学的研究成果,采用德尔菲(Delphi)法和现场调查法,从生理、心理和社会三个方面筛选出了若干自测健康评价指标,编制了适合我国国情和文化背景的自测健康评定量表(SRHMSV1.0)。SRHMSV1.0由自测生理健康、心理健康和社会健康三大评定子量表组成,包括10个维度、48个条目,其中条目1～18组成自测生理健康评定子量表,条目19～34组成自测心理健康评定子量表,条目35～47组成自测社会健康评定子量表。自测生理健康评定子量表包括身体症状与器官功能(B1)、日常生活功能(B2)及身体活动功能(B3)三个维度;自测心理健康评定子量表包括正向情绪(M1)、心理症状与负向情绪(M2)及认知功能(M3)三个维度;自测社会健康评定子量表包括角色活动与社会适应(S1)、社会资源与社会接触(S2)及社会支持(S3)三个维度。

SRHMSV1.0为自评量表,可以广泛应用于很多领域,是一种有效的健康测量手段,适用于14岁以上各类人群(尤其是普通人群)的健康测量,可以阅读并理解项目内容者均可使用。

现场测试结果表明,SRHMSV1.0的克朗巴哈系数为0.931,自测生理健康评定子量表、自测心理健康评定子量表和自测社会健康评定子量表的克朗巴哈系数分别为0.883、0.852、0.900,各维度的克朗巴哈系数为0.633～0.911;生理健康、心理健康、社会健康三个子量表的得分及量表总分的重测相关系数分别为0.605～0.974、0.761～0.978、0.794～0.966、0.799～0.980,各维度得分与相应子量表得分之间具有较强的相关性,相关系数为0.540～0.906,表明量表具有良好的信度和效度和内部一致性。

SRHMSV1.0的48个条目评分按照程度分为0～10分,健康总体自测维度的4个条目以分类变量的形式进行信度和效度关联分析,不参与赋分计算。

生理健康、心理健康、社会健康子量表各维度原始分及量表原始总分采用转化分,转化分的计算公式为:转化分=维度实际原始分÷维度的理论最高原始分×100,得分越高表示健康状况越好。

王生锋等所做的关于中小城市老年人健康促进与自测健康的研究结果表明,老年人健康促进生活方式得分为 83～203 分[(121.07±17.65)分],健康状况得分为 156～422 分[(278.23±44.62)分],分别占其总分的 58.21% 和 63.23%。老年人健康促进生活方式与自测健康之间呈显著正相关($r=0.248$,$p<0.01$)。在我国人口老龄化日益加重的今天,注重老年人的健康教育,从而提高老年人的健康水平将是一种经济有效的应对方式。[①]

陆飞等对湖北省咸宁市城区 247 名社区老年人所做的自测健康调查分析研究显示,社区老年人自测健康各观测维度、子量表和总分终得分为 68.4～77.4 分,老年人的自测健康处于中等水平,提示需要对丧偶老年人健康的各个方面进行充分的关注和干预,对老年女性的心理健康给予更多的健康教育。[②]

裴一等在新疆克拉玛依的研究发现,61～70 岁年龄段的老年人在生理健康方面的平均得分为 723.320 分,心理健康方面的平均得分为 961.150 分,社会健康方面的平均得分为 901.820 分,量表总分为 844.530 分;且被调查者表现出了更多的忧虑、压抑等负向情绪。其结论是,这一群体处于年老时期的矛盾冲突之中,部分老年人此时刚退休,也有部分老年人生理健康水平开始下降。无论是老年期萌生的老年人意识,还是因退休而带来的孤独疏离感,都会使负荷过重的心理压力表现出来。步入老年之后,身体各项生理机能都逐渐开始退化,更容易患病,而且很多老年人都患有慢性病,身心一体,二者又是互相影响的,身体机能的衰退又会对心理造成一定的影响,因此老年人在各项维度上的得分都是偏低的。该研究认为,城市社区开展各项健康教育工作时,应充分考虑年龄对个体身心健康的重要影响,制定切实符合不同年龄段城市社区居民需求的宣教方案。[③]

[①] 参见王生锋,齐玉梅.中小城市老年人健康促进与自测健康的研究[J].现代预防医学,2012,39(21):5574-5576.

[②] 参见陆飞,文莎丽.咸宁市城区社区老年人自测健康调查分析[J].湖北科技学院学报(医学版),2012,26(6):527-529.

[③] 参见裴一,杨凤池,陈鹤元,等.新疆克拉玛依社区居民自测健康评定量表的分析[J].中国健康心理学杂志,2014,22(5):718-721.

SRHMSV1.0 的具体内容如下：

自测健康评定量表

自测健康是指您本人对自己健康状况的主观评价和期望，自测健康评定也是目前国际上比较流行的健康测量方法之一。世界卫生组织将健康定义为："健康不仅仅是没有疾病和虚弱，而且是生理、心理和社会方面的完好状态，个体的健康应该是生理健康、心理健康和社会健康的总和。"本量表就是让您从生理、心理和社会三个方面对自己的健康状况进行定量化测量，以便能够及时、全面、准确地了解自身的健康信息，为保护自己的健康提供帮助。

填表要求：

本量表由 48 个问题组成，问的都是您过去 4 周内的有关情况。每个问题下面有一个划分为 10 个刻度的标尺，请逐条在您认为适当的位置上以"×"号在标尺上作出标记。注意，每个标尺上只能划一个"×"号。

例如：您的睡眠怎么样？

非常差 └─┴─┴─┴─┴─┴─┴─┴─┴─┴─┘ 非常好
　　　 0　1　2　3　4　5　6　7　8　9　10

标尺上的 0 表示"睡眠非常差"，10 表示"睡眠非常好"；在 0～10 之间，越靠近 0 表示睡眠越差，越靠近 10 表示睡眠越好。图中标出的"×"位置大约在 5.2 处，表示睡眠情况一般。

下面请您先填上您的基本情况，然后逐条阅读并认真作答，谢谢您的参与！

填表时间：＿＿＿＿年＿＿＿＿月＿＿＿＿日　姓名（或编号）：＿＿＿＿

性别：＿＿＿＿年龄：＿＿＿＿岁　民族：＿＿＿＿

婚姻状况：未婚　已婚　离婚　丧偶　其他

文化程度：小学　初中　高中　中专　大专　本科　研究生　其他

目前职业：学生　工人　农民　国家干部　个体职业者　无职业者　其他

经济状况：您的家庭人均月收入为＿＿＿＿元（人民币）

目前您的家庭住地为：城市　农村　郊区

1.您的视力怎么样？

非常差 └─┴─┴─┴─┴─┴─┴─┴─┴─┴─┘ 非常好
　　　 0　1　2　3　4　5　6　7　8　9　10

2.您的听力怎么样？

非常差 └─┴─┴─┴─┴─┴─┴─┴─┴─┴─┘ 非常好
　　　 0　1　2　3　4　5　6　7　8　9　10

3.您的食欲怎么样？

非常差 └─┴─┴─┴─┴─┴─┴─┴─┴─┴─┘ 非常好
　　　 0　1　2　3　4　5　6　7　8　9　10

4.您的胃肠部位经常不适（如腹胀、腹泻、便秘等）吗？

从来没有 └─┴─┴─┴─┴─┴─┴─┴─┴─┴─┘ 一直有
　　　　 0　1　2　3　4　5　6　7　8　9　10

5.您容易感到累吗？

非常不容易 └─┴─┴─┴─┴─┴─┴─┴─┴─┴─┘ 非常容易
　　　　　 0　1　2　3　4　5　6　7　8　9　10

6.您的睡眠怎么样？

非常差 └─┴─┴─┴─┴─┴─┴─┴─┴─┴─┘ 非常好
　　　 0　1　2　3　4　5　6　7　8　9　10

7.您的身体有不同程度的疼痛吗？

根本不疼痛 └─┴─┴─┴─┴─┴─┴─┴─┴─┴─┘ 非常疼痛
　　　　　 0　1　2　3　4　5　6　7　8　9　10

8.您自己穿衣服有困难吗？

根本不能 └─┴─┴─┴─┴─┴─┴─┴─┴─┴─┘ 非常好
　　　　 0　1　2　3　4　5　6　7　8　9　10

9.您自己梳理头发有困难吗？

根本不能 └─┴─┴─┴─┴─┴─┴─┴─┴─┴─┘ 无任何困难
　　　　 0　1　2　3　4　5　6　7　8　9　10

10.您承担日常的家务劳动有困难吗？

根本不能 └─┴─┴─┴─┴─┴─┴─┴─┴─┴─┘ 无任何困难
　　　　 0　1　2　3　4　5　6　7　8　9　10

11.您能独自上街购买一般物品吗？

根本不能 └─┴─┴─┴─┴─┴─┴─┴─┴─┴─┘ 无任何困难
　　　　 0　1　2　3　4　5　6　7　8　9　10

12.您自己吃饭有困难吗？

根本不能 └─┴─┴─┴─┴─┴─┴─┴─┴─┴─┘ 无任何困难
　　　　 0　1　2　3　4　5　6　7　8　9　10

13.您弯腰、屈膝有困难吗？

根本不能 └─┴─┴─┴─┴─┴─┴─┴─┴─┴─┘ 无任何困难
　　　　 0　1　2　3　4　5　6　7　8　9　10

14.您上下楼梯(至少一层楼梯)有困难吗?

根本不能 └─┴─┴─┴─┴─┴─┴─┴─┴─┴─┘ 无任何困难

　　　　　0　1　2　3　4　5　6　7　8　9　10

15.您步行 250 m 路有困难吗?

根本不能 └─┴─┴─┴─┴─┴─┴─┴─┴─┴─┘ 无任何困难

　　　　　0　1　2　3　4　5　6　7　8　9　10

16.您步行 1500 m 路有困难吗?

根本不能 └─┴─┴─┴─┴─┴─┴─┴─┴─┴─┘ 无任何困难

　　　　　0　1　2　3　4　5　6　7　8　9　10

17.您参加能量消耗较大的活动(如剧烈的体育锻炼、田间体力劳动、搬重物移动等)有困难吗?

根本不能 └─┴─┴─┴─┴─┴─┴─┴─┴─┴─┘ 无任何困难

　　　　　0　1　2　3　4　5　6　7　8　9　10

18.与您的同龄人相比,从总体上来说,您认为自己的身体健康状况如何?

非常差 └─┴─┴─┴─┴─┴─┴─┴─┴─┴─┘ 非常好

　　　　0　1　2　3　4　5　6　7　8　9　10

19.您对未来乐观吗?

非常不乐观 └─┴─┴─┴─┴─┴─┴─┴─┴─┴─┘ 非常乐观

　　　　　0　1　2　3　4　5　6　7　8　9　10

20.您对目前的生活状况满意吗?

非常不满意 └─┴─┴─┴─┴─┴─┴─┴─┴─┴─┘ 非常满意

　　　　　0　1　2　3　4　5　6　7　8　9　10

21.您对自己有信心吗?

根本没信心 └─┴─┴─┴─┴─┴─┴─┴─┴─┴─┘ 非常有信心

　　　　　0　1　2　3　4　5　6　7　8　9　10

22.您对自己的日常生活环境感到安全吗?

根本不安全 └─┴─┴─┴─┴─┴─┴─┴─┴─┴─┘ 非常安全

　　　　　0　1　2　3　4　5　6　7　8　9　10

23.您有幸福的感觉吗?

从来没有 └─┴─┴─┴─┴─┴─┴─┴─┴─┴─┘ 一直有

　　　　　0　1　2　3　4　5　6　7　8　9　10

24.您感到精神紧张吗?

根本不紧张 └─┴─┴─┴─┴─┴─┴─┴─┴─┴─┘ 非常紧张

　　　　　0　1　2　3　4　5　6　7　8　9　10

25.您感到心情不好或情绪低落吗？

从来没有 └─┴─┴─┴─┴─┴─┴─┴─┴─┴─┘ 一直有

    0 1 2 3 4 5 6 7 8 9 10

26.您会毫无理由地感到害怕吗？

从来没有 └─┴─┴─┴─┴─┴─┴─┴─┴─┴─┘ 一直有

    0 1 2 3 4 5 6 7 8 9 10

27.您对做过的事情经反复确认才放心吗？

从来没有 └─┴─┴─┴─┴─┴─┴─┴─┴─┴─┘ 一直有

    0 1 2 3 4 5 6 7 8 9 10

28.与别人在一起时,您也感到孤独吗？

从来没有 └─┴─┴─┴─┴─┴─┴─┴─┴─┴─┘ 一直有

    0 1 2 3 4 5 6 7 8 9 10

29.您感到坐立不安、心神不定吗？

从来没有 └─┴─┴─┴─┴─┴─┴─┴─┴─┴─┘ 一直有

    0 1 2 3 4 5 6 7 8 9 10

30.您感到空虚无聊或活着没有什么意义吗？

从来没有 └─┴─┴─┴─┴─┴─┴─┴─┴─┴─┘ 一直有

    0 1 2 3 4 5 6 7 8 9 10

31.您的记忆力怎么样？

非常差 └─┴─┴─┴─┴─┴─┴─┴─┴─┴─┘ 非常好

    0 1 2 3 4 5 6 7 8 9 10

32.您容易集中精力去做一件事吗？

非常差 └─┴─┴─┴─┴─┴─┴─┴─┴─┴─┘ 非常好

    0 1 2 3 4 5 6 7 8 9 10

33.您思考问题或处理问题的能力怎么样？

非常差 └─┴─┴─┴─┴─┴─┴─┴─┴─┴─┘ 非常好

    0 1 2 3 4 5 6 7 8 9 10

34.从总体上说,您认为自己的心理健康状况如何？

非常差 └─┴─┴─┴─┴─┴─┴─┴─┴─┴─┘ 非常好

    0 1 2 3 4 5 6 7 8 9 10

35.对于在生活、学习和工作中发生在自己身上的不愉快的事情,您能够妥善地处理好吗？

完全不能 └─┴─┴─┴─┴─┴─┴─┴─┴─┴─┘ 完全可以

    0 1 2 3 4 5 6 7 8 9 10

36.您能够较快地适应新的生活、学习和工作环境吗？

完全不能 └─┴─┴─┴─┴─┴─┴─┴─┴─┴─┘ 完全可以
　　　　　0　1　2　3　4　5　6　7　8　9　10

37.您如何评价自己在工作、学习和生活中担当的角色？

非常不称职 └─┴─┴─┴─┴─┴─┴─┴─┴─┴─┘ 非常称职
　　　　　0　1　2　3　4　5　6　7　8　9　10

38.您的家庭生活和睦吗？

非常不和睦 └─┴─┴─┴─┴─┴─┴─┴─┴─┴─┘ 非常和睦
　　　　　0　1　2　3　4　5　6　7　8　9　10

39.与您关系密切的同事、同学、邻居、亲戚或伙伴多吗？

根本没有 └─┴─┴─┴─┴─┴─┴─┴─┴─┴─┘ 非常多
　　　　　0　1　2　3　4　5　6　7　8　9　10

40.您有可以与您分享快乐和忧伤的朋友吗？

根本没有 └─┴─┴─┴─┴─┴─┴─┴─┴─┴─┘ 非常多
　　　　　0　1　2　3　4　5　6　7　8　9　10

41.您与您的朋友或亲戚在一起谈论问题吗？

从来不谈 └─┴─┴─┴─┴─┴─┴─┴─┴─┴─┘ 经常交谈
　　　　　0　1　2　3　4　5　6　7　8　9　10

42.您与亲朋好友经常保持联系(如互相探望、电话问候、通信等)吗？

从不联系 └─┴─┴─┴─┴─┴─┴─┴─┴─┴─┘ 一直联系
　　　　　0　1　2　3　4　5　6　7　8　9　10

43.您经常参加一些社会、集体活动(如党团、工会、学生会、宗教、朋友聚会、体育比赛、文娱活动等)吗？

从不参加 └─┴─┴─┴─┴─┴─┴─┴─┴─┴─┘ 一直参加
　　　　　0　1　2　3　4　5　6　7　8　9　10

44.在您需要帮助的时候,您在很大程度上能够依靠家庭吗？

根本不能 └─┴─┴─┴─┴─┴─┴─┴─┴─┴─┘ 完全可以
　　　　　0　1　2　3　4　5　6　7　8　9　10

45.在您需要帮助的时候,您在很大程度上能够依靠朋友吗？

根本不能 └─┴─┴─┴─┴─┴─┴─┴─┴─┴─┘ 完全可以
　　　　　0　1　2　3　4　5　6　7　8　9　10

46.在您遇到困难的时候,您主动地去寻求他人的帮助吗？

从不主动 └─┴─┴─┴─┴─┴─┴─┴─┴─┴─┘ 非常主动
　　　　　0　1　2　3　4　5　6　7　8　9　10

47.与您的同龄人相比,从总体上说,您认为您的社会功能(如人际关系、社会交往等)如何?

非常差 ├─┼─┼─┼─┼─┼─┼─┼─┼─┼─┤ 非常好

　　　0　1　2　3　4　5　6　7　8　9　10

48.与您的同龄人相比,从总体上说,您认为您的健康状况如何?

非常差 ├─┼─┼─┼─┼─┼─┼─┼─┼─┼─┤ 非常好

　　　0　1　2　3　4　5　6　7　8　9　10

(李浩男)

第十节　亚健康评定量表

随着人们对疾病与健康认知的深入,一种介于健康与疾病之间的中间状态逐渐被人们所了解,世界卫生组织称之为"第三状态",国内常常称之为"亚健康状态"。对亚健康状态的定义是:"亚健康状态是指个体在明确诊断未患有生理、心理等方面疾病的情况下,在生理、心理及社会适应等方面出现的一种健康低质量状态及体验,这种状态在生理上主要表现为躯体症状,器官功能及身体运动功能的减弱,精力下降等;在心理上主要表现为心理症状,认知及情绪等方面的低质状态;在社会功能上主要表现为社会交往、社会支持等方面的减少或下降。"在此基础上,许军等从生理、心理和社会三方面筛选出了亚健康评价指标,编制了适合我国国情和文化背景的亚健康评定量表(SHMSV1.0)。该量表包含生理亚健康(SH1～SH14)、心理亚健康(SH16～SH27)和社会亚健康(SH29～SH37)三个子量表,共39个条目(SH1～SH39),其中条目1～15组成了生理亚健康评定子量表,条目16～28组成了心理亚健康评定子量表,条目29～39组成了社会亚健康评定子量表。

SHMSV1.0的适用范围广泛,在不同年龄段的人群中均可使用,以往研究对象的年龄范围为14～74岁,可以阅读并理解项目内容者均可使用。

SHMSV1.0的重测信度为0.644,克朗巴哈系数为0.917～0.922,分半信度为0.831;三个子量表的克朗巴哈系数均高于0.800,各条目的克朗巴哈系数均高于0.690。采用SRHMSV1.0评价亚健康状况具有较好的一致性和稳定性,条目与其所属子量表的相关性较高,与其他子量表的相关性较低,提示该量表具有较好的区分效度。

SHMSV1.0采用国际通用的五级评分,正向评分条目包括第1～3题、第

13～19 题和第 26～39 题,其重新评分与原始分相同,为 1～5 分;反向评分条目包括第 4～12 题和第 20～25 题,其重新评分等于 6 分减去原始评分。除 4 个亚健康总体评价条目外,各子量表所含条目的得分之和为该子量表的原始分,3 个子量表的得分之和为总量表的原始分,得分越高表示健康状况越好。

许军等构建了中国城镇居民亚健康评定量表的常模,结果表明 50～64 岁和 65 岁以上男性亚健康总分的均数常模分别为(67.03±12.05)分和(65.43±12.54)分;50～64 岁和 65 岁以上女性亚健康总分的均数常模分别为(66.37±12.00)分和(64.14±12.43)分。[①]

蒋丽洁等建立了天津市老年人亚健康评定量表的常模,进行亚健康评定量表得分一般情况分析发现,相较于老年女性的总量表得分(63.60±12.31)分,老年男性的总量表得分更高,为(65.69±12.83)分,有更优质的健康产出;在 9 个维度中,身体运动功能(P3)维度得分最高,为(78.55±23.51)分,男性更积极的锻炼意识及更强的抗压能力可能是导致这一差异的原因所在。在子量表得分中,生理亚健康子量表(PS)得分最高,为(67.55±14.70)分;心理亚健康子量表(MS)得分次之,为(64.14±14.71)分;社会亚健康子量表(SS)得分最低,为(60.95±16.78)分。社会亚健康子量表得分最低,提示卫生工作者在进行老年人健康干预工作时,要注重提升老年人的社会健康,丰富老年人的社区生活,加强老年人与外界的联系与交流,以减少其孤独感和失落感。[②]

夏聪等建立了深圳市城镇老年人自测健康评定量表的得分常模,显示老年男性总量表得分及生理、心理、社会自测健康子量表得分均高于女性($p<$0.05)。老年男性总量表得分的均数常模为(71.14±11.48)分,老年女性总量表得分的均数常模为(66.69±13.05)分。健康很差、健康较差、健康一般、健康较好、健康很好的老年男性总量表得分的划界常模为(0.59,66)、(59.66,65.40)、(65.40,76.88)、(76.88,82.62)、(82.62,100.00),健康很差、健康较差、健康一般、健康较好、健康很好的老年女性总量表得分的划界常模为(0.53,64)、(53.64,60.17)、(60.17,73.22)、(73.22,79.74)、(79.74,100.00)。SRH-MSV1.0 各维度得分与各个子量表得分均呈正相关,且 SRHMSV1.0 各维度

---

① 参见许军,薛允莲,刘贵浩,等.中国城镇居民亚健康评定量表的常模构建[J].南方医科大学学报,2019,39(3):271-278.

② 参见蒋丽洁,许军,谢娟,等.天津市老年人亚健康评定量表常模研究[J].中国公共卫生,2021,37(1):10-14.

得分与相应子量表得分的相关系数均大于其与其他子量表得分的相关系数。①

SHMSV1.0 的具体内容如下：

亚健康评定量表

本量表将从生理、心理和社会三个方面对您的健康状况进行定量化测量，以便及时、全面、准确地了解您是否处于亚健康状态，为促进您的健康提供帮助。本量表由 39 个问题组成，请根据您最近 4 周的健康状况，在最接近自己真实感受的答案前的方框中打"√"。

下面请您先填上您的基本情况，然后逐条阅读并认真作答，谢谢您的参与！

填表时间：_____年_____月_____日　姓名（或编号）：_____

性别：_____年龄：_____岁　民族：_____

婚姻状况：□未婚　□已婚　□离婚　□丧偶　□其他

学　　历：□初中及以下　□中专或高中　□大专　□本科　□研究生

目前职业：□学生　□公务员　□企事业单位职工　□农民　□无职业者
□个体职业者　□其他

家庭人均月收入：□2500 元以下　□2500～4999 元　□5000～7499 元
□7500～9999 元　□10000 元以上

居　住　地：□城市市区　□城市郊区　□乡镇　□农村　□其他

最近一个月是否有确诊的疾病：□无　□有（若有，主要疾病的名称为
_____）

目前该疾病治愈了吗？□已治愈　□尚未治愈

如未治愈，您的病情控制良好吗？□控制良好，无相关症状　□控制不好，
症状反复

1.您的食欲怎么样？
　□非常差（1 分）　　□比较差（2 分）　　□一般（3 分）
　□比较好（4 分）　　□非常好（5 分）

2.您的睡眠怎么样？
　□非常差（1 分）　　□比较差（2 分）　　□一般（3 分）
　□比较好（4 分）　　□非常好（5 分）

---

① 参见夏聪,许军,杨枭楠,等.深圳市城镇老年人自测健康评定量表得分常模的制定[J].中国全科医学,2017,20(33):4162-4166.

3.您对自己的头发生长情况满意吗(如有无头发早白、枯黄或脱发等情况)？

　　□很不满意(1分)　　　□较不满意(2分)　　　□一般(3分)

　　□比较满意(4分)　　　□非常满意(5分)

4.您感到口苦或口干吗？

　　□从不(1分)　　　　　□很少(2分)　　　　　□有时(3分)

　　□经常(4分)　　　　　□总是(5分)

5.您有胃肠不适(如反酸、嗳气、恶心、腹痛、腹胀、腹泻、便秘等)吗？

　　□根本没有(1分)　　　□很少有(2分)　　　　□有时有(3分)

　　□经常有(4分)　　　　□一直有(5分)

6.您的小便有异常(如尿黄、尿痛、尿少、尿频、夜尿多等)吗？

　　□根本没有(1分)　　　□很少有(2分)　　　　□有时有(3分)

　　□经常有(4分)　　　　□一直有(5分)

7.您有头部不适(如：头晕、头痛、头重、头胀、头麻等)吗？

　　□根本没有(1分)　　　□很少有(2分)　　　　□有时有(3分)

　　□经常有(4分)　　　　□一直有(5分)

8.您有眼睛不适(如酸胀、干涩、多泪、模糊、易疲劳、多血丝等)吗？

　　□根本没有(1分)　　　□很少有(2分)　　　　□有时有(3分)

　　□经常有(4分)　　　　□一直有(5分)

9.您的听觉系统有异常(如耳鸣、听力下降、耳痛等)吗？

　　□根本没有(1分)　　　□很少有(2分)　　　　□有时有(3分)

　　□经常有(4分)　　　　□一直有(5分)

10.您弯腰、屈膝有困难吗？

　　□没有困难(1分)　　　□比较轻松(2分)　　　□有点困难(3分)

　　□比较困难(4分)　　　□非常困难(5分)

11.您正常上下 3～5 层楼有困难吗？

　　□没有困难(1分)　　　□比较轻松(2分)　　　□有点困难(3分)

　　□比较困难(4分)　　　□非常困难(5分)

12.您步行 1500 m 路有困难吗？

　　□没有困难(1分)　　　□比较轻松(2分)　　　□有点困难(3分)

　　□比较困难(4分)　　　□非常困难(5分)

13.正常休息后您的疲劳能得到缓解吗？

　　□根本不能(1分)　　　□很少可以(2分)　　　□有时可以(3分)

　　□多数可以(4分)　　　□完全可以(5分)

14.您有充沛的精力去应付日常生活、工作和学习吗?

  □根本没有(1分)　　□很少有(2分)　　　　□有时有(3分)

  □多数有(4分)　　　□完全有(5分)

15.您认为自己的生理(躯体)健康处于什么状态?

  □健康(1分)　　　　□轻度亚健康(2分)　□中度亚健康(3分)

  □重度亚健康(4分)　□疾病(5分)

16.您对自己有信心吗?

  □根本没有(1分)　　□信心较小(2分)　　　□有点信心(3分)

  □信心较大(4分)　　□很有信心(5分)

17.您对目前的生活状况满意吗?

  □很不满意(1分)　　□较不满意(2分)　　　□一般(3分)

  □比较满意(4分)　　□非常满意(5分)

18.您对未来乐观吗?

  □非常悲观(1分)　　□比较悲观(2分)　　　□一般(3分)

  □比较乐观(4分)　　□非常乐观(5分)

19.您有幸福的感觉吗?

  □根本没有(1分)　　□很少有(2分)　　　　□有时有(3分)

  □经常有(4分)　　　□一直有(5分)

20.您感到精神紧张吗?

  □从不(1分)　　　　□很少(2分)　　　　　□有时(3分)

  □经常(4分)　　　　□总是(5分)

21.您感到心情不好、情绪低落吗?

  □根本没有(1分)　　□很少有(2分)　　　　□有时有(3分)

  □经常有(4分)　　　□一直有(5分)

22.您感到不安全吗?

  □从不(1分)　　　　□很少(2分)　　　　　□有时(3分)

  □经常(4分)　　　　□总是(5分)

23.您会毫无理由地感到害怕吗?

  □根本不会(1分)　　□很少会(2分)　　　　□有时会(3分)

  经常会(4分)　　　　□总是这样(5分)

24.您觉得孤独吗?

  □根本不(1分)　　　□较不孤独(2分)　　　□有点孤独(3分)

  比较孤独(4分)　　　□非常孤独(5分)

25.您敏感多疑吗?

☐从不(1分)   ☐很少(2分)   ☐有时(3分)

经常(4分)   ☐总是(5分)

26.您的记忆力怎么样?

☐非常差(1分)   ☐比较差(2分)   ☐一般(3分)

比较好(4分)   ☐非常好(5分)

27.您思考问题或处理问题的能力怎么样?

☐非常差(1分)   ☐比较差(2分)   ☐一般(3分)

比较好(4分)   ☐非常好(5分)

28.您认为自己的心理健康(如情绪、认知能力等)处于什么状态?

☐健康(1分)   ☐轻度亚健康(2分)   ☐中度亚健康(3分)

重度亚健康(4分)   ☐疾病(5分)

29.对于在生活、工作和学习中发生在自己身上的不愉快的事情,您能妥善
地处理好吗?

☐根本不能(1分)   ☐很少可以(2分)   ☐有时可以(3分)

☐多数可以(4分)   ☐完全可以(5分)

30.您对自己在社会中的人际关系满意吗?

☐很不满意(1分)   ☐较不满意(2分)   ☐一般(3分)

☐比较满意(4分)   ☐非常满意(5分)

31.您对自己在生活、工作和学习中的表现满意吗?

☐很不满意(1分)   ☐较不满意(2分)   ☐一般(3分)

☐比较满意(4分)   ☐非常满意(5分)

32.您能够较快地适应新的生活、工作和学习环境吗?

☐根本不能(1分)   ☐很少可以(2分)   ☐有时可以(3分)

☐多数可以(4分)   ☐完全可以(5分)

33.您与亲朋好友经常保持联系(如互相探望、电话问候、通信等)吗?

☐从不联系(1分)   ☐联系较少(2分)   ☐有时联系(3分)

☐联系较多(4分)   ☐联系密切(5分)

34.您有可以与您分享快乐和忧伤的朋友吗?

☐根本没有(1分)   ☐比较少(2分)   ☐一般(3分)

☐比较多(4分)   ☐非常多,5个以上(5分)

35.与您关系密切的同事、同学、邻居、亲戚或朋友多吗?

☐根本没有(1分)   ☐比较少(2分)   ☐一般(3分)

☐比较多(4分)   ☐非常多,5个以上(5分)

36.需要帮助时,家人、同事或朋友会给予您物质或情感上的支持或帮助吗?

□根本不会(1分)　　□很少会(2分)　　□有时会(3分)

□经常会(4分)　　□总是这样(5分)

37.遇到困难时,您会主动寻求他人的支持和帮助吗?

□根本不会(1分)　　□很少会(2分)　　□有时会(3分)

□经常会(4分)　　□总是这样(5分)

38.您认为自己的"社会健康"(如人际关系、社会交往等方面)处于什么状态?

□健康(1分)　　□轻度亚健康(2分)　　□中度亚健康(3分)

□重度亚健康(4分)　□疾病(5分)

39.您认为自己的总体健康(包括躯体健康、心理健康、社会健康三方面)处于什么状态?

□健康(1分)　　□轻度亚健康(2分)　　□中度亚健康(3分)

□重度亚健康(4分)　□疾病(5分)

(李浩男)

第十一节　匹兹堡睡眠质量指数

睡眠质量是影响个体身心健康的重要因素之一,良好的睡眠质量可以维持机体内环境稳态,保证身心功能维持在自然平衡状态,而较差的睡眠质量不仅会影响人的心理健康和认知功能,而且会增加神经、循环等生理系统的负担,增加罹患神经退行性疾病、冠心病和高血压等疾病的风险。睡眠质量的评定包括主观评定和客观评定两个方面,主观评定围绕睡眠方面的主观感受,主要依赖各种量表;客观评定是用仪器设备以及标准化的检测方法得出睡眠质量的客观数据。

匹兹堡睡眠质量指数(PSQI)就是一种主观评定指标。PSQI是美国匹兹堡大学的研究人员于1989年编制的,用于评定调查对象最近一个月的睡眠质量。PSQI有19个自评条目和5个他评条目,其中第19个自评条目和5个他评条目不参与计分。在编制PSQI时,初始构想为单因子结构模型,但后续研究提示双因子模型或三因子模型的拟合效果更好。研究人员采用因子分析法,经过最大方差旋转后,保留了特征根不小于1的因子,产生了7个主成分,累积贡献率为58.42%。对PSQI分别进行单因子、双因子和三因子模型分析,结果提示三因子模型优于双因子模型,也优于单因子模型。使用验证性因子分析评价 PSQI 的结构效度,通过验证性因子分析对拟合效果进行比较,发现完整的双因子模型为最优模型,即 PSQI 可从"睡眠效率"和"睡眠质量"两方面反映调查对象的睡眠情况。

PSQI 适用于评定睡眠障碍患者、精神障碍患者的睡眠质量,也适用于一般人睡眠质量的评定。当与其他量表联合使用时,可反映不同因素对睡眠质量的影响。PSQI 研究对象的年龄范围为 14~79 岁,可以阅读并理解项目内容者均可使用。

英文版 PSQI 具有较好的内部一致性信度,在美国的不同人群中,克朗巴哈系数为 0.7~0.83,在葡萄牙为 0.70,在韩国为 0.84。中文版 PSQI 总体克朗巴哈系数为 0.842,各维度的克朗巴哈系数为 0.832,各成分与 PSQI 总分间的平均相关系数为 0.720,呈高度相关;各条目占 PSQI 总分间的平均相关系数为 0.5132,呈中度相关;奇偶分半信度系数达 0.8661,说明 PSQI 有较高的内部一致性。国内许多学者都验证过 PSQI 的心理测量品质,并将该指数用于多项研究。

PSQI 共有 24 个问题,包括主观睡眠质量、入睡时间、睡眠时间、睡眠效率、睡眠障碍、催眠药物、日间功能障碍七大因子,题目均采用四级计分(0 分表示"很好",1 分表示"较好",2 分表示"较差",3 分表示"很差"),每个题目按 0~3 分计分,累加各成分的得分,即为 PSQI 总分。总分为 0~21 分,得分越高表示睡眠质量越差。

睡眠习惯是指个体在一定时期内持续重复出现的睡眠行为特征,包括夜间上床时间、早起时间、睡眠潜伏期、睡眠时长、睡眠效率和睡眠时段等。随着年龄的增长,个体在不同年龄段的睡眠习惯会表现出生理性变化。健康老年人存在正常的睡眠习惯改变,如睡眠潜伏期延长,每日睡眠时间减少,睡眠时段增加,醒后滞床时间增加,起床时间提前等。刘连启等发现,中国老年人每日睡眠时间减少,且上床时间和起床时间较年轻人提前了 0.5~1 h。[1] 邱建青等采用分层整群随机抽样的方法,从四川省某市农村地区选取了 318 名年龄在 60 岁以上的老年人作为研究对象,评价了 PSQI 在农村老年人群中的信度和效度。研究认为,PSQI 用于农村老年人群具有良好的信度和效度,三因子结构的近似误差均方根(RMESA)、基准适配指标(NFI)、比较适配指标(CFI)分别为 0.037、0.972、0.992,双因子结构的 RMESA、NFI、CFI 分别为 0.000、0.992、

---

[1] 参见刘连启,王汝展,刘贤臣,等.老年人睡眠质量及其相关因素研究[J].中国老年学杂志,2002,2(6):437-440.

1.000,拟合程度较好,因此双因子结构模型和三因子结构模型均适用于农村老年人群体。考虑到三因子结构中"睡眠质量"和"日间功能障碍"两因子的内部一致性较低(克朗巴哈系数分别为 0.546 和 0.403),因此在农村老年人中使用 PSQI 时以双因子结构更为合适。同时,"催眠药物"这一条目的负载较差(0.17),在农村老年人群中应用 PSQI 时可以考虑删除这一条目。[①]

黄彦等采取多阶段与规模成比例的概率抽样方法,在天津市 16 个区、县随机抽取了 100 个村委会或居委会中 3272 名 60 岁以上的老年人作为研究对象,探究了社区老年人睡眠习惯与主观睡眠质量的关系。采用 PSQI 测量主观睡眠质量,发现早上 6 点前起床,睡眠潜伏期在 0~15 min 和睡眠时间 7 h 是主观睡眠质量的保护性因素;在 6 点至 10 点起床会有小幅度增加睡眠质量差的风险;当起床时间在 10 点以后时,则睡眠质量差的风险将明显增加。滞床时间可受到多种因素的影响,如各种原发或继发的睡眠障碍,老年人生物节律性下降,褪黑素分泌随着年龄的增加而减少,睡眠相前移等。这些原因会导致老年人出现慢性睡眠剥夺和白天嗜睡感及疲倦感,同时老年女性睡眠潜伏期在 30 min 以上的比例要高于老年男性,提示在老年女性中有更多的人有入睡困难存在。起床时间晚于 10 点,睡眠潜伏期超过 15 min,滞床时间大于 30 min,睡眠时长小于 6 h,最近一个月睡眠不规律天数多是主观睡眠质量的危险因素。[②]

张宁平等对军队老年疗养人员睡眠质量调查的研究显示,PSQI 各单项成分分值不低于 2 的平均发生率为 29.82%,入睡时间、睡眠障碍、日间功能障碍和睡眠质量 4 个因子问题最严重,提示应将其作为预防干预的着力点。[③]

综上,PSQI 在测量老年人睡眠质量方面信度和效度较好,但其评分系统相对复杂,每道题的评价标准并不完全一样,同时双因子结构模型更适用于城市老年人群体,而三因子结构模型更适用于农村老年人群体。

PSQI 的具体内容如下:

匹兹堡睡眠质量指数

填表注意事项:以下的问题仅与您过去一个月的睡眠习惯有关,请您对过

---

① 参见邱建青,周密,邱培媛,等.匹兹堡睡眠质量指数用于农村老年人群的信效度分析[J].现代预防医学,2016,43(10):1835-1838.

② 参见黄彦,徐广明,尹慧芳,等.社区老年人睡眠习惯与主观睡眠质量的关系[J].中国心理卫生杂志,2016,30(12):901-908.

③ 参见张宁平,夏永莲,严睿.军队老年疗养人员睡眠质量调查研究[J].西南军医,2020,22(1):10-12.

去一个月多数时间内白天和晚上的睡眠情况进行准确的回答,并且要回答以下所有的问题。

1.近一个月,您晚上上床睡觉的时间通常是_____点钟。

2.近一个月,您每晚通常要_____ min 才能入睡。

3.近一个月,您每天早上通常_____点钟起床。

4.近一个月,您每夜实际睡眠_____ h(注意:不等于卧床时间)。

请从以下每个问题中选出一项最符合您的情况的答案。

5.近一个月,您是否因为以下问题影响睡眠而烦恼:

(1)入睡困难(不能在 30 min 内入睡)(　　)

    A.无　　　B.少于 1 次/周　　　C.1~2 次/周　　　D.超过 3 次/周

(2)夜间易醒或早醒(　　)

    A.无　　　B.少于 1 次/周　　　C.1~2 次/周　　　D.超过 3 次/周

(3)夜间起床上厕所(　　)

    A.无　　　B.少于 1 次/周　　　C.1~2 次/周　　　D.超过 3 次/周

(4)出现呼吸不畅(　　)

    A.无　　　B.少于 1 次/周　　　C.1~2 次/周　　　D.超过 3 次/周

(5)有响亮的鼾声或咳嗽声(　　)

    A.无　　　B.少于 1 次/周　　　C.1~2 次/周　　　D.超过 3 次/周

(6)感到太冷(　　)

    A.无　　　B.少于 1 次/周　　　C.1~2 次/周　　　D.超过 3 次/周

(7)感到太热(　　)

    A.无　　　B.少于 1 次/周　　　C.1~2 次/周　　　D.超过 3 次/周

(8)做噩梦(　　)

    A.无　　　B.少于 1 次/周　　　C.1~2 次/周　　　D.超过 3 次/周

(9)感到疼痛(　　)

    A.无　　　B.少于 1 次/周　　　C.1~2 次/周　　　D.超过 3 次/周

(10)其他影响睡眠的事情(　　)

    A.无　　　B.少于 1 次/周　　　C.1~2 次/周　　　D.超过 3 次/周

如果存在以上问题,请具体说明。

6.近一个月来,总的来说,您认为自己的睡眠(　　)

    A.很好　　　B.较好　　　　　C.较差　　　　　D.很差

7.近一个月来,您用药来催眠的情况(　　)

    A.无　　　B.少于 1 次/周　　　C.1~2 次/周　　　D.超过 3 次/周

8.近一个月来,您常常感到困倦,难以保持清醒状态吗?

    A.无   B.少于1次/周   C.1～2次/周   D.超过3次/周

9.近一个月来,您做事情的精力不足吗?

    A.无   B.少于1次/周   C.1～2次/周   D.超过3次/周

各成分的计分方法如下:

A.主观睡眠质量

根据条目6的回答计分,"很好"计0分,"较好"计1分,"较差"计2分,"很差"计3分。

B.入睡时间

1.根据条目2的回答计分,不超过15 min计0分,16～30 min计1分,31～60 min计2分,超过60 min计3分。

2.根据条目5中问题(1)的回答计分,选A计0分,选B计1分,选C计2分,选D计3分。

3.累加条目2和条目5中问题(1)的计分,若累加分为0分计0分,累加分为1～2分计1分,累加分为3～4分计2分,累加分为5～6分计3分。

C.睡眠时间

根据条目4的回答计分,超过7 h计0分,6～7 h计1分,5～6 h计2分,不到5 h计3分。

D.睡眠效率

1.床上时间=条目3中的起床时间-条目1中的上床时间

2.睡眠效率=条目4中的睡眠时间/床上时间×100%。

3.成分D的计分为:睡眠效率不低于85%计0分,75%～84%计1分,65%～74%计2分,低于65%计3分。

E.睡眠障碍

根据条目5中后9个问题的回答计分,选A计0分,选B计1分,选C计2分,选D计3分。累加条目5中后9个问题的计分,若累加分为0分则成分E计0分,累加分为1～9分则成分E计1分,累加分为10～18分则成分E计2分,累加分为19～27分则成分E计3分。

F.催眠药物

根据条目7的回答计分,选A计0分,选B计1分,选C计2分,选D计3分。

G.日间功能障碍

1.根据条目8的回答计分,选A计0分,选B计1分,选C计2分,选D计

3 分。

2.根据条目 9 的应答计分,选 A 计 0 分,选 B 计 1 分,选 C 计 2 分,选 D 计 3 分。

3.累加条目 8～9 的得分,若累加分为 0 分则成分 G 计 0 分,若累加分为 1～2 分则成分 G 计 1 分,若累加分为 3～4 分则成分 G 计 2 分,若累加分为 5～ 6 分则成分 G 计 3 分。

PSQI 总分＝成分 A 的得分＋成分 B 的得分＋成分 C 的得分＋成分 D 的得分＋成分 E 的得分＋成分 F 的得分＋成分 G 的得分。

PSQI 总分的评价等级为:0～5 分表示睡眠质量很好,6～10 分表示睡眠质量还行,11～15 分表示睡眠质量一般,16～21 分表示睡眠质量很差。

（李浩男）

第十二节　睡眠状况自评量表

睡眠状况自评量表(SRSS)是由李建明教授主持编制的,于 2000 年制定出中国常模。SRSS 的优势有以下几点:

(1)计分简单,10 道题代表 10 个评价睡眠状况的因子,不需要累加计分求各个因子分。

(2)适应性好,是我国研究人员基于多年的临床实践编制而成的,适合我国国情,适合调查我国人群睡眠状况的实际情况。

(3)项目较全面,内容具体,均为自我感觉方面的内容,方法简便易行。

(4)题目简单易懂、意义明确,被调查者易于理解,回答简单,只需选择适合自己的选项即可,很适合作为临床评定量表使用。

(5)信度和效度较高,具有良好的应用价值。

睡眠状况自评量表适用于筛选不同人群中有睡眠问题者,也可用于睡眠问题者治疗前后的对比研究,可以阅读并理解项目内容者均可使用。该量表的克朗巴哈系数为 0.6418,效度为 0.5625,且与匹兹堡睡眠质量指数有很好的一致性。

SRSS 共有 10 个项目,每个项目采用五级评分(1～5 分),评分愈高说明睡眠问题愈严重。10 个项目的得分相加即得总分,总分为 10～50 分,总分越低说明睡眠问题越少,总分越高说明睡眠问题越多、越严重。李建明等对全国 13273 名正常人睡眠状态的评定分析得出的常模为:20～29 岁为(22.39±

5.30)分,30~39 岁为(22.00±5.74)分,40~49 岁为(22.76±4.13)分,50~
59 岁为(22.72±5.55)分,60 岁以上为(21.74±5.66)分。得分 23~30 分表示
有轻度失眠问题,得分 31~40 分表示有中度失眠问题,得分 41~50 分表示有
重度失眠问题。①

全东明等使用 SRSS 对从广州市 35 名 60 岁以上的常住社区老年人进行了
测查,结果显示除服药情况因子外,SRSS 的其余因子均与 90 项症状自评量表
(SCL-90)的各因子呈正相关。广州市社区老年人总的睡眠问题及在睡眠质量、
睡眠时间、入睡困难、睡眠不稳、早醒、噩梦夜惊、服药情况等方面都低于常模水
平。研究表明,老年人一般需要较长的睡眠潜伏期,卧床时间较长,就寝和起床
均较早,实际睡眠时间较短,睡眠节律提前,而夜间睡眠觉醒次数增多,呈现"分
离性睡眠",因而多表现为失眠、易醒、早醒。此外,老年人在睡眠不足、觉醒不
足、失眠反应等方面的自我感觉反应表现较好,这可能与老年人对睡眠问题的
认识有关。②

李冲等使用 SRSS 调查了河南省新乡市牧野区老年人的睡眠状况及其相
关因素,研究显示以标准分不超过 22 分为界值,在 1037 名老年人中,有轻度睡
眠问题者占 27.2%,有中度睡眠问题者占 45.8%,有重度睡眠问题者占
27.0%,睡眠问题的发生率为 47.2%。有睡眠问题的老人中,老年女性占
57.7%,明显高于老年男性的 42.3%;60~75 岁组的睡眠问题占比 65.8%,明
显高于 76~91 岁组的 34.2%。在老年群体中,这种不一致可能与低年龄组对
退休后生活方式和心理反应(如孤独、抑郁和失落感等)的适应过程有关。婚姻
现状、家庭关系、居住状况和健康状况等变量在不同程度上会影响老年人的睡
眠问题。③

---

① 参见李建明,尹素凤,段建勋,等.SRSS 对 13273 名正常人睡眠状态的评定分析[J].
健康心理学杂志,2000,8(3):351-353.

② 参见全东明,李惠娟,李刚,等.社区老人生活质量及其相关影响因素特征[J].中国临
床康复,2006,10(46):56-58.

③ ① 参见李冲,王振英,张长军,等.新乡市牧野区老年人睡眠问题及相关因素分析
[J].中国心理卫生杂志,2005,19(11):755-757.

SRSS 的具体内容如下：

睡眠状况自评量表

姓名：

性别：

年龄：

职业：

婚姻状况:已婚　　未婚　　离婚　　丧偶

注:下面 10 个问题是了解您的睡眠情况的,请您选择最符合自己实际情况的答案,时间限定在最近一个月内。每题选 A 计 1 分,选 B 计 2 分,选 C 计 3 分,选 D 计 4 分,选 E 计 5 分。

1.您觉得平时睡眠足够吗?

　　A.睡眠过多了　　　　　　B.睡眠正好　　　　　　C.睡眠欠一些

　　D.睡眠不够　　　　　　　E.睡眠时间远远不够

2.您在睡眠后是否已觉得充分休息过了?

　　A.觉得充分休息过了　　　B.觉得休息过了　　　　C.觉得休息了一点

　　D.不觉得休息过了　　　　E.觉得一点儿也没休息

3.您晚上已睡过觉,白天是否打瞌睡?

　　A.0～5 天　　　　　　　　B.很少(6～12 天)　　　C.有时(13～18 天)

　　D.经常(19～24 天)　　　　E.总是(25～31 天)

4.您平均每个晚上大约能睡几小时?

　　A.不低于 9 h　　　　　　　B.7～8 h　　　　　　　C.5～6 h

　　D.3～4 h　　　　　　　　　E.1～2 h

5.您是否有入睡困难?

　　A.0～5 天　　　　　　　　B.很少(6～12 天)　　　C.有时(13～18 天)

　　D.经常(19～24 天)　　　　E.总是(25～31 天)

6.您入睡后中间是否易醒?

　　A.0～5 天　　　　　　　　B.很少(6～12 天)　　　C.有时(13～18 天)

　　D.经常(19～24 天)　　　　E.总是(25～31 天)

7.您在醒后是否难于再入睡?

　　A.0～5 天　　　　　　　　B.很少(6～12 天)　　　C.有时(13～18 天)

　　D.经常(19～24 天)　　　　E.总是(25～31 天)

8.您是否多梦或常被噩梦惊醒?

    A.0~5 天   B.很少(6~12 天)   C.有时(13~18 天)

    D.经常(19~24 天)   E.总是(25~31 天)

9.为了睡眠,您是否吃安眠药?

    A.0~5 天   B.很少(6~12 天)   C.有时(13~18 天)

    D.经常(19~24 天)   E.总是(25~31 天)

10.您失眠后心情(心境)如何?

    A.无不适   B.无所谓   C.有时心烦、急躁

    D.心慌、气短   E.乏力、没精神,做事效率低

(李浩男)

第十三节　躯体疾病患者自杀危险因素调查表

    目前国内外关于自杀意念的研究较多,但一般以特殊人群为研究对象,如精神疾病患者等,对躯体疾病患者自杀意念的研究则多侧重于某种具体疾病,如艾滋病、肿瘤等,针对综合医院全体躯体疾病住院患者的研究较少。长期以来,躯体疾病被认为是自杀的高危因素,尤其是不可治愈的或疼痛性慢性病。据统计,在自杀死亡者中,患有各种躯体疾病者占 25%~75%。躯体疾病患者自杀危险因素调查表(SRFC-SDP)是由美国华盛顿大学原高级访问学者、湖南省首批新世纪"121"人才工程入选专家邓云龙教授及其团队编制的,是符合我国医疗背景的躯体疾病患者自杀危险因素调查量表,其适用范围广泛,可以阅读并理解项目内容者均可使用。

    SRFC-SDP 的内部一致性信度为 0.879,各因子的系数为 0.551~0.825,各条目的负荷为 0.413~0.662。以抑郁自评量表、焦虑自评量表和自杀意念作为 SRFC-SDP 的效标,SRFC-SDP 的总分与抑郁自评量表、焦虑自评量表、自杀意念的相关系数分别为 0.729、0.548、0.345。

    SRFC-SDP 包括 51 个条目,11 个因子,现简介如下:

    因子 1:自我效能感和应对方式因子,包括条目 1~9,共 9 个。

    因子 2:焦虑因子,包括条目 10~14,共 5 个。

    因子 3:自杀态度因子,包括条目 15~17,共 3 个。

    因子 4:躯体疾病状况因子,包括条目 18~23,共 6 个。

    因子 5:经济状况因子,包括条目 24~28,共 5 个。

因子6:躯体功能状况因子,包括条目29～31,共3个。

因子7:归因方式因子,包括条目32～35,共4个。

因子8:生活事件因子,包括条目36～38,共3个。

因子9:精神病性因子,包括条目39～41,共3个。

因子10:社会支持因子,包括条目42～46,共5个。

因子11:无望感因子,包括条目47～51,共5个。

调查表按患者对条目的认同程度共分4个等级,分别计1分、2分、3分、4分。1分表示患者的情况或想法与条目内容不符合,2分表示患者的情况或想法与条目内容有些符合,3分表示患者的情况或想法与条目内容基本符合,4分表示患者的情况或想法与条目内容非常符合。计分分正向计分和反向计分两种,后面带有＊者表示为反向计分条目,即选A计4分,选B计3分,选C计2分,选D计1分。计分完成后计算总分,得分越高表示自杀危险度越高。

林云芳等采用SRFC-SDP,对某综合医院407位15～84岁的住院患者的自杀意念进行了调查,发现有自杀意念者与无自杀意念者得分具有差异:在自我效能感和应对方式因子方面,有自杀意念者得分为(20.70±5.65)分,无自杀意念者得分为(18.25±5.30)分;在焦虑因子方面,有自杀意念者得分为(12.91±4.24)分,无自杀意念者得分为(8.54±3.04)分;在躯体疾病状况因子方面,有自杀意念者得分为(15.48±4.53)分,无自杀意念者得分为(11.57±4.12)分;在躯体功能状况因子方面,有自杀意念者得分为(7.55±2.43)分,无自杀意念者得分为(6.48±2.27)分;在归因方式因子方面,有自杀意念者得分为(8.81±2.70)分,无自杀意念者得分为(6.44±2.36)分;在生活事件因子方面,有自杀意念者得分为(7.64±2.40)分,无自杀意念者得分为(5.44±2.28)分;在精神病性因子方面,有自杀意念者得分为(5.36±2.34)分,无自杀意念者得分为(3.60±1.11)分;在无望感因子方面,有自杀意念者得分为(10.69±2.87)分,无自杀意念者得分为(10.60±3.38)分,由此确定此8个因子与自杀意念的产生有关。[①]

何兰等对120例年龄18～82岁的外科住院患者自杀危险因素与疼痛的相关性研究发现,疼痛患者在不同阶段的自杀危险因素不同。将患者分为疼痛明显组和疼痛不明显组,住院前的得分情况是:自杀危险因素量表总分方面,疼痛不明显组得分为(89.59±16.39)分,疼痛明显组得分为(102.31±18.96)分;自我效能感和应对方式因子方面,疼痛不明显组得分为(16.86±3.59)分,疼痛明

---

① 参见林云芳,邓云龙,唐秋萍.躯体疾病患者自杀危险因素调查表的初步编制[J].中国临床心理学杂志,2009,17(6):696-698.

显组得分为(19.33±4.33)分;躯体疾病状况因子方面,疼痛不明显组得分为(9.00±3.80)分,疼痛明显组得分为(11.06±4.20)分;归因方式因子方面,疼痛不明显组得分为(5.52±1.86)分,疼痛明显组得分为(7.18±2.46)分;精神病性因子方面,疼痛不明显组得分为(3.55±0.91)分,疼痛明显组得分为(4.40±1.87)分;无望感因子方面,疼痛不明显组得分为(5.48±1.81)分,疼痛明显组得分为(7.42±3.73)分,这5项因子方面,疼痛明显组比不明显组高($p<0.05$或$p<0.01$)。住院后,在精神病性因子方面,疼痛不明显组得分为(4.83±1.97)分,疼痛明显组得分为(3.94±1.55)分;无望感因子方面,疼痛不明显组得分为(8.47±4.30)分,疼痛明显组得分为(6.35±2.90)分,这2项因子方面,疼痛不明显组反而比疼痛明显组高($t=2.25,p<0.005$)。自我效能感和应对方式因子方面,疼痛不明显组得分为(19.55±3.89)分,疼痛明显组得分为(17.76±4.52)分,前者明显高于后者($t=2.26,p<0.05$);生活事件因子方面,疼痛明显组得分为(6.68±2.36)分,疼痛不明显组得分为(5.46±2.15)分,前者明显高于后者($t=2.45,p<0.005$)。[①]

SRFC-SDP 的具体内容如下:

躯体疾病患者自杀危险因素量表

姓名:　　　科室:　　　床位:　　　填表日期:　　　编号:

填表说明:下面是一些与您的健康或住院有关的问题,了解这些情况是为了让医生更好地处理这类问题,问卷内容不会外泄给无关人员。请您仔细阅读每一个问题,把意思弄明白,然后根据您最近一周的情况判断问题中提到的情况与您的看法或实际情况符合的程度,在A、B、C、D中选出适当的选项。每一个问题都要回答,回答无时间限制,但不要拖延太久。

1.我自信能有效应对任何突如其来的事情(　　)*

　　A.不符合　　　B.有些符合　　　C.基本符合　　　D.非常符合

2.面对困难时,我能保持镇定,因为我相信我处理问题的能力(　　)*

　　A.不符合　　　B.有些符合　　　C.基本符合　　　D.非常符合

3.我觉得未来有希望(　　)*

　　A.不符合　　　B.有些符合　　　C.基本符合　　　D.非常符合

---

① 参见何兰,彭飒丽,胡立莎.外科住院患者自杀危险因素与疼痛的相关性分析[J].护理学报,2010,17(24):64-66.

4.即使我现在的状态比较差,经过治疗后还是可以恢复得不错的(　　　)*

　　A.不符合　　　　B.有些符合　　　　C.基本符合　　　　D.非常符合

5.即使发生了一些不好的事情,我还是很坚强(　　　)*

　　A.不符合　　　　B.有些符合　　　　C.基本符合　　　　D.非常符合

6.在生活中遭遇困难时,我能尽量看到事物好的一面(　　　)*

　　A.不符合　　　　B.有些符合　　　　C.基本符合　　　　D.非常符合

7.遇到困难时,我会主动寻求帮助(　　　)*

　　A.不符合　　　　B.有些符合　　　　C.基本符合　　　　D.非常符合

8.我觉得心平气和,并且能安静地坐着(　　　)*

　　A.不符合　　　　B.有些符合　　　　C.基本符合　　　　D.非常符合

9.在我的日常生活中,充满了使我感兴趣的事情(　　　)*

　　A.不符合　　　　B.有些符合　　　　C.基本符合　　　　D.非常符合

10.我觉得比平时容易紧张和着急(　　　)

　　A.不符合　　　　B.有些符合　　　　C.基本符合　　　　D.非常符合

11.我觉得想哭,或一阵阵哭过(　　　)

　　A.不符合　　　　B.有些符合　　　　C.基本符合　　　　D.非常符合

12.我会突然感到害怕(　　　)

　　A.不符合　　　　B.有些符合　　　　C.基本符合　　　　D.非常符合

13.我非常担心自己的健康问题,以至不能思考任何其他事情(　　　)

　　A.不符合　　　　B.有些符合　　　　C.基本符合　　　　D.非常符合

14.假如我身患绝症又处于极度的痛苦之中,那么我不愿意再继续活下去
　　(　　　)

　　A.不符合　　　　B.有些符合　　　　C.基本符合　　　　D.非常符合

15.我认为自杀是对人生命尊严的践踏(　　　)*

　　A.不符合　　　　B.有些符合　　　　C.基本符合　　　　D.非常符合

16.我认为在每个自杀事件中,最痛苦的是自杀者的家属(　　　)*

　　A.不符合　　　　B.有些符合　　　　C.基本符合　　　　D.非常符合

17.我认为自杀是对家庭和社会不负责任的行为(　　　)*

　　A.不符合　　　　B.有些符合　　　　C.基本符合　　　　D.非常符合

18.我的疾病需要长期治疗(　　　)

　　A.不符合　　　　B.有些符合　　　　C.基本符合　　　　D.非常符合

19.我的身体有严重的问题(　　　)

　　A.不符合　　　　B.有些符合　　　　C.基本符合　　　　D.非常符合

20.我想我再也回不到生病之前的健康状况了（　　　）

　　A.不符合　　　　B.有些符合　　　　C.基本符合　　　　D.非常符合

21.我需要服用药物或使用其他办法来减少身体的不适或疼痛（　　　）

　　A.不符合　　　　B.有些符合　　　　C.基本符合　　　　D.非常符合

22.我的性生活（性功能）受到了影响（　　　）

　　A.不符合　　　　B.有些符合　　　　C.基本符合　　　　D.非常符合

23.虽然疾病没有给我带来生命危险,但我还是因此失去了很多东西（　　　）

　　A.不符合　　　　B.有些符合　　　　C.基本符合　　　　D.非常符合

24.我对自己目前的经济状况感到满意（　　　）*

　　A.不符合　　　　B.有些符合　　　　C.基本符合　　　　D.非常符合

25.我没有感觉到太多的经济压力（　　　）*

　　A.不符合　　　　B.有些符合　　　　C.基本符合　　　　D.非常符合

26.我的（医疗）保险可以让我住院时不用太担心开销（　　　）*

　　A.不符合　　　　B.有些符合　　　　C.基本符合　　　　D.非常符合

27.花钱时我一般不用顾虑太多（　　　）*

　　A.不符合　　　　B.有些符合　　　　C.基本符合　　　　D.非常符合

28.与别人相比我的收入并不一定很多,不过我还是感到满足（　　　）*

　　A.不符合　　　　B.有些符合　　　　C.基本符合　　　　D.非常符合

29.我睡得好（　　　）*

　　A.不符合　　　　B.有些符合　　　　C.基本符合　　　　D.非常符合

30.我的食欲好（　　　）*

　　A.不符合　　　　B.有些符合　　　　C.基本符合　　　　D.非常符合

31.我能照顾自己的生活起居（　　　）*

　　A.不符合　　　　B.有些符合　　　　C.基本符合　　　　D.非常符合

32.我觉得自己有过错,应该受到惩罚（　　　）

　　A.不符合　　　　B.有些符合　　　　C.基本符合　　　　D.非常符合

33.我觉得生活中发生的一些不好的事原因在我自己（　　　）

　　A.不符合　　　　B.有些符合　　　　C.基本符合　　　　D.非常符合

34.我不喜欢批评喝酒的人（　　　）

　　A.不符合　　　　B.有些符合　　　　C.基本符合　　　　D.非常符合

35.疾病使我面临很大的社会压力或社会歧视（　　　）

　　A.不符合　　　　B.有些符合　　　　C.基本符合　　　　D.非常符合

36.我的工作（或就业、学习）中,不愉快的事情对我有很大的影响（　　　）

　　A.不符合　　　　B.有些符合　　　　C.基本符合　　　　D.非常符合

37.我的社会交往、社会生活中,不愉快的事情对我有很大的影响(　　)

    A.不符合　　　　B.有些符合　　　　C.基本符合　　　　D.非常符合

38.我的恋爱(或婚姻、家庭)生活中,不愉快的事情对我有很大的影响(　　)

    A.不符合　　　　B.有些符合　　　　C.基本符合　　　　D.非常符合

39.我早晨起床后必须喝一点儿酒(　　)

    A.不符合　　　　B.有些符合　　　　C.基本符合　　　　D.非常符合

40.在周围没有人时,我可听到有人讲话或是看见别人看不到的东西(　　)

    A.不符合　　　　B.有些符合　　　　C.基本符合　　　　D.非常符合

41.我觉得心跳很快(　　)

    A.不符合　　　　B.有些符合　　　　C.基本符合　　　　D.非常符合

42.我有一个或几个知心朋友可以谈谈心事(　　)*

    A.不符合　　　　B.有些符合　　　　C.基本符合　　　　D.非常符合

43.我常和朋友或家人谈论问题或聊天(　　)*

    A.不符合　　　　B.有些符合　　　　C.基本符合　　　　D.非常符合

44.我能付出和得到友谊、关爱或帮助(　　)*

    A.不符合　　　　B.有些符合　　　　C.基本符合　　　　D.非常符合

45.遇到困难时,我能从自己的信仰中获得力量(　　)*

    A.不符合　　　　B.有些符合　　　　C.基本符合　　　　D.非常符合

46.如果我付出必要的努力,我一定能解决大多数难题(　　)*

    A.不符合　　　　B.有些符合　　　　C.基本符合　　　　D.非常符合

47.我想自杀可能会解决我所面临的问题(　　)

    A.不符合　　　　B.有些符合　　　　C.基本符合　　　　D.非常符合

48.我想自杀能够减轻我的家人或家庭的负担(　　)

    A.不符合　　　　B.有些符合　　　　C.基本符合　　　　D.非常符合

49.我觉得我的前途没有希望(　　)

    A.不符合　　　　B.有些符合　　　　C.基本符合　　　　D.非常符合

50.我的生活简直是一团糟(　　)

    A.不符合　　　　B.有些符合　　　　C.基本符合　　　　D.非常符合

51.我需要服用药物才能入睡(　　)

    A.不符合　　　　B.有些符合　　　　C.基本符合　　　　D.非常符合

(朱泽萌)

第三章　情绪评定量表

第一节　正性负性情绪量表

正性负性情绪量表(PANAS)是目前在情绪研究领域中最常用的评定工具之一。情绪研究中,在 PANAS 出现之前,围绕正性情绪和负性情绪之间是否具有相关性存在争议,大部分研究认为二者之间只有低相关性或无相关性,但也有其他研究发现二者呈显著相关。此外,之前的很多情绪量表存在不易施测、条目过多、信度和效度较低等缺点。为了满足对简易且可靠有效的情绪量表的需求。沃森(D. Watson)和克拉克(L. A. Clark)等基于情绪二维模式理论,编制了 PANAS。该量表分为正性情绪(PA)和负性情绪(NA)两个相对独立的维度,最初每个维度各包含 10 个描述情感的条目,其中条目 1、3、5、9、10、12、14、16、17、19 评定正性情绪,条目 2、4、6、7、8、11、13、15、18、20 评定负性情绪。[①]

沃森和克拉克等对 PA 和 NA 的定义是,PA 反映人们感觉热情、活跃、做事有动力的程度,高度的 PA 是一种精力充沛、全情投入的状态;NA 反映人们感觉心情低落、糟糕、做事缺乏动力的程度,高度的 NA 使人陷入各种恐惧、愤怒、紧张等情绪状态。

为了描述正性情绪和负性情绪中更具体的情绪状态,沃森和克拉克在原始版本的基础上又增加了 40 个条目,改编成了扩展版正性负性情绪量表

---

① 参见 WATSON D, CLARK L A, TELLEGEN A. Development and validation of brief measures of positive and negative affect: the PANAS scales[J]. Journal of Personality and Social Psychology, 1988, 54(6): 1063-1070.

（PANAS-X）。PANAS-X 有 11 个分量表，可以测量 11 种具体情绪，对与情绪相关领域更深入的研究及特殊人群的研究具有重要意义。后来，为了使量表条目易于儿童理解，劳伦特（J. Laurent）等在 PANAS 和 PANAS-X 的基础上，编制了包含 30 个条目的儿童版正性负性情绪量表（PANAS-C），在国外人群的试用中获得了良好的信度和效度，并被应用于发展心理学领域的研究。[①]

由于 PANAS 应用的广泛性，该量表被翻译成多种语言，并在多种文化背景下被使用。中国学者黄丽等最先引进 PANAS 并对中国人群开展了适用性研究，结果显示中文版 PANAS 具有较高的内部一致性信度、重测信度、区分效度和校标效度，适用于对中国人群的施测。[②] PANAS-X 在国内由郭明珠、甘怡群等修订，并被证实具有良好的信度和效度检验指标。王力等则通过结构方程模型的分析，进一步表明 PANAS-X 在中国人群中具有良好的因素结构，正性情绪和负性情绪两因素相互独立，且性别因素不会影响两者的关系。[③]

PANAS 系列量表的适用范围广泛，其中 PANAS 和 PANAS-X 主要用于成年人群体（18～65 岁）的施测，PANAS-C 则适用于低龄儿童。

英文版 PANAS 具有较好的内部一致性信度，PA 和 NA 分量表的克朗巴哈系数在美国人群中分别是 0.88 和 0.85。黄丽等的研究结果表明，中文版 PANAS 的 PA 和 NA 分量表在中国人群中的克朗巴哈系数分别是 0.85 和 0.83；中文版和英文版 PANAS 的重测信度均为 0.47，英文版 PANAS 的 PA 和 NA 分量表的相关系数为－0.22，中文版 PANAS 的 PA 和 NA 分量表的相关系数为－0.11。[④]

PANAS 采用五级计分法，1 分表示"几乎没有"，2 分表示"比较少"，3 分表示"中等程度"，4 分表示"比较多"，5 分表示"极其多"。量表无反向计分的条目，条目平均分作为受测者的情感评价指标，条目分数及分量表总分越高，说明情绪表达程度越强烈。由于理论假设正性情绪和负性情绪相互独立，因此计算 PANAS 的总得分没有意义。

---

① 参见 LAURENT J，CANTANZARO S J，RUDOLPH K L，et al. A measure of positive and negative affect for children：scale development and preliminary validation[J]. Psychological Assessment，1999，11(3)：326-338.

② 参见黄丽，杨廷忠，季忠民.正性负性情绪量表的中国人群适用性研究[J].中国心理卫生杂志，2003，17(1)：54-56.

③ 参见王力，柳恒超，李中权，等. PANAS-X 总维度量表在中国人群中的因素结构[C].第十一届全国心理学学术会议论文集，2007.

④ 参见黄丽，杨廷忠，季忠民.正性负性情绪量表的中国人群适用性研究[J].中国心理卫生杂志，2003，17(1)：54-56.

　　国内的研究中,对老年人施测 PANAS 主要是用于描述老年人的情绪状况,探究正性情绪和负性情绪的影响因素,以及健康老年人或临床患者情绪状况的人口统计学特点(如性别、年龄)。罗利采用 PANAS 对城乡 377 名 60 岁以上的老年人进行了调查,发现城乡老年人正性情绪差异显著,农村老年人($n=$197)正性情绪得分为(2.78±0.70)分,显著低于城镇老年人($n=180$)的(2.95±0.81)分;在负性情绪得分上二者差异并不显著。[①] 鲍丽等采用PANAS 对上海市 604 名城镇社区老年人(年龄超过 60 周岁)进行调查分析发现,工作状况、躯体疾病情况、患病时间、总体健康状况与老年人的正性情绪和负性情绪均呈显著相关。具体来说,总体健康良好的老年人正性情绪得分为(30.89±6.16)分,负性情绪得分为(20.22±6.60)分。总体健康欠佳的老年人正性情绪得分为(26.17±6.70)分,负性情绪得分为(24.36±6.70)分。[②]

　　PANAS 的具体内容如下:

正性负性情绪量表

　　测验说明:请仔细阅读每一道题,并根据自己的实际情况作答;每一道题包含 5 个选项,请从中选择一个最适合您的选项。在作答过程中不要漏题,在同一题上不要斟酌太多的时间,要根据看完题后的第一反应进行回答。

试题题目:

1.您是对外界事物感兴趣的吗?
　　A.几乎没有　　　B.比较少　　　C.中等程度　　　D.比较多　　　E.极其多

2.您是心烦的吗?
　　A.几乎没有　　　B.比较少　　　C.中等程度　　　D.比较多　　　E.极其多

3.您是精神活力高的吗?
　　A.几乎没有　　　B.比较少　　　C.中等程度　　　D.比较多　　　E.极其多

4.您是心神不宁的吗?
　　A.几乎没有　　　B.比较少　　　C.中等程度　　　D.比较多　　　E.极其多

[①] 参见罗利.城乡老年人情绪调节特点及对日常情绪的影响[J].中国老年学杂志,2014,34(20):5837-5839.

[②] 参见鲍丽,占归来,李晨虎,等.中文版正性负性情绪量表在老年人中的信度和效度[J].中国健康心理学杂志,2020,28(4):617-621.

5.您是劲头足的吗？

    A.几乎没有   B.比较少   C.中等程度   D.比较多   E.极其多

6.您是内疚的吗？

    A.几乎没有   B.比较少   C.中等程度   D.比较多   E.极其多

7.您是恐惧的吗？

    A.几乎没有   B.比较少   C.中等程度   D.比较多   E.极其多

8.您是对外界有敌意的吗？

    A.几乎没有   B.比较少   C.中等程度   D.比较多   E.极其多

9.您是热情的吗？

    A.几乎没有   B.比较少   C.中等程度   D.比较多   E.极其多

10.您是自豪的吗？

    A.几乎没有   B.比较少   C.中等程度   D.比较多   E.极其多

11.您是易怒的吗？

    A.几乎没有   B.比较少   C.中等程度   D.比较多   E.极其多

12.您是警觉性高的吗？

    A.几乎没有   B.比较少   C.中等程度   D.比较多   E.极其多

13.您是害羞的吗？

    A.几乎没有   B.比较少   C.中等程度   D.比较多   E.极其多

14.您是备受鼓舞的吗？

    A.几乎没有   B.比较少   C.中等程度   D.比较多   E.极其多

15.您是紧张的吗？

    A.几乎没有   B.比较少   C.中等程度   D.比较多   E.极其多

16.您是意志坚定的吗？

    A.几乎没有   B.比较少   C.中等程度   D.比较多   E.极其多

17.您是注意力集中的吗？

    A.几乎没有   B.比较少   C.中等程度   D.比较多   E.极其多

18.您是坐立不安的吗？

    A.几乎没有   B.比较少   C.中等程度   D.比较多   E.极其多

19.您是有活力的吗？

    A.几乎没有   B.比较少   C.中等程度   D.比较多   E.极其多

20.您是害怕的吗？

    A.几乎没有   B.比较少   C.中等程度   D.比较多   E.极其多

扩展版正性负性情绪量表

指导语:本量表呈现了一些用来描述您的感觉和情绪的问题,请仔细阅读每一个问题,并从选项中选择一个最符合您的情况的,以表示在最近几周内您感受到这些感觉的程度。

1.您是欢乐的吗?
  A.几乎没有   B.比较少   C.中等程度   D.比较多   E.极其多

2.您是伤心的吗?
  A.几乎没有   B.比较少   C.中等程度   D.比较多   E.极其多

3.您是活跃的吗?
  A.几乎没有   B.比较少   C.中等程度   D.比较多   E.极其多

4.您对自己生气吗?
  A.几乎没有   B.比较少   C.中等程度   D.比较多   E.极其多

5.您是遭人讨厌的吗?
  A.几乎没有   B.比较少   C.中等程度   D.比较多   E.极其多

6.您是平静的吗?
  A.几乎没有   B.比较少   C.中等程度   D.比较多   E.极其多

7.您是内疚的吗?
  A.几乎没有   B.比较少   C.中等程度   D.比较多   E.极其多

8.您是热情的吗?
  A.几乎没有   B.比较少   C.中等程度   D.比较多   E.极其多

9.您是注意力集中的吗?
  A.几乎没有   B.比较少   C.中等程度   D.比较多   E.极其多

10.您是害怕的吗?
  A.几乎没有   B.比较少   C.中等程度   D.比较多   E.极其多

11.您是有乐趣的吗?
  A.几乎没有   B.比较少   C.中等程度   D.比较多   E.极其多

12.您是消沉的吗?
  A.几乎没有   B.比较少   C.中等程度   D.比较多   E.极其多

13.您是害羞的吗?
  A.几乎没有   B.比较少   C.中等程度   D.比较多   E.极其多

14.您是疲劳的吗？

　　A.几乎没有　　B.比较少　　C.中等程度　　D.比较多　　E.极其多

15.您是焦虑的吗？

　　A.几乎没有　　B.比较少　　C.中等程度　　D.比较多　　E.极其多

16.您是懦弱的吗？

　　A.几乎没有　　B.比较少　　C.中等程度　　D.比较多　　E.极其多

17.您是无精打采的吗？

　　A.几乎没有　　B.比较少　　C.中等程度　　D.比较多　　E.极其多

18.您是吃惊的吗？

　　A.几乎没有　　B.比较少　　C.中等程度　　D.比较多　　E.极其多

19.您是寂寞的吗？

　　A.几乎没有　　B.比较少　　C.中等程度　　D.比较多　　E.极其多

20.您是痛苦的吗？

　　A.几乎没有　　B.比较少　　C.中等程度　　D.比较多　　E.极其多

21.您是大胆的吗？

　　A.几乎没有　　B.比较少　　C.中等程度　　D.比较多　　E.极其多

22.您是虚弱的吗？

　　A.几乎没有　　B.比较少　　C.中等程度　　D.比较多　　E.极其多

23.您是昏昏欲睡的吗？

　　A.几乎没有　　B.比较少　　C.中等程度　　D.比较多　　E.极其多

24.您是应受谴责的吗？

　　A.几乎没有　　B.比较少　　C.中等程度　　D.比较多　　E.极其多

25.您是容易感到惊讶吗？

　　A.几乎没有　　B.比较少　　C.中等程度　　D.比较多　　E.极其多

26.您是快乐的吗？

　　A.几乎没有　　B.比较少　　C.中等程度　　D.比较多　　E.极其多

27.您是兴奋的吗？

　　A.几乎没有　　B.比较少　　C.中等程度　　D.比较多　　E.极其多

28.您是坚决的吗？

　　A.几乎没有　　B.比较少　　C.中等程度　　D.比较多　　E.极其多

29.您是坚强的吗？

　　A.几乎没有　　B.比较少　　C.中等程度　　D.比较多　　E.极其多

30.您是胆小的吗？

　　A.几乎没有　　B.比较少　　C.中等程度　　D.比较多　　E.极其多

31.您是不友善的吗？

    A.几乎没有   B.比较少   C.中等程度   D.比较多   E.极其多

32.您是容易受到惊吓的吗？

    A.几乎没有   B.比较少   C.中等程度   D.比较多   E.极其多

33.您是对别人轻蔑的吗？

    A.几乎没有   B.比较少   C.中等程度   D.比较多   E.极其多

34.您是孤独的吗？

    A.几乎没有   B.比较少   C.中等程度   D.比较多   E.极其多

35.您是自豪的吗？

    A.几乎没有   B.比较少   C.中等程度   D.比较多   E.极其多

36.您是令别人惊讶的吗？

    A.几乎没有   B.比较少   C.中等程度   D.比较多   E.极其多

37.您是放松的吗？

    A.几乎没有   B.比较少   C.中等程度   D.比较多   E.极其多

38.您是警觉的吗？

    A.几乎没有   B.比较少   C.中等程度   D.比较多   E.极其多

39.您是战战兢兢的吗？

    A.几乎没有   B.比较少   C.中等程度   D.比较多   E.极其多

40.您是有兴趣的吗？

    A.几乎没有   B.比较少   C.中等程度   D.比较多   E.极其多

41.您是易怒的吗？

    A.几乎没有   B.比较少   C.中等程度   D.比较多   E.极其多

42.您是苦恼的吗？

    A.几乎没有   B.比较少   C.中等程度   D.比较多   E.极其多

43.您是活泼的吗？

    A.几乎没有   B.比较少   C.中等程度   D.比较多   E.极其多

44.您是令人厌恶的吗？

    A.几乎没有   B.比较少   C.中等程度   D.比较多   E.极其多

45.您是喜悦的吗？

    A.几乎没有   B.比较少   C.中等程度   D.比较多   E.极其多

46.您是愤怒的吗？

    A.几乎没有   B.比较少   C.中等程度   D.比较多   E.极其多

47.您是感到羞愧的吗？

    A.几乎没有   B.比较少   C.中等程度   D.比较多   E.极其多

48.您是自信的吗？

    A.几乎没有　　B.比较少　　C.中等程度　　D.比较多　　E.极其多

49.您是有灵感的吗？

    A.几乎没有　　B.比较少　　C.中等程度　　D.比较多　　E.极其多

50.您是冒失的吗？

    A.几乎没有　　B.比较少　　C.中等程度　　D.比较多　　E.极其多

51.您是自在的吗？

    A.几乎没有　　B.比较少　　C.中等程度　　D.比较多　　E.极其多

52.您是精力充沛的吗？

    A.几乎没有　　B.比较少　　C.中等程度　　D.比较多　　E.极其多

53.您是勇敢的吗？

    A.几乎没有　　B.比较少　　C.中等程度　　D.比较多　　E.极其多

54.您是忧郁的吗？

    A.几乎没有　　B.比较少　　C.中等程度　　D.比较多　　E.极其多

55.您是恐惧的吗？

    A.几乎没有　　B.比较少　　C.中等程度　　D.比较多　　E.极其多

56.您是集中精力的吗？

    A.几乎没有　　B.比较少　　C.中等程度　　D.比较多　　E.极其多

57.您是厌恶自己的吗？

    A.几乎没有　　B.比较少　　C.中等程度　　D.比较多　　E.极其多

58.您是胆怯的吗？

    A.几乎没有　　B.比较少　　C.中等程度　　D.比较多　　E.极其多

59.您是昏昏欲睡的吗？

    A.几乎没有　　B.比较少　　C.中等程度　　D.比较多　　E.极其多

60.您是对自己不满的吗？

    A.几乎没有　　B.比较少　　C.中等程度　　D.比较多　　E.极其多

（乔新宇）

第二节　中国成年人情绪性量表

中国成年人情绪性量表由洪炜和张严两名学者基于布格尔(J. M. Burger)提出的情绪性维度所编制,共 27 个条目,由愉悦性、镇定性和表达性三大维度组成,其中愉悦性维度包含 11 个条目,镇定性维度包含 9 个条目,表达性维度包含 7 个条目。愉悦性维度是指平时以积极情绪为主,心境较好,乐观愉快,精力充沛;反之则为以消极情绪为主,心境较差,悲观丧气,多愁善感。镇定性维度是指很少表现出强烈的情绪,受到刺激时能够保持冷静,同时恢复得快;反之则是情绪容易波动,焦虑不安。表达性维度是指善于表达情绪,反之则是不与人分享感受或不善于表达情绪。

情绪性是指情绪活动中体现出来的人格特质,与人的身心健康关系密切,如消极情感特质测验得分高者比得分低者有更多的健康问题,而在积极情感特质上得分高者更容易享受生活。我国学者潘集阳等报告,孕妇的睡眠时间、入睡时间和白天功能均与特征性焦虑呈显著的正相关。[①]

中国成年人情绪性量表最初以大学生群体作为样本进行编制,之后分别在公务员人群中和老年人群中进行了修订。在公务员和老年人群体中,本量表删除了表达性维度,保留了愉悦性和镇定性两个维度,共 20 个条目,表达性维度删除的 7 个条目分别为条目 3、条目 8、条目 12、条目 14、条目 16、条目 22、条目 24。另外,在老年人群体中,本量表还将条目 4 的内容由“我对未来充满希望”改为“我的未来还有希望”。

中国成年人情绪性量表适用于测量普通成年人群的情绪性特点,以往研究对象的年龄为 18～69 岁,能够阅读并理解项目内容的成年人均可使用。

本量表在大学生样本中的克朗巴哈系数为 0.90,愉悦性、镇定性、表达性三个维度的克朗巴哈系数分别为 0.893、0.831、0.687,随机选取 50 名被试者一个月后重测,发现各维度和总分的重测信度为 0.623～0.695;在公务员样本中的克朗巴哈系数为 0.886,在老年人样本中的克朗巴哈系数为 0.90,愉悦性、镇定性和表达性维度的克朗巴哈系数分别为 0.93、0.86 和 0.59,一个月后重测,量表总分、愉悦性、镇定性、表达性的重测信度分别为 0.80、0.74、0.85 和 0.65。[②]

效度方面,愉悦性维度采用抑郁自评量表作为效标进行相关分析,得到的相关系数为 -0.469;镇定性维度与状态-特质焦虑量表的特质部分的相关系数为 -0.413;表达性维度与情绪表达量表的相关系数为 0.510,表明该量表具有较好的校标效度。

本量表采用四级评分(1～4 分),其中 14 个条目采用反向计分,选择“几乎

① 参见潘集阳、李小毛,赵耕源,等.孕妇睡眠质量与焦虑抑郁的相关性研究[J].中国行为医学科学,2001,10(3):177-179.

② 参见洪炜,张严.心理健康素质测评系统·中国成年人情绪性量表的编制[J].心理与行为研究,2012,10(4):262-268.

从来不"计 1 分,选择"有时"计 2 分,选择"经常"计 3 分,选择"几乎总是"计
4 分,要求被调查者根据最近 6 个月的实际情况回答。通过对各维度和总量表
进行相应条目的求和计算,得到各维度的得分和总得分。愉悦性维度得分越高
表明心境越好,越乐观愉快;镇定性维度得分越高表明越不容易波动,并且恢复
越快;表达性维度得分越高表明越善于表达情绪;总得分越高表明情绪管理和
调控能力越好,心理健康素质水平越高。

　　李长瑾等利用国内某社区的 300 名老年人修订了本量表,调查对象为 60 岁
以上的老人,共发放有效问卷 263 份,被试者中城市居民 167 人,农村居民
96 人,得到的量表(三维度版本)总分为(78.90±11.79)分。[①]

中国成年人情绪性量表的具体内容如下:

中国成年人情绪性量表

　　请根据自己长期以来的实际情况,从每个问题后的 4 个选项中选出最符合
您自己情况的一项。

1.我心情愉快(　　)
  A.几乎从来不　　　　B.有时　　　　C.经常　　　　D.几乎总是

2.我心里踏实、平静(　　)
  A.几乎从来不　　　　B.有时　　　　C.经常　　　　D.几乎总是

3.我不愿让别人看出我的情绪变化(　　)
  A.几乎从来不　　　　B.有时　　　　C.经常　　　　D.几乎总是

4.我对未来充满希望(　　)
  A.几乎从来不　　　　B.有时　　　　C.经常　　　　D.几乎总是

5.遇到突发事件,我比别人更紧张、不安(　　)
  A.几乎从来不　　　　B.有时　　　　C.经常　　　　D.几乎总是

6.我觉得自己活得很有价值(　　)
  A.几乎从来不　　　　B.有时　　　　C.经常　　　　D.几乎总是

7.遇到突发事件我会惊慌失措(　　)
  A.几乎从来不　　　　B.有时　　　　C.经常　　　　D.几乎总是

---

① 参见李长瑾,洪炜.中国成年人情绪性量表在老年群体中的信效度[J].中国老年学杂志,2017,37(4):977-979.

8.对令我不舒服的人或事,我会一吐为快(　　)

　　A.几乎从来不　　　　　B.有时　　　　C.经常　　　　D.几乎总是

9.我感到轻松自在(　　)

　　A.几乎从来不　　　　　B.有时　　　　C.经常　　　　D.几乎总是

10.我的情绪波动较大(　　)

　　A.几乎从来不　　　　　B.有时　　　　C.经常　　　　D.几乎总是

11.我能从所做的事情中体会到快乐(　　)

　　A.几乎从来不　　　　　B.有时　　　　C.经常　　　　D.几乎总是

12.我难以表达自己的真实感受(　　)

　　A.几乎从来不　　　　　B.有时　　　　C.经常　　　　D.几乎总是

13.我忐忑不安(　　)

　　A.几乎从来不　　　　　B.有时　　　　C.经常　　　　D.几乎总是

14.我心直口快(　　)

　　A.几乎从来不　　　　　B.有时　　　　C.经常　　　　D.几乎总是

15.我对自己的状况感到满意(　　)

　　A.几乎从来不　　　　　B.有时　　　　C.经常　　　　D.几乎总是

16.我隐藏自己的真实感受(　　)

　　A.几乎从来不　　　　　B.有时　　　　C.经常　　　　D.几乎总是

17.我很难从情绪紧张的状态中恢复平静(　　)

　　A.几乎从来不　　　　　B.有时　　　　C.经常　　　　D.几乎总是

18.遇到意料之外的事,我比别人更容易激动(　　)

　　A.几乎从来不　　　　　B.有时　　　　C.经常　　　　D.几乎总是

19.我以积极乐观的心态面对生活(　　)

　　A.几乎从来不　　　　　B.有时　　　　C.经常　　　　D.几乎总是

20.我的心情容易受到外界干扰(　　)

　　A.几乎从来不　　　　　B.有时　　　　C.经常　　　　D.几乎总是

21.我心情时好时坏(　　)

　　A.几乎从来不　　　　　B.有时　　　　C.经常　　　　D.几乎总是

22.我宁愿独自承担,也不愿将痛苦告诉别人(　　)

　　A.几乎从来不　　　　　B.有时　　　　C.经常　　　　D.几乎总是

23.一些小事情都能引起我的情绪变化(　　)

　　A.几乎从来不　　　　　B.有时　　　　C.经常　　　　D.几乎总是

24.我不愿向别人说出自己的真实感受(　　)

　　A.几乎从来不　　　　　B.有时　　　　C.经常　　　　D.几乎总是

25.我能积极面对挑战（　　）

　　A.几乎从来不　　　　　B.有时　　　　C.经常　　　　D.几乎总是

26.我感到自己是幸福的（　　）

　　A.几乎从来不　　　　　B.有时　　　　C.经常　　　　D.几乎总是

27.我对周围的人或事感到满意（　　）

A.几乎从来不　　　　　　B.有时　　　　C.经常　　　　D.几乎总是

（王若颖）

第三节　老年抑郁量表

随着年龄增长,老年人的身体功能会有所下降,躯体的症状也会增多。老年人由于躯体症状而出现情绪低落可能是比较普遍的现象,但临床上却有可能将其误诊为抑郁症。针对这一问题,布兰克(T. L. Brink)等于1982年编制了老年抑郁量表(GDS),作为老年人专用的抑郁筛查量表。[①] GDS量表主要有两个优点:一是量表中不包含睡眠障碍、食欲下降等躯体性症状,因为这些躯体性症状在非抑郁症老年人中也很常见,对老年抑郁症的诊断特异性不高;二是该量表为自评量表,采用简单的"是"或"否"的形式回答,相对于其他分级量表,更易被老年人理解,实用性较强,既适合用于临床,也适合用于研究。

GDS量表自问世以来,已经被翻译成多种语言和多种版本,其中以GDS-30和GDS-15版本使用最为广泛。一项元分析提示,GDS-30对抑郁症的诊断准确率为81.90%,特异性为77.70%;GDS-15对抑郁症的诊断准确率为84.30%,特异性为73.80%,这一结果与被试者是否患有阿尔茨海默病无关。[②]

1996年,有学者首次对GDS的英文版进行了翻译和修订,并使用中文版GDS对精神病院门诊中461名60岁以上的老年人进行了施测,结果表明其克朗巴哈系数为0.89,一周后重测信度为0.85,条目与总分的相关系数为0.16～0.64;量表与精神科医生诊断的相关系数为0.95,与流调中心抑郁量表(CESD)的相关系数为0.96。此外,GDS中文版的灵敏度为70.60%,特异性为

[①] 参见 BRINK T L, YESAVAGE J A, LUM O, et al. Screening tests for geriatric depression[J]. Clinical Gerontologist, 1982, 1(1): 37-43.

[②] 参见 CHAN A C. Clinical validation of the geriatric depression scale(GDS): Chinese version[J]. Journal of Aging and Health, 1996, 8(2): 238-253.

70.10%，表明 GDS 在中国老年人群中也同样适用。[1]

1999 年，刘平将 GDS 翻译成了中文版，并在多项研究中进行了应用。[2] 2008 年，何晓燕等使用中文版 GDS 对 412 名 60 岁以上的农村社区老年人进行调查发现，GDS 在高、低分组被试者得分上具有较高的项目区分度，其克朗巴哈系数为 0.92，20 天后重测相关系数为 0.73；此外，该研究还发现 GDS 具有较好的区分效度和单维结构效度。[3]

值得注意的是，国外有关 GDS 究竟是多维结构还是单维结构，结论并不统一。谢赫（Sheikh）等[4]和亚当斯（Adams）等[5]在社区老年人中的研究结果表明，GDS 是多维度量表，这两项研究分别抽提出了 5 个和 6 个因子；而也有研究表明，GDS 是单一维度量表。[6] 国内何晓燕等[7]和刘杰等[8]的研究结果均支持 GDS 为单一维度量表。

GDS 是专门为老年人编制的抑郁量表，以往研究对象的年龄范围均在 60 岁以上，可以阅读并理解项目内容者均可使用。

信度方面，英文版 GDS 具有较好的内部一致性信度和重测信度。叶萨维奇（Yesavage）等[9]研究发现，GDS 的克朗巴哈系数为 0.94，分半信度系数为

---

① 参见 CHAN A C. Clinical validation of the geriatric depression scale(GDS)：Chinese version[J]. Journal of Aging and Health，1996，8(2)：238-253.

② 参见刘平.老年抑郁量表、心理卫生评定量表手册[J].中国心理卫生杂志（增刊），1999：217-218.

③ 参见何晓燕，肖水源，张德杏.老年抑郁量表在中国农村社区老年人中的信度和效度[J].中国临床心理学杂志，2008，16(5)：473-475，543.

④ 参见 SHEIKH J I，YESAVAGE J A，BROOKS J O，et al. Proposed factor structure of the geriatric depression scale[J]. International Psychogeriatrics，1991，3(1)：23-28.

⑤ 参见 ADAMS K B. Depressive symptoms，depletion，or developmental change? withdrawal，apathy，and lack of vigor in the geriatric depression scale[J]. The Gerontologist，2001，41(6)：768-777.

⑥ 参见 CHAU J，MARTIN C R，THOMPSON D R，et al. Factor structure of the Chinese version of the geriatric depression scale[J]. Psychology，Health and Medicine，2006，11(1)：48-59.

⑦ 参见何晓燕，肖水源，张德杏.老年抑郁量表在中国农村社区老年人中的信度和效度[J].中国临床心理学杂志，2008，16(5)：473-475，543.

⑧ 参见刘杰，王瑛，王晓慧，等.中文版老年抑郁量表在城市社区老年人群中应用的信效度研究[J].中国临床心理学杂志，2013，21(1)：39-41.

⑨ 参见 YESAVAGE J，BRINK T L，ROSE T L，et al. Development and validation of a geriatric depression screening scale：a preliminary report[J]. Journal of Psychiatric Research，1983，17(1)：37-49.

0.94,20 名被试者一周后重测的相关系数为 0.85。

效度方面,布兰克等报告 GDS 与抑郁自评量表(SDS)的效标关联效度为 0.82。叶萨维奇等对临床评定为正常($n=40$)、轻度抑郁($n=26$)、重度抑郁($n=34$)的三组被试者进行了 GDS 和 SDS 的对比研究,发现被试者在 GDS 上的得分与医生临床评定的相关系数为 0.82,在 SDS 上得分与临床评定的相关系数为 0.69,且 GDS 与 SDS 的相关系数为 0.84。此外,海耶(Hyer)等在精神科老年住院患者中发现 GDS 与贝克抑郁量表(BDI)的相关系数为 0.73。[①]

综上所述,与临床评价相比,老年人中 GDS 比 BDI 和 SDS 的信度和效度更高,提示 GDS 较一般自评量表更适合老年人使用。

中文版 GDS-30 共有 30 个条目,以问题的形式列出,要求被调查者以"是"或"否"的形式回答,回答"是"得 1 分,回答"否"得 0 分,其中有 10 个条目为反向计分(即回答"是"得 0 分,回答"否"得 1 分,分别为第 1、5、7、9、15、19、21、27、29、30 题)。量表得分范围为 0～30 分,得分越高说明抑郁越严重。GDS-30 包含以下症状:情绪低落,活动减少,易激惹,有退缩痛苦的想法,对过去、现在与将来的消极评价。Brink 建议按照不同的研究目的(要求灵敏度还是特异性),用 9～14 分作为抑郁的界限分。一般来讲,0～10 分可视为正常,即无抑郁症状;11～20 分表示轻度抑郁;而 21～30 分提示为中度或重度抑郁。

近年来,中文版 GDS 多次在国内老年群体中施测,结果证实其具有较好的信度和效度。郭蕊等使用 GDS-30 施测了 125 例老年晚期癌症患者的抑郁状态,结果显示 GDS-30 的克朗巴哈系数为 0.86,KMO 值为 0.82,ROC 曲线下面积为 0.85。[②]

赵豪飞等采用 GDS-15 施测了湖南、山东、北京三地 893 名老年男性和 899 名老年女性的抑郁水平,验证性因素分析显示,GDS-15 在老年人群中的性别组间比较具有跨研究的一致性,且老年女性的 GDS-15 量表总分显著高于男性。[③]

宋秋月等采用 GDS-15 对连续随访四年的 230 名老年人进行了抑郁情绪调查,线性混合效应模型(LME)结果显示,受教育程度越高、日常生活活动功能越

①　参见 HYER L, BLOUNT J. Concurrent and discriminant validities of the geriatric depression scale with older psychiatric inpatients[J]. Psychological Reports, 1984, 54(2): 611-616.

②　参见郭蕊,丁选胜,张晋萍,等.三种量表对老年晚期癌症患者抑郁状态评估一致性比较[J].实用预防医学,2019,26(6):762-765,769.

③　参见赵豪飞,何嘉悦,谭素素,等.老年抑郁量表在不同性别老年人群中的测量等值性[J].中国临床心理学杂志,2019,27(3):543-545,554.

高的老年人,抑郁程度越低;此外,阿尔茨海默病老年患者、轻度认知障碍老年患者均比正常认知老年人的 GDS 得分高;低文化水平、低自理能力、低认知状态与老年人抑郁的发生密切相关。[①]

GDS 的具体内容如下:

老年抑郁量表

在下列问题中,请根据最符合您最近一周感受的情况,用"是"或"否"作答。

(1)您对生活基本上满意吗?

(2)您是否已放弃了许多活动与兴趣?

(3)您是否觉得生活空虚?

(4)您是否常感到厌倦?

(5)您觉得未来有希望吗?

(6)您是否因为脑子里一些想法摆脱不掉而烦恼?

(7)您是否大部分时间精力充沛?

(8)您是否害怕会有不幸的事落到您头上?

(9)您是否大部分时间感到幸福?

(10)您是否常感到孤立无援?

(11)您是否经常坐立不安、心烦意乱?

(12)您是否希望待在家里而不愿去做些新鲜事?

(13)您是否常常担心将来?

(14)您是否觉得记忆力比以前差了?

(15)您觉得现在活着很惬意吗?

(16)您是否常感到心情沉重、郁闷?

(17)您是否觉得像现在这样活着毫无意义?

(18)您是否总为过去的事而忧愁?

(19)您觉得生活很令人兴奋吗?

(20)您开始一件新的工作很困难吗?

(21)您觉得生活充满活力吗?

(22)您是否觉得您的处境已毫无希望?

---

① 参见宋秋月,易东,伍亚舟.基于纵向数据线性混合效应模型的老年人抑郁影响因素研究[J].第三军医大学学报,2019,41(4):384-387.

(23)您是否觉得大多数人比您强得多？

(24)您是否常为些小事伤心？

(25)您是否常觉得想哭？

(26)您集中精力有困难吗？

(27)您早晨起来很快活吗？

(28)您希望避开聚会吗？

(29)您做出决定很容易吗？

(30)您的头脑像往常一样清晰吗？

（庞芳芳）

第四节 贝克抑郁量表

贝克抑郁量表（BDI）是应用最为广泛的抑郁症自评量表之一，已经被翻译为多种语言版本。BDI 既可以用于抑郁症患者的症状评估，也可以用于正常人群抑郁症状的评估。该量表第一版（BDI-Ⅰ）由美国著名心理学家贝克（A. T. Beck）于 1961 年编制。为简化量表，贝克还曾于 1974 年推出过 13 条目版本（BDI-13）。1996 年，贝克等根据第四版《美国精神障碍诊断与统计手册》（DSM-Ⅳ）中的抑郁症诊断标准，对 BDI-Ⅰ进行了修订，推出了贝克抑郁量表的第二版，即 BDI-Ⅱ，随后 BDI-Ⅱ在临床与研究中得到了广泛的应用。BDI 的适用范围广泛，以往研究对象的年龄范围为 15～87 岁，可以阅读并理解项目内容者均可使用。

1987 年，郑洪波和郑延平首次将 BDI 引入国内，对 328 例抑郁患者进行了施测，结果发现 BDI 的克朗巴哈系数为 0.85，各条目与总分的相关系数为 0.14～0.60，此外 BDI 的总分与效标 HAMD 得分呈显著正相关。[1] 2011 年，王振等首次将中文版 BDI-Ⅱ引入国内，调查后发现，中文版 BDI-Ⅱ具有良好的信度与效度，能够作为自评工具用来评估抑郁症状的严重程度。[2]

1996 年，贝克等同时使用 BDI-Ⅰ和 BDI-Ⅱ对 140 名精神科门诊患者进行

---

① 参见郑洪波,郑延平.抑郁自评问卷（BDI）在抑郁患者中的应用[J].中国神经精神疾病杂志,1987,13(4):236-237.

② 参见王振,苑成梅,黄佳,等.贝克抑郁量表第 2 版中文版在抑郁症患者中的信效度[J].中国心理卫生杂志,2011,25(6):476-480.

了评估,结果显示 BDI-Ⅰ的克朗巴哈系数为 0.89,BDI-Ⅱ的克朗巴哈系数为 0.91。

2011 年,王振等选取 142 名复发性抑郁症患者施测 BDI-Ⅱ和汉密尔顿抑郁量表(HAMD),结果发现,在信度方面,中文版 BDI-Ⅱ的克朗巴哈系数为 0.94,各条目间的相关系数为 0.18~0.71,各条目与 BDI-Ⅱ总分的相关系数为 0.56~0.82,重测相关系数为 0.55;在效度方面,BDI-Ⅱ的得分与 HAMD 的得分呈正相关;探索性因子分析显示,BDI-Ⅱ可提取认知-情感(13 个条目)和躯体症状(8 个条目)两个因子。[①]

2012 年,杨文辉等检验了中文版 BDI-Ⅱ在大学生中的信度和效度,结果显示中文版 BDI-Ⅱ在大学生中的克朗巴哈系数为 0.73;BDI-Ⅱ总分与流调中心用抑郁量表(CES-D)的总分显著正相关,并且认知-情感和躯体症状两因子模型拟合良好,可以作为大学生抑郁症筛查的自评量表。[②]

2020 年,蒋水琳和杨文辉对中文版 BDI-Ⅱ在我国大学生中的因子结构进行了探索,研究选取了 8214 名大学生,年龄为 15~25 岁。该研究发现 BDI-Ⅱ的克朗巴哈系数为 0.86,探索性因素和验证性因素分析结果均表明 BDI-Ⅱ的两因子结构,即认知-情感和躯体症状模型拟合良好。[③]

BDI-Ⅱ共包含 21 个条目,各条目的症状分别为抑郁、悲观、失败感、满意感缺如、自罪感、自我失望感、消极倾向、社交退缩、犹豫不决、自我形象改变、工作困难、疲乏感、食欲丧失、受惩罚感、自责、哭泣、易激惹、睡眠障碍、体重减轻、疑病、性欲减退。

BDI-Ⅱ各条目均采用四级评分(0~3 分),其中 0 分表示无该项症状,1 分表示有轻度的该项症状,2 分表示有中度的该项症状,3 分表示有重度的该项症状。贝克提出,可以用总分来区分抑郁症状的有无及其严重程度,量表总分为 21 个条目评分的总和,总分为 0~13 分为无抑郁,14~19 分为轻度抑郁,20~28 分为中度抑郁,29~63 分为重度抑郁。

2016 年,张晓颖选取 232 例老年肿瘤患者和 196 例健康老年人(年龄范围 65~87 岁),使用 BDI-Ⅱ对其抑郁情绪进行了评定,结果发现 BDI-Ⅱ的克朗巴

① 参见王振,苑成梅,黄佳,等.贝克抑郁量表第 2 版中文版在抑郁症患者中的信效度[J].中国心理卫生杂志,2011,25(6):476-480.

② 参见杨文辉,吴多进,彭芳.贝克抑郁量表第 2 版中文版在大一学生中的试用[J].中国临床心理学杂志,2012,20(6):762-764.

③ 参见蒋水琳,杨文辉.贝克抑郁量表第 2 版中文版在我国大学生中的因子结构[J].中国临床心理学杂志,2020,28(2):87-93.

哈系数为 0.92,肿瘤组的抑郁状态显著高于健康组。[①]

2019 年,刘红旗等对 BDI-Ⅱ对帕金森病患者抑郁症的诊断价值进行了验证,研究纳入了 89 名帕金森病患者,年龄为 49～83 岁,其中 62 例合并抑郁症组,27 例不合并抑郁症组,研究发现,合并抑郁症组的帕金森病患者 BDI-Ⅱ得分显著高于不合并抑郁症组。[②]

BDI-Ⅱ的具体内容如下:

贝克抑郁量表(第二版)

指导语:请仔细阅读每个句子,然后根据您最近两周(包括今天)的感觉,从每组中选择最符合您情况的一项。如果一组句子中有两项以上适合您,请选择最严重的一个。请注意,每组句子只能选择一个答案。

第 1 组:

0 分:我不感到悲伤。

1 分:很多时候我都感到悲伤。

2 分:所有的时候我都感到悲伤。

3 分:我太悲伤或太难过,不堪忍受。

第 2 组:

0 分:我没有对未来失去信心。

1 分:我比以往更加对未来没有信心。

2 分:我感到前景黯淡。

3 分:我觉得未来毫无希望,而且只会变得更糟。

第 3 组:

0 分:我不觉得自己是个失败者。

1 分:我的失败比较多。

2 分:回首往事,我看到一大堆的失败。

3 分:我觉得自己是一个彻底的失败者。

① 参见张晓颖.以疲劳程度鉴定老年肿瘤患者合并抑郁症的可行性观察[J].现代医学,2016,44(5):682-686.

② 参见刘红旗,朱敏,苏彩云,等.WHO-5 幸福感指数量表与贝克抑郁量表对帕金森病患者抑郁症的诊断价值分析[J].临床和实验医学杂志,2019,18(10):1106-1109.

第4组:

0分:我和过去一样能从喜欢的事情中得到乐趣。

1分:我不能像过去一样从喜欢的事情中得到乐趣。

2分:我从过去喜欢的事情中获得的快乐很少。

3分:我完全不能从过去喜欢的事情中获得快乐。

第5组:

0分:我没有特别的内疚感。

1分:我对自己做过或该做但没做的许多事感到内疚。

2分:在大部分时间里我都感到内疚。

3分:我任何时候都感到内疚。

第6组:

0分:我没觉得自己在受惩罚。

1分:我觉得自己可能会受到惩罚。

2分:我觉得自己会受到惩罚。

3分:我觉得正在受到惩罚。

第7组:

0分:我对自己的感觉和以前一样。

1分:我比以往更加对未来没有信心。

2分:我对自己感到失望。

3分:我讨厌我自己。

第8组:

0分:与过去相比,我没有更多地责备或批评自己。

1分:我比过去责备自己更多。

2分:只要我有过失,我就责备自己。

3分:只要发生不好的事情,我就责备自己。

第9组:

0分:我没有任何自杀的想法。

1分:我有自杀的想法,但我不会去做。

2分:我想自杀。

3分:如果有机会我就会自杀。

第10组:

0分:和过去比较,我哭的次数并没有增加。

1分:我比过去哭得多。

2分:现在任何小事都会让我哭。

3分:我想哭,但哭不出来。

第11组:

0分:我现在没有比过去更加烦躁。

1分:我现在比过去更容易烦躁。

2分:我非常烦躁或不安,很难保持安静。

3分:我非常烦躁不安,必须不停走动或做事情。

第12组:

0分:我对其他人或活动没有失去兴趣。

1分:和过去相比,我对其他人或事的兴趣减少了。

2分:我失去了对其他人或事的大部分兴趣。

3分:任何事情都很难引起我的兴趣。

第13组:

0分:我现在能和过去一样做出决定。

1分:我现在做出决定比以前困难。

2分:我现在做出决定比以前困难了很多。

3分:我作出任何决定一直都很困难。

第14组:

0分:我不觉得自己没有价值。

1分:我认为自己不如过去有价值或有用了。

2分:我觉得自己不如别人有价值。

3分:我觉得自己毫无价值。

第15组:

0分:我和过去一样有精力。

1分:我不如从前有精力。

2分:我没有精力做很多事情。

3分:我做任何事情都没有足够的精力。

第16组:

0分:我没觉得睡眠有什么变化。

1分:我的睡眠比过去略少或略多。

2分:我的睡眠比过去少了很多,或多了很多。

3分:我根本无法睡觉,或我一直想睡觉。

第17组:

0分:我并不比过去容易发火。

1分:与过去相比,我比较容易发火。

2分：与过去相比，我非常容易发火。

3分：我现在随时都很容易发火。

第18组：

0分：我没觉得食欲有什么变化。

1分：我的食欲比过去略差或略好。

2分：我的食欲比过去差了很多或好了很多。

3分：我完全没有食欲或总是非常渴望吃东西。

第19组：

0分：我和过去一样可以集中精力。

1分：我无法像过去一样集中精力。

2分：任何事情都很难让我长时间集中精力。

3分：任何事情都无法让我集中精力。

第20组：

0分：我没觉得比过去累或乏力。

1分：我比过去更容易累或乏力。

2分：因为太累或者太乏力，许多过去常做的事情不能做了。

3分：因为太累或者太乏力，大多数过去常做的事情都不能做了。

第21组：

0分：我没觉得最近对性的兴趣有什么变化。

1分：我对性的兴趣比过去少了。

2分：现在我对性的兴趣少多了。

3分：我对性的兴趣已经完全丧失。

（庞芳芳）

第五节　抑郁自评量表

抑郁自评量表（SDS）由美国杜克大学教授威廉·庄（William W. K. Zung）于1965年编制，用于评定抑郁状态的轻重程度及其在治疗过程中的变化，评定时间跨度为最近一周。[①] SDS由20个陈述句组成，反映了抑郁状态的四组特异

① 参见 ZUNG W W K. A self-rating depression scale[J]. Archives of General Psychiatry，1965，12(1)：63-70.

性症状：

（1）精神性-情感症状，包含抑郁心境、哭泣，共2个条目。

（2）躯体性障碍，包含情绪的日间差异、睡眠障碍、食欲缺乏、性欲减退、体重减轻、便秘、心动过速、易疲劳，共8个条目。

（3）精神运动性障碍，包含精神运动性迟滞、激越，共2个条目。

（4）抑郁的心理障碍，包含思维混乱、无望感、易激惹、犹豫不决、自我贬值、空虚感、反复思考自杀、不满足，共8个条目。

1971年，庄教授增编了与SDS相应的检查者用本，改自评为他评，称为"抑郁状态问卷"（DSI）。[①] 如被调查者文化程度较低或智力水平稍差而不能进行自评，可由检查者使用DSI进行评定。SDS及DSI在国外已被广泛应用。

国内的研究者于1984年将SDS译成中文，并在63例抑郁症患者中进行了该量表及校标HAMD的检查，结果表明SDS总分与HAMD客观评定总分之间存在显著的相关性，证明了SDS具有较好的校标效度。在正常人群体中，王春芳等在1986年使用SDS对1340人进行了评定，显示该量表可用于协助进行抑郁症状的门诊筛查。[②]

SDS操作简便，易于掌握，能有效反映抑郁状态的严重程度及其变化，可以在综合医院的抑郁症患者中使用，但对处于严重阻滞症状的抑郁症患者评定有困难。SDS的评分不受年龄、性别、经济状况等因素的影响，但如果被调查者文化程度较低或智力水平稍差，无法进行自评，应采用由SDS延伸的他评抑郁量表DSI，由检查者进行评定。

庄教授等曾检验过SDS的信度和效度，结果表明其内部一致性较好，分半信度为0.73（1973年）和0.92（1986年）。与校标进行比对发现，SDS与BDI、HAMD、明尼苏达多项人格测验（MMPI）和D型人格量表的评分间均具有高度和中度的相关性。北京大学精神卫生研究所曾对50例住院抑郁症患者于治疗前、中、后进行SDS和HRSD评定，共300次（50例×6次），其评分间的相关系数为0.84；SDS评分指数与抑郁严重度之间的关系与庄氏的结果一致。

SDS有20个陈述句和相应的问题条目，均按1分、2分、3分、4分进行四级评分。使用时，让被检者仔细阅读每一个陈述句，或由检查者逐一提问，根据被检者的情况选出最为合适的时间频度。其中，有10个条目为正性词陈述（条目

---

① 参见 ZUNG W W K. A rating instrument for anxiety disorders[J]. Psychosomatics，1971，12(6)：371-379.

② 参见王春芳，蔡则环，徐清.抑郁自评量表——SDS对1340例正常人评定分析[J].健康教育与健康促进，1986，12(5)：267-268.

2、5、6、11、12、14、16、17、18、20),采取反序计分,其余 10 个条目为负性词陈述,采取正序计分。抑郁严重度指数的计算方法为:抑郁严重度指数=各条目累计分÷80(最高总分)。指数范围为 0.25~1.0,指数越高表示抑郁程度越重。

温金锁等对宝鸡市农村社区的 568 名老年人进行调查发现,SDS 得分为(49.38±6.10)分,总阳性率为 23.90%,不同性别、年龄组之间的抑郁情绪检出率无显著差异,而不同健康状况、社交范围、家庭结构、经济状况、婚姻状况的老年人群体则表现出了不同的抑郁情绪检出率。[①] 曹月婷等对安徽省农村老年人的抑郁情况进行调查发现,SDS 得分为(38.0±9.6)分,以 40 分为界,总体阳性率为 43.5%,但受到年龄、受教育程度、视听力状况、四肢活动状况、记忆力状况和慢性病数量的影响。[②] 肖存利等对北京市西城区 2342 名老年人进行了调查,发现 SDS 得分受到性别、婚姻状况、文化程度、职业、性格特点、情绪调节、与家人关系、社会支持等因素的显著影响,其中男性得分为(29.88±6.43)分,女性得分为(30.61±7.73)分,低社会支持组得分为(34.66±9.08)分,中社会支持组得分为(29.56±6.97)分,高社会支持组得分为(28.23±7.19)分。[③] 郭丽花等对济南市 1382 名城市社区老年人进行调查,结果显示 SDS 得分范围为 25~75 分,平均得分为(42.0±8.6)分,且得分与年龄呈正相关,与人均月收入呈负相关,受到有无配偶、主要经济来源等因素的影响,其中男性这两方面得分分别为(40.9±8.2)分、(42.5±8.7)分。[④] 黄华磊等对江苏省昆山市 855 名离退休老年人进行了心理状况调查,发现 SDS 得分与老年人有无躯体疾病有关,有躯体疾病的老年人得分为(36.39±10.85)分,无躯体疾病的老年人得分为(32.76±8.72)分,但得分与性别无显著关联。[⑤]

何巧对北京市某社区 2 型糖尿病老年人与非 2 型糖尿病老年人的抑郁情绪进行了调查,发现 2 型糖尿病老年人的 SDS 得分为(44.79±8.602)分,非

① 参见温金锁,李新利.宝鸡市农村社区老年抑郁情绪影响因素分析[J].健康教育与健康促进,2015,10(4):254-255.

② 参见曹月婷,江秀玲,钱巧霞,等.安徽省农村老年人抑郁的现况调查[J].中国心理卫生杂志,2011,25(7):543-544.

③ 参见肖存利,陈博.北京市西城社区老年人焦虑与抑郁现况调查[J].中国全科医学,2014,17(26):3113-3116.

④ 参见郭丽花,马伟,伊向仁,等.城市老年人抑郁症状相关因素的回归树分析[J].中国心理卫生杂志,2014,28(3):185-191.

⑤ 参见黄华磊,张水良,陆砚青,等.江苏省昆山市离退休老年人心理健康状况调查[J].医学与社会,2011,24(7):86-87.

2 型糖尿病老年人的 SDS 得分为(42.03±9.10)分,差异具有统计学意义。[1] 刘丹等使用 SDS 量表对 240 名老年高血压患者进行了调查,结果显示老年高血压患者的 SDS 的得分为(41.40±2.95)分。[2]

SDS 的具体内容如下:

抑郁自评量表

指导语:请仔细阅读每个句子,然后以下述标准打分:"没有或很少"打 1 分,"小部分时间"打 2 分,"相当多时间"打 3 分,"绝大部分或全部时间"打 4 分。请根据您的情况打分(选出最为合适的时间频度)。

(1)我觉得闷闷不乐,情绪低沉。
(2)我觉得一天之中早晨最好。
(3)我一阵阵哭出来或觉得想哭。
(4)我晚上睡眠不好。
(5)我吃得跟平常一样多。
(6)我与异性密切接触时和以往一样感到愉快。
(7)我发觉我的体重在下降。
(8)我有便秘的苦恼。
(9)我心跳比平常快。
(10)我无缘无故地感到疲乏。
(11)我的头脑跟平常一样清楚。
(12)我觉得经常做的事情并没有困难。
(13)我觉得不安而平静不下来。
(14)我对将来抱有希望。
(15)我比平常容易生气、激动。
(16)我觉得做出决定是容易的。
(17)我觉得自己是个有用的人,有人需要我。
(18)我的生活过得很有意思。

---

[1]　参见何巧,张玮,刘宇,等.北京市某社区 2 型糖尿病与非 2 型糖尿病老年人抑郁生率与生活质量的比较研究[J].全科护理,2016,14(22):2278-2280.
[2]　参见刘丹,徐善才.幸福感指数对老年高血压患者社会功能的影响[J].中国心血管病研究杂志,2017,15(3):245-248.

(19)我认为如果我死了,别人会生活得好些。

(20)我平常感兴趣的事现在照样感兴趣。

(陈 晨)

第六节 汉密尔顿抑郁量表

汉密尔顿抑郁量表(HAMD)由汉密尔顿(M. Hamilton)于 1960 年编制,后经多次修订,目前被广泛用于评定被调查者的抑郁状态。HAMD 现有 17 个条目、21 个条目和 24 个条目三个版本,原量表包含 7 项因子,分别是焦虑/躯体化、体重、认知障碍、日夜变化、迟缓、睡眠障碍和绝望感。24 个条目的版本中,焦虑/躯体化由 6 个条目组成(精神性焦虑、躯体性焦虑、胃肠道症状、全身症状、疑病、自知力),体重由 1 个条目组成(体重减轻),认知障碍由 6 个条目组成(自罪感、自杀、激越、人格解体/现实解体、偏执症状、强迫症状);日夜变化由 1 个条目组成(日夜变化);迟缓由 4 个条目组成(抑郁情绪、工作和兴趣、阻滞、性症状),睡眠障碍由 3 个条目组成(入睡困难、睡眠不深、早醒),绝望感由 3 个条目组成(能力减退感、绝望感、自卑感)。

HAMD 适用范围广泛,能够正常进行交谈者和能够理解问题者均可使用。汉密尔顿在 1960 年编制该量表时,报告该量表的评定者间一致性信度为 0.90。我国上海市精神卫生中心在抑郁症、双相情感障碍以及焦虑症等患者中的施测显示,该量表总分的评定者间一致性信度为 0.99。郑(Zheng)等报告,17 个条目的 HAMD 在中国精神专科医院门诊与住院患者的内部一致性信度为 0.92,与大体评定量表(GAS)的得分呈显著的负相关,相关系数为 -0.487。在土耳其的门诊和住院抑郁症患者中,HAMD 的克朗巴哈系数为 0.75,分半信度为 0.76,与贝克抑郁量表得分的相关系数为 0.48。[①]

HAMD 需由两名经过训练的评定员对被调查者进行检查,通常采用交谈和观察的方式,检查后,两名评定员分别独立打分。

24 个条目的 HAMD 中,14 个条目采用 0~4 分进行五级评分,0 分代表无,1 分代表轻度,2 分代表轻至中度,3 分代表中度,4 代表重度;10 个条目采用

---

① 参见 ZHENG Y P, ZHAO J P, PHILLIPS M, et al. Validity and reliability of the Chinese Hamilton depression rating scale[J]. British Journal of Psychiatry, 1988, 152(5): 660-664.

0～2分三级评分,0分代表无,1分代表轻至中度,2分代表重度。各项目的得分之和为总分,总分越高,抑郁程度越重。因子分为该因子所包含条目的得分之和。24个条目的HAMD总分小于8分为正常,8～20分为轻度抑郁,21～35分为中度抑郁,大于35分为严重抑郁。

代雅琪等用24个条目的HAMD对114例老年高血压患者(男性69人,女性45人)的施测结果表明,男性的得分为(9.94±7.27)分,女性的得分为(16.13±10.37)分[①];陈逶等用24个条目的HAMD对100例60～85岁慢性阻塞性肺病患者的施测结果表明,58名男性的得分为(28.1±3.5)分,42名女性的得分为(32.8±4.1)分[②];王伟才等用24个条目的HAMD对老年急性冠脉综合征患者(两组各49人,年龄65～93岁)的施测结果表明,得分分别为(23.1±4.3)分和(23.9±4.0)分。[③]

姚培芬等用21个条目的HAMD对阿尔兹海默病患者进行施测,年龄55～85岁,严重程度依据总体衰退量表(GDS)评定为3～5级,其中3级患者得分为(5.56±4.51)分,4级患者得分为(7.03±4.30)分,5级患者得分为(8.43±5.89)分[④];张辉等用21个条目的HAMD对41例老年膝关节骨性关节炎患者(年龄60～79岁)进行施测,总分为(12.74±3.56)分[⑤];张伟珍等用21个条目的HAMD对80名老年脑外伤患者(年龄61～85岁)进行施测,总分为(23.98±4.02)分。[⑥]

---

① 参见代雅琪,陶晶晶,裴大军,等.不同性别高血压病人发生抑郁情况分析[J].护理研究,2017,31(8):980-982.

② 参见陈逶,余晓丹,汪俊.心理干预对慢性阻塞性肺疾病患者住院期间合并抑郁情绪的效果分析[J].西部医学,2014,26(10):1299-1300.

③ 参见王伟才,黎敏如,陈峰.老年急性冠脉综合征患者抑郁状况的调查及心理干预的疗效[J].中外医学研究,2014,12(19):156-157.

④ 参见姚培芬,肖世富,严和骎.阿尔茨海默病不同严重程度的临床神经心理学研究[J].上海精神医学,2004,16(3):156-158.

⑤ 参见张辉,杨宇.老年膝关节骨性关节炎患者住院期间抑郁症状表现调查[J].中国老年保健医学,2011,9(3):81-82.

⑥ 参见张伟珍,周秀红,张清.老年脑外伤病人负性情绪与社会支持及其希望水平的关系研究[J].全科护理,2017,15(35):4353-4355.

17 个条目的 HAMD 的具体内容如下：

汉密尔顿抑郁量表(17 条目版本)

(1)抑郁情绪："无症状"计 0 分，"只有在问到时才叙述"计 1 分，"在谈话中自发地表达"计 2 分，"不用语言也可以从表情、姿势、声音或欲哭中流露出这种情绪"计 3 分，"患者的言语和非言语表达(表情、动作)几乎完全表现为这种情绪"计 4 分。

(2)自罪感："无症状"计 0 分，"责备自己，感到自己连累了他人"计 1 分，"认为自己犯了罪，或反复思考以往的过失或错误"计 2 分，"认为目前的疾病是对自己错误的惩罚，或有罪恶妄想"计 3 分，"罪恶妄想伴有指责或威胁性幻觉"计 4 分。

(3)自杀："无症状"计 0 分，"觉得活着没有意义"计 1 分，"希望自己已经死去，或常想到与死有关的事"计 2 分，"有消极观念(自杀念头)"计 3 分，"有严重自杀行为"计 4 分。

(4)入睡困难："无症状"计 0 分，"主诉有入睡困难，即上床后半小时仍不能入睡"计 1 分，"主诉每晚均有入睡困难"计 2 分。

(5)睡眠不深："无症状"计 0 分，"睡眠浅，多噩梦"计 1 分，"半夜(晚 12 点以前)曾醒来(不包括上厕所)"计 2 分。

(6)早醒："无症状"计 0 分，"有早醒，比平时早醒 1 h，但能重新入睡"计 1 分，"早醒后无法重新入睡"计 2 分。

(7)工作和兴趣："无症状"计 0 分，"提问时才叙述"计 1 分，"自发地直接或间接表达对活动、工作或学习失去兴趣，如感到无精打采、犹豫不决，不能坚持或需强迫才能工作或活动"计 2 分，"活动时间减少或效率降低，住院患者每天参加病室劳动或娱乐不满 3 h"计 3 分，"因目前的疾病而停止工作，住院患者不参加任何活动或者没有他人帮助便不能完成病室的日常事务"计 4 分。

(8)阻滞："无症状"计 0 分，"精神检查中发现轻度迟缓"计 1 分，"精神检查中发现明显迟缓"计 2 分，"精神检查进行困难"计 3 分，"完全不能回答问题(木僵)"计 4 分。

(9)激越："无症状"计 0 分，"检查时表现得有些心神不定"计 1 分，"有明显的心神不定或小动作多"计 2 分，"不能静坐，检查中曾起立"计 3 分，"搓手，咬手指，扯头发，咬嘴唇"计 4 分。

(10)精神性焦虑："无症状"计 0 分，"问及时叙述"计 1 分，"自发地表达"计 2 分，"表情和言语流露出明显焦虑"计 3 分，"明显惊恐"计 4 分。

(11)躯体性焦虑:"无症状"计 0 分,"轻度"计 1 分,"中度,有肯定的上述症状"计 2 分,"重度,上述症状严重,影响生活,需加处理"计 3 分,"严重影响生活和活动"计 4 分。

(12)胃肠道症状:"无症状"计 0 分,"食欲缺乏,但不需要他人鼓励便自行进食"计 1 分,"进食需他人催促或请求,以及需要应用泻药或助消化药"计 2 分。

(13)全身症状:"无症状"计 0 分,"四肢、背部或颈部有沉重感,背痛,头痛,肌肉疼痛,全身乏力或疲倦"计 1 分,"症状明显"计 2 分。

(14)性症状:"无症状"计 0 分,"轻度"计 1 分,"重度"计 2 分,"不能肯定,或该项对被评定者不适合(不计入总分)"计 3 分。

(15)疑病:"无症状"计 0 分,"对身体过分关注"计 1 分,"反复考虑健康问题"计 2 分,"有疑病妄想"计 3 分,"伴幻觉的疑病妄想"计 4 分。

(16)体重减轻:

A.根据病史评定:"无症状"计 0 分,"患者叙述可能有体重减轻"计 1 分,"肯定体重减轻"计 2 分。

B.医师测定体重:"体重记录表明 1 星期内减轻不到 0.5 kg"计 0 分,"体重记录表明 1 星期内减轻 0.5～1 kg"计 1 分,"体重记录表明 1 星期内减轻 1 kg以上"计 2 分。

(17)自知力:"知道自己有病,表现为抑郁"计 0 分,"知道自己有病,但归咎于伙食太差、环境问题、工作过忙、病毒感染、需要休息等"计 1 分,"完全否认有病"计 2 分。

(王若颖)

第七节　焦虑自评量表

焦虑自评量表(SAS)由威廉·庄于 1971 年编制,我国于 1986 年引进并修订了中文版(SAS-CR),目前该量表被广泛用于个体主观焦虑的自我评定,是国际上较有影响力的焦虑自评量表。

1971 年,为了量化焦虑症状,并使患者和观察者可以在统一的标准下对焦虑状态进行评分,庄教授根据文献记录、与患者面谈汇总得到的典型症状以及第二版《美国精神障碍诊断与统计手册》中的诊断标准编制了 SAS,共包含 20 个条目。中国量表协作组依据我国人群的语言习惯,将其中的 5 项反向计分条目修订为正向计分条目,保留了原先的 20 个条目,并于 1986 年推出了 SAS-CR。但目前国内应用最广泛的还是由王征宇、迟玉芬等于 1984 年翻译的 SAS 原始版本。

SAS 的 1~20 条目依次对应焦虑、害怕、惊恐、发疯感、不幸预感、手足颤抖、躯体疼痛、乏力、静坐不能、心悸、头昏、晕厥感、呼吸困难、手足刺痛、胃痛或消化不良、尿意频繁、多汗、面部潮红、睡眠障碍、噩梦,共 20 条症状。国内外相关临床研究显示,SAS 可以较好地区分焦虑状态和正常情绪状态,但仅通过 SAS 的结果无法进行合焦虑障碍诊断,还需要结合其他专业工具及精神科医生的专业诊断。

SAS 广泛适用于有焦虑症状的成年人,常用于门诊或住院患者,在个体及团体评定中均可使用。在特殊情况下,SAS 还可用作他评量表,由主试者逐条将量表内容以询问的方式表述给受试者,并记录受试者的作答情况。

庄教授曾对 SAS 进行过信度检验,发现其分半信度为 0.71。王征宇、迟玉芬等于 1984 年对 36 例神经官能症患者进行了 SAS 试用,并用汉密尔顿焦虑量表(HAMA)和 SDS 进行了询问检查,SAS 和 HAMA 总分的皮尔森相关系数为 0.365,斯皮尔曼(Spearman)相关系数为 0.341;而 SAS 与 SDS 的相关系数为 0.718。[1] 段泉泉等于 2012 年在我国精神科门诊患者中进行了关于 SAS 临床效度的小范围研究,也将 HAMA 作为校标进行了相关检验,发现 SAS 在 ROC 曲线下面积为 0.76,若灵敏度在 80% 以上,则特异性不到 52%(得分不低于 33 分时),SAS 得出的等级与医生用 HAMA 得到的焦虑程度等级的一致性 Kappa 值为 0.30。[2]

在被调查者进行 SAS 自评前,主试者应先熟悉本量表的内容、操作及计分规则。在受试者自评时,主试者首先要确保受试者知悉本量表的填写注意事项,然后由受试者针对自己最近一周的真实情况独立(即不受任何人影响)地对该量表的各条目作答。如果受试者由于文化水平较低、视力问题等原因无法作答,主试者可以逐条读(或放录音)给受试者听,再由受试者独立作答。

SAS 采用四级评分(1~4 分),各分数代表条目所定义的症状出现的频率为:1 分表示"没有或很少时间",2 分表示"小部分时间",3 分表示"相当多时间",4 分表示"绝大部分或全部时间"。SAS 包含 15 项正向计分题及 5 项反向计分题(第 5、9、13、17、19 题),正向计分题目均按相应的等级计 1~4 分,反向

---

① 参见王征宇,迟玉芬.焦虑自评量表(SAS)[J].上海精神医学,1984,2:73-74.

② 参见段泉泉,胜利.焦虑及抑郁自评量表的临床效度[J].中国心理卫生杂志,2012,26(9):676-679.

计分题目则在相应的等级上依次计 4～1 分。将 20 项条目的得分累加得到原始分，然后还要将原始分转换为标准分，得到 SAS 的最终测评结果。转换公式为 $Y=1.25X$，式中 Y 为标准分，X 为原始分。

参考《常用心理评估量表手册》的划分标准，SAS 的焦虑得分分为四类：低于 50 分为无焦虑，50～59 分为轻度焦虑，60～69 分为中度焦虑，70 分及以上为重度焦虑。

1999 年，吴文源等采用 SAS 对 1158 例正常人进行了测评分析，结果表明正向计分题（15 个条目）的得分均值为（1.29±0.98）分，反向计分题（5 个条目）的得分均值为（2.08±1.71）分，20 项总分平均为（29.78±0.46）分，标准分为（41.85±10.57）分，并以此作为代常模总分值。

SAS 可应用于对老年人群心理状况的初步筛查。例如，韩学青等采用 SAS 对北京市两个社区的 365 名 60 岁以上的老年人的心理状况进行了调查，可以区分出约 8% 的老年人处于焦虑状态。[1]

SAS 在患有不同疾病的老年人群中也有一定的区分度，如韩今华等对 335 例老年慢性病患者（60～69 岁者 111 例，70～79 岁者 176 例，80 岁以上者 48 例）进行调查发现，不同慢性病患者的焦虑情况不同：焦虑程度由高到低依次是老年呼吸系统疾病患者，得分为（58.81±5.64）分；老年高血压患者，得分为（57.96±6.10）分；老年糖尿病患者，得分为（57.38±6.71）分；老年消化系统疾病患者，得分为（55.50±7.40）分；老年脑血管疾病患者的焦虑程度最低，为（54.60±5.16）分。[2] 陈涛等对 48 例患有消化不良的老年人进行了调查，发现他们的 SAS 得分均值为（56.56±5.02）分。[3] 许雪芬等对 90 例老年癌症患者进行了调查，发现其 SAS 得分均值为（49.88±5.05）分。[4]

此外，SAS 也可用于检验老年人的心理干预效果，如彭飞等使用 SAS 研究了社团心理干预对社区老年人的影响，社区老人在心理干预后的 SAS 评分为

① 参见韩学青,张淑芳,张燕波,等.居家老年人的抑郁焦虑状况及影响因素分析[J].中华老年医学杂志,2017,36(10):1120-1124.

② 参见韩今华,齐冲,王毅.老年不同慢性病患者睡眠质量与焦虑现状[J].中国老年学杂志,2017,37(16):4120-4121.

③ 参见陈涛,张雅丽.老年功能性消化不良患者的心理评估及护理干预分析[J].国际护理学杂志,2013,32(11):2545-2547.

④ 参见许雪芬,陈丹纯,许楚敏,等.老年癌症患者化疗期间心理健康状况及影响因素的分析[J].中国卫生标准管理,2021,12(4):67-70.

(44.7±3.7)分,显著低于在心理干预前的(47.10±1.03)分。[①]

SAS的具体内容如下:

焦虑自评量表

指导语:请仔细阅读下面每个句子,然后根据您的情况选出最合适的时间频度并打分,打分标准为:"没有或很少"打1分,"小部分时间"打2分,"相当多时间"打3分,"绝大部分或全部时间"打4分。

(1)我觉得比平时更容易紧张或着急。

(2)我会无缘无故地感到害怕。

(3)我容易心里烦乱或感到惊恐。

(4)我觉得我可能要发疯。

(5)我觉得一切都很好,也不会发生什么不幸。

(6)我手脚发抖打颤。

(7)我因为头疼、颈痛和背痛而苦恼。

(8)我觉得容易衰弱和疲乏。

(9)我觉得心平气和,并且容易安静地坐着。

(10)我觉得心跳得很快。

(11)我因为一阵阵头晕而苦恼。

(12)我有晕倒发作,或觉得要晕倒似的。

(13)我吸气呼气都感到很容易。

(14)我的手脚麻木和刺痛。

(15)我因为胃痛和消化不良而苦恼。

(16)我常常要小便。

(17)我的手脚常常是干燥温暖的。

(18)我脸红发热。

(19)我容易入睡,并且一夜睡得很好。

(20)我会做噩梦。

(孔维祎)

---

① 参见彭飞,周璇梓.社区团体心理干预对社区老年人心理和睡眠健康的影响[J].中华临床医师杂志,2020,14(9):709-713.

第八节　社交焦虑量表

社交焦虑量表(SASS)是自我意识量表(SCS)的一个分量表。自我意识量表是在客观自我意识理论的基础上编制的,在进行因素分析时,研究人员发现了社交焦虑因素,他们认为该因素是对自我关注过程的反应,是自我关注产生的副作用,并将其定义为"在他人面前感觉不自在"。SASS 一共有 6 个条目,不仅测量主观焦虑,而且也测量言语表达及行为举止上的困难。我国学者在引入 SASS 原始量表并翻译的过程中,有的译本只保留了 5 个条目。1999 年《中国心理卫生》杂志社出版的《心理卫生评定量表手册》中,收录了 SASS 英文原版和修订后的中文版。

SASS 没有明确的适用年龄范围,其经过修订后易于理解,因此可适用的年龄范围较广,以往只要是 11 岁以上,能够阅读并理解项目内容者即可使用。

原英文版 SASS 的重测信度为 0.73;荷兰语版的内部一致性信度为 0.78,重测信度为 0.81;中文版的内部一致性信度达 0.72 以上,重测信度为 0.78,分半信度为 0.72。修订后的 SASS 内部一致性信度为 0.79,重测信度是 0.77,修订版的中文 SASS 内部一致性信度达 0.73 以上。在校标效度方面,SASS 与交往焦虑量表(IAS)的相关系数为 0.78,与考试焦虑量表(TAS)的相关系数为 0.23。

原始版本的 SASS 采用五级评分(0~4 分),修订版则采用四级评分(0~3 分),两个版本只在条目表述上略有不同,但条目内涵相同,其中第 4 题为反向计分。总分由所有 6 个条目得分求和得出,总分越高表明被试者的社交焦虑程度越高。

在国外学者的一项研究中,招募了 225 名 60 岁以上的城镇老年人进行 SCS 的问卷调查,在 SASS 上的结果显示男性得分为(7.6±4.5)分,女性得分为(8.4±4.1)分,SASS 的内部一致性系数为 0.72。国内目前暂无 SASS 应用于老年群体的数据。现有的研究中,原版量表在国外大学生群体中的得分情况是男生(12.5±4.1)分,女生(12.8±4.5)分;在我国大学生群体中平均分为 14.17 分,其中男生(14.01±4.89)分,女生(14.30±4.77)分。修订版 SASS 在国外中年冠心病患者中施测得到的平均分为(7.3±3.9)分。

SASS中文版及中文修订版的具体内容如下：

社交焦虑量表(中文版)

下面是一些描述您注意倾向的句子，其中有些会比较符合您的情况，有些则不符合。请您看清楚每个句子，然后给出一个评分，以表示该句子描述的内容与您的实际情况相符合的程度。答案没有对错之分，只要照实回答就可以了。评分标准为："非常不符合"计0分，"有些不符合"计1分，"难以确定"计2分，"符合"计3分，"非常符合"计4分。

(1)在新场合中，我需要花力气去克服自己的害羞心理。

(2)当我工作时，如果有人在看着我，我会觉得很不自在。

(3)我很容易觉得尴尬。

(4)跟陌生人交谈对我来说很容易。

(5)当我在众人面前说话时，我感到紧张。

(6)人数众多的场合会使我紧张。

社交焦虑量表(中文修订版)

请为每个表述打分，判断每个表述在多大程度上符合您自己的实际情况。请您如实地回答所有的问题，尽量不要因个别问题的答案影响对其他问题的作答。所有的回答没有正确与错误之分。评分标准为："完全不像自己"计0分，"不太像自己"计1分，"有些像自己"计2分，"非常像自己"计3分。

(1)我在新环境里要花上不少时间去克服羞怯心理。

(2)有人看着我时我干活很吃力。

(3)我非常容易困窘。

(4)我同陌生人谈话很容易。

(5)我在人群前谈话时会感到紧张。

(6)一大群人会使我紧张。

（陈　玮）

第九节 贝克焦虑量表

贝克焦虑量表是由美国学者阿罗恩·贝克(Aaron T. Beck)等编制的,编制目的是为了解决当时广泛使用的焦虑和抑郁评定量表之间的高相关性问题。贝克焦虑量表共有 21 个项目,采用四级评分,适合具有焦虑症状的成年人进行自评,能比较准确地反映被调查者主观感受到的焦虑程度。贝克焦虑量表项目内容简单,容易理解,操作计分便捷,相比于汉密尔顿焦虑量表必须由经过训练的临床人员使用且用时较长,贝克焦虑量表可以由被调查者在简单的指导下自行填写,填写时间一般不超过 5 min,并能够较好地区分焦虑症患者和伴焦虑症状的抑郁症患者。

贝克焦虑量表适用于青少年和成年人,能够阅读并理解项目内容者均可使用。该量表有众多语言版本,如西班牙语、葡萄牙语和德语等,中文版最早出现在 1999 年《中国心理卫生》杂志社出版的《心理卫生评定量表手册》中,使用群体也从原先的精神病患者扩展到了普通人群,如不同年龄段的社区居民、青少年和大学生等。

信度方面,在编制贝克焦虑量表的原始文献中,其内部一致性信度的克朗巴哈系数为 0.92,重测信度为 0.75。众多国外研究均显示该量表的内部一致性信度较好,克朗巴哈系数基本在 0.8 以上,国内最早对此量表进行研究的学者得到的克朗巴哈系数为 0.95。

效度方面,在编制贝克焦虑量表的原始文献中,该量表与修订后的汉密尔顿焦虑量表呈中度相关($r=0.51$),与修订后的汉密尔顿抑郁量表呈轻度相关($r=0.25$),有较好的校标效度和区分效度。然而在国内的研究中,有学者发现该量表和贝克抑郁量表的相关系数达到了 0.67($p<0.001$)。

贝克焦虑量表由评定对象自行填写,填写时间为 5 min 左右。在填表之前,主试者应向受试者交代清楚填写方法及每题的含义,要求后者独立完成自我评定,填写时的注意事项包括评定时间范围应是"最近一周(包括当天)"内的自我体验,不要遗漏或重复评定。评定时根据受试者主观体验到的症状烦扰程度选择相应的评级,标准为:"无,一点也不"打 0 分,"轻度,无多大烦扰"打 1 分,"中度,感到不适但尚能忍受"打 2 分,"重度,只能勉强忍受"打 3 分。总分越高,表示受试者的焦虑程度越严重。总分为 0~7 分为基本没有焦虑症状,8~15 分为轻度焦虑,16~25 分为中度焦虑,26 分以上为重度焦虑,但这一得分结果不能用于诊断。

国内有学者在地震幸存的 60 岁老年人中进行过大样本施测,得到的平均分为(55.19±17.17)分,且女性的得分显著高于男性的得分,量表的内部一致性信度,即克朗巴哈系数为 0.822。[1] 刘连启等在上海市 5 个社区中调查了 1805 名 65 岁以上的老年人,发现整体样本的得分为(26.9±4.2)分,其中男性为(26.5±3.7)分,女性为(27.3±4.6)分,且女性显著高于男性($t=4.15,p<0.01$),运用协方差控制年龄后,性别带来的得分差异仍然显著,老年人的睡眠质量与焦虑呈正相关关系。[2] 孙洁在长沙市的调查显示,全体被调查者($n=422$)在该量表上的得分为(22.97±3.30)分,其中男性为(22.50±2.85)分,女性为(23.47±3.68)分,且女性显著高于男性($t=-2.97,p<0.001$)。[3] 黄琳等对成都市社区里患有慢性疼痛的 183 名老年人的调查显示,该群体在贝克焦虑量表上的得分为(40.78±8.52)分。[4]

贝克焦虑量表(中文版)的具体内容如下:

贝克焦虑量表(中文版)

请仔细阅读每一道题,指出您最近一周内(包括当天)被各种症状烦扰的程度,并按以下标准进行打分:"无,一点也不"打 0 分,"轻度,无多大烦扰"打 1 分,"中度,感到不适但尚能忍受"打 2 分,"重度,只能勉强忍受"打 3 分。在做题过程中不要漏题,在同一题上不要斟酌太多时间,请根据看完题后的第一反应作答。

(1)麻木或刺痛感。

(2)感到发热。

(3)腿部颤抖。

(4)不能放松。

(5)害怕发生不好的事情。

(6)头晕。

---

① 参见汪际.创伤后成长评定量表及其意外创伤者常模的研制[D].上海:第二军医大学硕士学位论文,2011.

② 参见刘连启,王汝展,刘贤臣,等.老年人睡眠质量及其相关因素研究[J].中国老年学杂志,2002,2(6):437-440.

③ 参见孙洁.湖南省长沙市老年人睡眠质量及相关因素的调查分析[D].长沙:中南大学硕士学位论文,2011.

④ 参见黄琳,刘琴,刘月.成都市社区慢性疼痛老年人生活质量的现况研究[J].临床护理杂志,2018,17(2):8-10.

(7)心悸或心率加快。

(8)心神不定。

(9)惊吓感。

(10)紧张感。

(11)窒息感。

(12)手发抖。

(13)摇晃。

(14)害怕失控。

(15)呼吸困难。

(16)害怕快要死去。

(17)恐慌。

(18)消化不良或腹部不适。

(19)昏厥。

(20)脸发红。

(21)出汗(不是因暑热冒汗)。

(陈　玮)

第十节　汉密尔顿焦虑量表

汉密尔顿焦虑量表(HAMA)最初是由汉密尔顿(M. Hamilton)于 1959 年编制的,该量表为他评量表,包括 14 个条目,主要用于评定受试者的焦虑症状的严重程度。

HAMA 的 14 个条目反映了 13 种与焦虑相关的症状,包括焦虑心境、紧张、害怕、失眠、认知功能障碍、抑郁心境、躯体性焦虑(包括肌肉系统症状和感觉系统症状)、心血管系统症状、呼吸系统症状、胃肠道症状、泌尿生殖系统症状、自主神经系统症状、会谈时的行为表现(包括一般表现和生理表现)。这些症状是由汉密尔顿对临床上的典型焦虑症状进行总结后得到的,主要可以归于两个分量表——精神焦虑(心理痛苦)和躯体焦虑(痛苦的身体症状)。

HAMA 目前已被翻译为多国语言,被广泛用作临床辅助诊断工具。HAMA 于 20 世纪 80 年代被引入国内。2011 年,王纯等通过探索性因素分析,将中文版 HAMA 又划分为七因子模型,七因子分别是焦虑体验、抑郁症状、躯体神经系统症状、内脏器官症状、生殖泌尿系统症状、自主神经系统症状、会谈时的行为表现,以更细致地应用于临床科研上对焦虑症状的描述。①

HAMA适用于评定焦虑症状的严重程度,也可用于辅助诊断焦虑症,但不太适用于各精神障碍发作过程中对患者焦虑状态的评定。

上海市精神卫生中心曾对19名焦虑患者进行过联合检查,发现HAMA总分评定的信度系数为0.93,各单项症状评分的信度系数为0.83～1.00,$p<$0.01,即该量表的评分者一致性信度良好。

HAMA与COVI焦虑量表总分的相关系数在0.63以上,其中躯体焦虑总分的相关系数为0.60以上,精神焦虑总分的相关系数为0.69以上。上海市精神卫生中心曾对36名焦虑性神经症患者进行了病情严重程度与HAMA总分间的相关性检验,发现其相关系数为0.36($p<0.05$),说明HAMA可较好地反映焦虑状态的严重程度。然而,由于HAMA和HAMD有很多同质项目,因此HAMA在焦虑症和抑郁症之间的区分效度较差。

HAMA需要有两名评定者对受试者进行联合检查,由主要评定者进行面谈(获取有关受试者症状的信息)。第二位评定者需要独立于第一位评定者(主要评定者)进行评分,如果第二位评定者认为主要评定者与患者的对话没有提供足够的信息,那么其可以添加自己的问题。最后,两名评定者通过比对商讨,得到各项目的最终评分。

HAMA采用五级评分方式(0～4分):"无症状"为0分,"轻度"为1分,"中度"为2分,"重度"为3分,"极重度"为4分。各项目分的和即为量表总分,总分范围为0～56分。根据全国量表协作组提供的资料,各分值的解释参考为:低于7分为"无焦虑症状",7～14分为"可能存在焦虑",15～21分为"肯定有焦虑",22～29分为"肯定有明显焦虑",大于等于30分为"可能为严重焦虑"。

HAMA包含躯体性焦虑和精神性焦虑两大因子,其中躯体性焦虑因子由躯体性焦虑(包括肌肉系统症状和感觉系统症状)、心血管系统症状、呼吸系统症状、胃肠道症状、泌尿生殖系统症状和自主神经系统症状组成;精神性焦虑因子由焦虑心境、紧张、害怕、失眠、认知功能障碍、抑郁心境以及会谈时的行为表现(包括一般表现和生理表现)组成。每个因子所含项目的总得分即为因子分。

HAMA可应用于辅助筛查老年人的心理状况。张皑频等调查了重庆主城区老年公寓的350名65岁以上的老年人,结果显示222名健康老年人中,约38.29%的人无焦虑症状,约0.45%的人可能存在严重焦虑;110名有躯体疾病

---

① 参见王纯,楚艳民,张亚林,等.汉密尔顿焦虑量表的因素结构研究[J].临床精神医学杂志,2011,21(5):299-301.

的老年人中,约 13.64% 的人无焦虑症状,约 1.82% 的人可能存在严重焦虑。[1]

HAMA 也可用于调查不同疾病老年患者的焦虑状况。陈宏等对 40 例老年失眠患者进行调查后发现,他们的 HAMA 平均得分为(24.88±8.79)分。[2]邵悦等对 312 名 60 岁以上的老年冠心病住院患者进行调查后发现,28.53% 的人 HAMA 评分小于 14 分,50% 的人 HAMA 评分为 14～20 分,21.47% 的人HAMA 评分在 21 分以上。[3]

HAMA 可用于检验老年患者焦虑症状的临床干预效果。刘洋等使用 HAMA 检验了心理疏导对 98 例 60 岁以上老年抑郁症患者的干预效果,结果显示老年抑郁症患者在心理疏导后的 HAMA 评分为(9.15±5.02)分,显著低于心理干预前的(38.08±7.35)分。[4]

HAMA 的具体内容如下:

汉密尔顿焦虑量表

测评指导:应由经过训练的两名评定者对被评定者进行汉密尔顿焦虑量表的联合检查。一般采用交谈与观察的方式,待检查结束后,两名评定者分别独立评分。若需比较治疗前后抑郁症状和病情的变化,则于入组时,评定当时或入组前一周的情况,治疗后 2～6 周再次进行评定比较。评分的五级标准:"无症状"为 0 分,"轻度"为 1 分,"中度"为 2 分,"重度"为 3 分,"极重度"为 4 分。

1.焦虑心境:担心、担忧,感到有最坏的事情将要发生,容易被激惹。

2.紧张:紧张感,易疲劳,不能放松,有情绪反应,易哭、颤抖,感到不安。

3.害怕:害怕黑暗、陌生人、一人独处、动物、乘车、旅行及人多的场合。

4.失眠:难以入睡,易醒,睡得不深,多梦,梦魇,夜惊,睡醒后感到疲倦。

5.认知功能障碍:或称"记忆力障碍"或"注意力障碍",表现为注意不能集中,记忆力差。

6.抑郁心境:丧失兴趣,对以往爱好的事物缺乏快感,忧郁,早醒,昼重夜轻。

① 参见张皑频,曾宪祥,杨德兰.老年公寓老人焦虑状态相关因素分析[J].中国老年学杂志,2010,30(5):672-674.

② 参见陈宏,杨闯.老年人失眠与焦虑抑郁关系的探讨[J].中国中医急症,2012,21(2):297-298.

③ 参见邵悦,丁飚,何英姿,等.老年冠心病住院患者疾病不确定感现状及影响因素分析[J].中国医学前沿杂志,2020,12(12):140-144.

④ 参见刘洋,冯淑丹.心理疏导疗法在老年抑郁症患者病情控制中的应用效果[J].中国老年学杂志,2019,39(24):6123-6126.

7.躯体性焦虑

(1)肌肉系统症状:肌肉酸痛,活动不灵活,肢体经常抽动,牙齿打颤,声音发抖。

(2)感觉系统症状:视物模糊,发冷发热,软弱无力感,浑身刺痛。

8.心血管系统症状:心动过速,心悸,胸痛,血管跳动感,昏倒感,心搏脱漏。

9.呼吸系统症状:时常感到胸闷,窒息感,叹息,呼吸困难。

10.胃肠道症状:吞咽困难,嗳气,食欲缺乏,消化不良(如进食后腹痛,胃部烧灼感,腹胀,恶心,胃部饱胀感等),肠鸣,腹泻,体重减轻,便秘。

11.泌尿生殖系统症状:尿意频繁,尿急,停经,性冷淡,过早射精,勃起不能,阳痿。

12.自主神经系统症状:口干,潮红,苍白,易出汗,易起"鸡皮疙瘩",紧张性头痛,毛发竖起。

13.会谈时的行为表现

(1)一般表现:紧张,不能松弛,忐忑不安,咬手指,紧握拳,摸弄手帕,面肌抽动,不停顿足,手发抖,皱眉,表情僵硬,肌张力高,叹息样呼吸,面色苍白。

(2)生理表现:吞咽,频繁打嗝,安静时心率快,呼吸加快(每分钟 20 次以上),腱反射亢进,震颤,瞳孔放大,眼睑跳动,易出汗,眼球突出。

(孔维祎)

第十一节　加州大学洛杉矶分校孤独感量表

孤独感是由于个体感知到社会关系缺失而引起的,是一种有别于客观的社会隔离状态的主观体验,这种体验往往不愉快且令人痛苦。加州大学洛杉矶分校孤独感量表(UCLA 孤独感量表)被广泛用于评定由于个体对社会交往的渴望与实际水平的差异而产生的孤独感。

第一版 UCLA 孤独感量表最初是由罗素(D. W. Russell)等于 1978 年编制的,该量表包含了 20 个条目,均是消极陈述。[①] 虽然第一版量表具有较高的内部一致性和同时效度,但因为容易受到反应偏向的影响,以及与抑郁、自尊的区分效度低而存在缺陷。因此,罗素等人于 1980 年编制了 UCLA 孤独感量表修

---

① 参见 RUSSELL D W. UCLA loneliness scale (version 3): reliability, validity, and factor structure[J]. Journal of Personality Assessment, 1996, 66(1): 20-40.

订版(UCLA-R),该修订版也被称为第二版 UCLA 孤独感量表。为了避免系统反应偏向,罗素等将第一版中的 10 个条目改为积极陈述。UCLA-R 的内部一致性较高,同时效度和区分效度良好,各国的修订版本采用的往往也是 UCLA-R。第三版 UCLA 孤独感量表是罗素在 1996 年修订的,目前提及的 UCLA 孤独感量表一般指的就是有 20 个条目的第三版 UCLA 孤独感量表。相比于先前的版本,第三版 UCLA 孤独感量表的条目内容更简单,易于理解,尤其是便于老年人群体理解。

国内最早由王登峰于 1995 年改编了 UCLA 孤独感量表,他是根据 UCLA-R 进行改编的,增加了 4 个条目(积极陈述和消极陈述各 2 条),经过因子分析保留了 16 个条目,另有 2 个新加的条目。[1] 该改编后的 UCLA 孤独感量表以大学生为研究对象,得出了大学生的孤独感常模,但由于样本量小和取样限制,在推广应用到其他群体上时具有局限性。UCLA 孤独感量表由于未限定评定的时间范围,因此一般被认为是评定特质性的孤独感。第三版 UCLA 孤独感量表的应用范围较广,青少年及成年人群体都可以使用。

孤独感在理论上被认为是单维的,但关于 UCLA 孤独感量表的单维结构目前仍存在争议。有研究认为 UCLA 孤独感量表的孤独感结构为单维的,也有研究认为 UCLA 孤独感量表的孤独感结构为多维的。例如,在以健康成年人为研究对象的研究中,发现三因素的拟合效果最好;而在以青年人为研究对象的研究中,发现 UCLA 孤独感量表三因素结构和五因素结构的拟合效果良好。需注意的是,当前绝大多数研究仍将 UCLA 作为单维工具使用。

在信度方面,罗素应用第三版 UCLA 孤独感量表测量了大学生、护士、教师和老年人群体,得到的克朗巴哈系数为 0.89~0.94,重测信度为 0.73。[2] 王登峰等发现第二版 UCLA 孤独感量表在大学生中的克朗巴哈系数为 0.92,分半信度 0.93。[3]

在效度方面,罗素在学生、教师和护士群体中应用第三版 UCLA 孤独感量表,发现孤独感与社会支持呈负相关,提示孤独感的区分效度良好,且发现三因素的模型拟合较好(包含 2 个方法因子和 1 个孤独感因子),AGFI 为 0.84~

---

① 参见王登峰.Russell 孤独量表的信度与效度研究[J].中国临床心理学杂志,1995,3(1):23-25.

② 参见 RUSSELL D W. UCLA loneliness scale (version 3): reliability, validity, and factor structure[J]. Journal of Personality Assessment,1996,66(1):20-40.

③ 参见王登峰.Russell 孤独量表的信度与效度研究[J].中国临床心理学杂志,1995,3(1):23-25.

0.92,CFI 为 0.89~0.98。[①] 王登峰等在大学生中验证了第二版 UCLA 孤独感量表的单因素结构,发现孤独分数与状态和特质焦虑、人际关系障碍、与同学相处的困难、偏执和对人恐怖呈显著正相关($r>0.40$),支持 UCLA 孤独感量表的构想效度和效标效度;孤独分数与学习成绩、学习上的困难和经济状况不存在显著相关,表明 UCLA 孤独感量表有一定的区分效度。[②]

第三版 UCLA 孤独感量表共包含 20 个条目,其中正向计分条目("孤独条目")有 11 个,分别是条目 2、3、4、7、8、11、12、13、14、17、18;负向计分条目("非孤独条目")有 9 个,分别是条目 1、5、6、9、10、15、16、19、20。量表采用四级评分:"从不"评 1 分,"很少"评 2 分,"有时"评 3 分,"一直"评 4 分。总分为 20~80 分,得分越高表示个体的孤独感越强烈。其中,0~20 分表示"无孤独感",21~40 分表示"轻度孤独",41~60 分表示"中度孤独",61~80 分表示"重度孤独"。

国内有关老年人孤独感的研究主要是采用第三版 UCLA 孤独感量表作为测量工具。一项横断面研究分析了不同人口学变量的老年人的孤独感随年代的变化趋势,以及不同性别和不同婚姻状况的老年人的孤独感水平差异。结果显示,老年人整体的孤独感水平是逐年上升的,且孤独感水平不存在性别差异;有配偶老年人的孤独感水平显著低于无配偶老年人。

UCLA 孤独感量表也被广泛用于对国外老年人群体的孤独感研究。例如,希亚迪雅(Sya'diyah)等探究了贴心护理与老年人孤独感的关系,调查显示老年人感知孤独感的比例为 36.6%,其中感到中等水平及以上的孤独感的有 13.8%。[③] 松田(Matsuda)等以停止开车的城镇老年人为研究对象,发现使用公共交通工具的老人的孤独感得分为(10.1 ± 2.9)分,显著低于不使用公共交通工具的老人的(12.7 ± 1.9)分。[④] 卢茨曼(Lutzman)等使用第三版 UCLA 孤独感量表评定了老年人的孤独感,发现老年人的孤独感、社会整合在身体疼痛

① 参见 RUSSELL D W. UCLA loneliness scale (version 3): reliability, validity, and factor structure[J]. Journal of Personality Assessment, 1996, 66(1): 20-40.

② 参见王登峰.Russell 孤独量表的信度与效度研究[J].中国临床心理学杂志,1995,3(1):23-25.

③ 参见 SYA'DIYAH H, NURSALAM N, MAHMUDAH M, et al. Relationship between caring nurses and elderly loneliness[J]. Journal of Public Health Research, 2020, 9(2): 1829.

④ 参见 MATSUDA N, MURATA S, TORIZAWA K, et al. Association between public transportation use and loneliness among urban elderly people who stop driving[J]. Gerontology and Geriatric Medicine, 2019, 5(1): 1-5.

和自杀意念之间具有中介作用。[1]

简版 UCLA 孤独感量表(ULS-8)是基于 UCLA-R 改编的,共 8 个条目,其中 6 个条目为消极陈述,进行正向计分;2 个条目为积极陈述,进行反向计分。威尔逊(Wilson)等在 1992 年检验了 ULS-8 和 UCLA-R 等在青少年群体中的信度和效度,发现 ULS-8 的信度和效度最好。此外,ULS-8 的条目数较少,因此被认为是 UCLA-R 最好的替代量表。[2]

周亮等于 2012 年翻译并检验了中文版 ULS-8 在农村社区老年人中的信度和效度,发现 ULS-8 的内部一致性和重测信度良好,但去掉条目 3 和条目 6 后得到的 ULS-6 更符合原量表的理论,且 ULS-6 的信度和效度良好,结构效度、实证效度良好,符合测量学要求,适合用于对我国农村社区老年人的孤独感调查。[3]

徐(Xu)等于 2018 年检验了中文版 ULS-8 在 10~19 岁中国青少年群体中的心理测量学属性,结果与周亮等在 2012 年的研究一致,ULS-8 的内部一致性信度和重测信度良好,但探索性因素分析显示其不符合单因素模型,删除条目 3 和条目 6 后的 ULS-6 符合单因素模型,结构效度良好,且 ULS-6 的内部一致性信度、重测信度均优于 ULS-8。[4] 尽管国内有研究团队调查显示 ULS-8 在老年人群体中的结构效度不如 ULS-6,但该研究所选取的是农村老年人为研究对象,在城镇等其他人口学特征的老年人群体中的适用性如何仍有待检验。

ULS-8 适用范围广,可用于青少年和成年人群体,其应用于农村社区老年人的克朗巴哈系数为 0.741,重测信度为 0.722。吴国婷等在关于老年人孤独感及其影响因素的纵向研究中发现,ULS-8 的克朗巴哈系数为 0.80,青少年中的克朗巴哈系数为 0.815,重测信度为 0.670。在大学生样本中,ULS-8 的克朗巴哈系数为 0.83,分半信度为 0.82,重测信度为 0.71,单因素结构效度和内容

---

[1] 参见 LUTZMAN M, SOMMERFELD E, BEN-DAVID S. Loneliness and social integration as mediators between physical pain and suicidal ideation among elderly men[J]. International Psychogeriatrics, 2021, 33(5): 453-459.

[2] 参见 WILSON D, CUTTS J, LEES I, et al. Psychometric properties of the revised UCLA loneliness scale and two short-form measures of loneliness in Zimbabwe[J]. Journal of Personality Assessment, 1992, 59(1): 72-81.

[3] 参见周亮,黎芝,胡宓,等.ULS-8 孤独感量表信效度检验及其应用[J].中南大学学报(医学版),2012,37(11):124-1128.

[4] 参见 XU J, ZHANG J H, FENG L Y, et al. Self-rated health of population in southern China: association with socio-demographic characteristics measured with multiple-item self-rated health measurement scale[J]. BMC Public Health, 2010, 3(10):9-20.

效度良好。[①]

在 13～19 岁的青少年群体中，ULS-6 的孤独感得分与抑郁和自杀意念呈显著正相关，与关系质量呈显著负相关，说明孤独感的聚合效度良好；ULS-8 的得分与"我感到被冷落"条目的得分呈显著正相关（$r=0.73$），从而证实 ULS-8 的同时效度较好。在大学生中，ULS-8 的单因素模型拟合良好（$\chi^2/df=4.41$，$GFI=0.92$，$CFI=0.87$，$RMSEA=0.076$），孤独感与社交焦虑呈显著正相关（$r=0.51$），提示 ULS-8 的结构效度良好。

ULS-8 的作答评分同第三版 UCLA 孤独感量表，总分为 8～32 分，分数越高代表孤独程度越高。需要注意的是，条目 3 和条目 6 属于积极陈述，需反向计分；其余条目均为消极陈述，采用正向计分。

ULS-8 被广泛用于我国老年人的孤独感研究。例如，姜（Jiang）等采用 2018 年健康相关的老年人生活质量调查数据（CHRQL-OA 2018）分析发现，来自农村的老年人孤独感得分为（17.5 ± 15.08）分，显著高于来自城镇的老年人的（16.91 ± 5.09）分。[②] 吴国婷等以美国"健康与退休研究"（HRS）项目组采集的老年人追踪数据为基础，探究了老年人孤独感及其影响因素的潜在转变，发现老年人的孤独感存在 4 个潜在类别：低孤独感组、社会孤独组、情感孤独组和高孤独感组；在 4 年的追踪中，高孤独感组和低孤独感组的稳定性较强，社会孤独组和情感孤独组转变程度较大。老年男性更可能陷入情感孤独。[③]

ULS-8 也被用于国外老年人群体的孤独感研究中。例如，一项对尼日利亚中北部退休人员的孤独发生率及其与抑郁和焦虑症状的相关性的横断面研究中，采用了 ULS-8 评估孤独感，并以 24 分作为有无孤独感的临界值，发现老年女性的平均孤独感水平显著高于老年男性，且女性孤独感的检出率显著高于老年男性。

---

① 参见吴国婷，张敏强，倪雨菡，等.老年人孤独感及其影响因素的潜在转变分析[J].心理学报，2018，50(9)：1061-1070.

② 参见 JIANG D, HOU Y, HAO J, et al. Association between personal social capital and loneliness among widowed older people[J]. International Journal of Environmental Research and Public Health, 2020, 17(16): 5799.

③ 参见吴国婷，张敏强，倪雨菡，等.老年人孤独感及其影响因素的潜在转变分析[J].心理学报，2018，50(9)：1061-1070.

第三版和简版 UCLA 孤独感量表的具体内容如下：

第三版 UCLA 孤独感量表

下面列出的是人们有时会出现的一些感受。对每项描述,请指出您具有哪种感受的频度,"从不"打 1 分,"很少"打 2 分,"有时"打 3 分,"一直"打 4 分。例如问题"您常感到寂寞吗?"如您从未感到寂寞,您可以打 1 分;如您一直感到寂寞,您可以打 4 分,以此类推。

(1)您常感到与周围的人关系和谐吗?

(2)您常感到缺少伙伴吗?

(3)您常感到没人可以信赖吗?

(4)您常感到寂寞吗?

(5)您常感到属于朋友中的一员吗?

(6)您常感到与周围的人有许多共同点吗?

(7)您常感到与任何人都不亲密吗?

(8)您常感到您的兴趣与想法跟周围的人不一样吗?

(9)您常感到想要与人来往、结交朋友吗?

(10)您常感到与人亲近吗?

(11)您常感到被人冷落吗?

(12)您常感到您与别人来往毫无意义吗?

(13)您常感到没有人很了解您吗?

(14)您常感到与别人隔开了吗?

(15)您常感到当您愿意时,就能找到伙伴吗?

(16)您常感到有人真正了解您吗?

(17)您常感到羞怯吗?

(18)您常感到人们围着您但并不关心您吗?

(19)您常感到有人愿意与您交谈吗?

(20)您常感到有人值得您信赖吗?

简版 UCLA 孤独感量表

下面列出的是人们有时会出现的一些感受。对每项描述,请指出您具有哪种感受的频度,"从不"打 1 分,"很少"打 2 分,"有时"打 3 分,"一直"打 4 分。例如描述"我感到被冷落",如您从未感到被冷落,您可以打 1 分;如您一直感到被冷落,您可以打 4 分,以此类推。

(1)我缺少别人的陪伴。

(2)我没有人可以寻求帮助。

(3)我是一个愿意交朋友的人。

(4)我感到被冷落。

(5)我感到和其他人疏远了。

(6)当我想要别人陪我的时候,我能找到人陪我。

(7)我因为很少与别人来往而感到伤心。

(8)虽然身边有人陪,但没人关心我。

(张雅文)

第十二节　医院焦虑抑郁量表

医院焦虑抑郁量表(HAD)主要用于对综合性医院中患者焦虑和抑郁情绪的筛查,其初始版本为英文,此后被翻译为德文、日文、意大利文等多种版本。中文版本有徐俊冕和叶维菲于 1993 年翻译的版本等。

HAD 对测量群体的年龄和文化程度没有特定限制,但只作为一个焦虑和抑郁的筛查量表使用,不宜作为流行病学调查或临床研究的诊断工具使用。

郑磊磊等于 2003 年对国内 846 名综合性医院的住院患者中 HAD 的信度和效度进行了检验,因子分析显示 HAD 的因子结构与前人的研究一致,说明该量表具有较好的结构效度。[①] 不同学者对 HAD 的内部一致性检验显示,其总体的克朗巴哈系数为 0.88,HAD 焦虑分量表(HADS-A)的克朗巴哈系数为 0.76～0.81,HAD 抑郁分量表(HADS-D)的克朗巴哈系数为 0.78～0.81;重测信度组内相关系数(ICC)分别为 0.945、0.921、0.932;以 SAS、SDS 的得分作为校标,HAD 总分与 SAS 评分的相关系数为 0.59～0.69,与 SDS 评分的相关系数为 0.68～0.69,HADS-A 与 SAS、SDS 总分的相关系数分别为 0.552、0.601,HADS-D 与 SAS、SDS 总分的相关系数分别为 0.552、0.663。

HAD 共有 14 个条目,其中 7 个条目评定抑郁,7 个条目评定焦虑,抑郁分量表中有 5 条反向计分,焦虑分量表中有 1 条反向计分。不同研究中所采用的

---

① 参见郑磊磊,王也玲,李惠春.医院焦虑抑郁量表在综合性医院中的应用[J].上海精神医学,2003,15(5):264-266.

临界值不尽相同:原编制者将焦虑与抑郁两个分量表的分值划分为 0~7 分属无症状,8~10 分属症状可疑,11~21 分属肯定存在症状;巴尔扎克(Barczak)等用 8 分作为临界值,用 DSM-Ⅲ诊断作为"金标准",发现其对抑郁和焦虑的灵敏度分别为 82% 和 70%,特异性分别为 94% 和 68%[①];斯利文斯通(Silverstone)发现,采用 8 分作为临界值时,HAD 预测 DSM-Ⅲ-R 抑郁症的灵敏度尚能令人满意(在综合性医院和精神科中分别为 100% 和 80%),但其特异性却只有 17%或 29%,因此认为 HAD 只能用于筛查[②];徐俊冕和叶维菲翻译的中文版本采用CCMD-2 诊断以及 SDS 和 SAS 作为参照,在综合性医院进行过严格测试,发现以 9 分作为焦虑或抑郁的临界值具有较好的灵敏度与特异性。[③]

　　HAD 在国内的老年人群中应用较少。许明珠等研究发现,老年患者在冠状动脉旁路移植术后焦虑和抑郁的发生率分别为 31.0% 和 45.9%,二者均有的发生率为 26.4%。[④] 徐洁华等对 64 例焦虑症空巢老人进行了测量,发现其进行干预前焦虑分量表得分为(9.94±3.02)分,干预后 7 天得分为(8.87±2.95)分,干预后 28 天得分为(6.92±1.98)分,其变化均具有显著差异。[⑤]

　　国外的坎普顿(A. S. Creighton)等对焦虑分量表的灵敏度和特异性进行了测量,发现对于澳大利亚墨尔本的招募群体而言,符合一般焦虑障碍标准的人群的得分为(9.95±4.48)分,不符合一般焦虑障碍标准的人群的得分为(3.13±2.86)分,两组人群之间有显著差异。[⑥]

---

① 参见 BARCZAK P, KANE N, ANDREWS S, et al. Patterns of psychiatric morbidity in a genito-urinary clinic: a validation of the hospital anxiety depression scale (HAD)[J]. British Journal of Psychiatry, 1988, 152(5): 698-700.

② 参见 SILVERSTONE P H. Poor efficacy of the hospital anxiety and depression scale in the diagnosis of major depressive disorder in both medical and psychiatric patients[J]. Journal of Psychosomatic Research, 1994, 38(5): 441-450.

③ 参见徐俊冕,叶维菲.100 例住院心脏病病人的焦虑抑郁调查[J].上海精神医学,1993,5(4):253-255.

④ 参见许明珠,费忠化,张春英,等.老年与中青年患者冠状动脉旁路移植术后焦虑抑郁危险因素比较分析[J].齐鲁护理杂志,2015,21(9):45-47.

⑤ 参见徐洁华,王继红,刘小娟.综合护理干预对 64 例焦虑症空巢老人生活质量的影响[J].检验医学与临床,2014,11(15):2078-2080.

⑥ 参见 CREIGHTON A S, DAVISON T E, KISSANE D W. The psychometric properties, sensitivity and specificity of the geriatric anxiety inventory, hospital anxiety and depression scale, and rating anxiety in dementia scale in aged care residents[J]. Aging & Mental Health, 2019, 23(5): 633-642.

HAD 的具体内容如下：

医院焦虑抑郁量表

指导语：情绪在大多数疾病中发挥着重要的作用，如果医生了解您的情绪变化，他们就能给您更多的帮助。请您阅读以下各个项目，选出其中最符合您上个月以来的情绪情况的一项（选项后的数字是对应的分数）。对这些问题的回答不要有过多的考虑，立即作答会比考虑后再回答更切合实际。

1.我感到紧张或痛苦（　　）

  A.几乎所有时候 3　　　　　　　B.大多数时候 2

  C.有时 1　　　　　　　　　　　D.根本没有 0

2.我对以往感兴趣的事情还是感兴趣（　　）

  A.肯定一样 0　　　　　　　　　B.不像以前那样多 1

  C.只有一点 2　　　　　　　　　D.基本上没有了 3

3.我感到有点害怕，好像预感到有什么可怕的事情要发生（　　）

  A.非常肯定和十分严重 3　　　　B.是有，但并不太严重 2

  C.有一点，但并不使我苦恼 1　　D.根本没有 0

4.我能够哈哈大笑，并看到事物好的一面（　　）

  A.我经常这样 0　　　　　　　　B.现在已经不大这样了 1

  C.现在肯定是不太多了 2　　　　D.根本没有 3

5.我的心中充满烦恼（　　）

  A.大多数时间 3　　　　　　　　B.常常如此 2

  C.时时，但并不经常 1　　　　　D.偶然如此 0

6.我感到愉快（　　）

  A.根本没有 3　　　　　　　　　B.并不经常 2

  C.有时 1　　　　　　　　　　　D.大多数时候 0

7.我能够安闲而轻松地坐着（　　）

  A.肯定 0　　　　　　　　　　　B.经常 1

  C.并不经常 2　　　　　　　　　D.根本没有 3

8.我对自己的仪容（打扮自己）失去兴趣（　　）

  A.肯定 3　　　　　　　　　　　B.并不像我应该做到的那样关心 2

  C.我可能不是非常关心 1　　　　D.我仍像以往一样关心 0

9.我有点坐立不安,好像感到非要活动不可(　　　)

　　A.确实非常多 3　　　　　　　　B.是不少 2

　　C.并不很多 1　　　　　　　　D.根本没有 0

10.我对一切都是乐观地向前看(　　　)

　　A.差不多是这样做的 0　　　　　B.并不完全是这样做的 1

　　C.很少这样做 2　　　　　　　　D.几乎从来不这样做 3

11.我突然发现有恐慌感(　　　　)

　　A.确实很经常 3　　　　　　　　B.时常 2

　　C.并非经常 1　　　　　　　　D.根本没有 0

12.我好像感到情绪在渐渐低落(　　　)

　　A.几乎所有的时间 3　　　　　　B.很经常 2

　　C.有时 1　　　　　　　　　　　D.根本没有 0

13.我感到有点害怕,好像某个内脏器官变坏了(　　　　)

　　A.根本没有 0　　　　　　　　　B.有时 1

　　C.很经常 2　　　　　　　　　　D.非常经常 3

14.我能欣赏一本好书或一个好的广播/电视节目(　　　　)

　　A.常常 0　　　　　　　　　　　B.有时 1

　　C.并非经常 2　　　　　　　　　D.很少 3

总评分:_____分

（陈　晨）

第四章 认知功能评定量表

第一节 简易精神状态检查量表

简易精神状态检查量表（MMSE）是一种评定老年人认知功能方面有无损害的标准化筛查工具，由美国学者福尔斯坦（M. F. Folstein）等于 1975 年编制而成。[①] 该量表具有认知项目范围广，操作方便简单，对阿尔茨海默病判定灵敏度高等优势，因此在世界范围内得到了广泛的使用，但由于地域差别、人文及社会背景不同，MMSE 的阿尔茨海默病筛查分界值、区分早期和中期的分界值标准等尚不统一。

MMSE 目前已被翻译成多个语言版本并在不同国家得到了使用。20 世纪 80 年代末，MMSE 被引入我国，目前较常用的主要有北京版、上海版、粤语版和哈萨克文版等，其中又以北京版和上海版的应用最为广泛。

1988 年，李格等最早将 MMSE 英文版原量表引入国内，并修订出北京版 MMSE。[②] 通过对 137 位平均年龄在 50 岁以上的人施测，发现北京版 MMSE 在中国人群中具有一定的适用性；上海版 MMSE 由张明园等修订而成；哈萨克文版是在北京版和上海版的基础上，根据哈萨克族的文化特点及宗教信仰等修订而成。

[①] 参见 FOLSTEIN M F，FOLSTEIN S E，MCHUGH P R. "Mini-mental state"：a practical method for grading the cognitive state of patients for the clinician[J]. Journal of Psychiatric Research，1975，12(3)：189-198.

[②] 参见李格，陈昌惠，李淑然，等.简易精神状态检查表在不同人群中的试测研究[J].中国心理卫生杂志，1989,3(4)：148-152.

MMSE的适用范围广泛,主要用于50岁以上老年人认知功能的评估及老年阿尔茨海默病、轻度认知功能障碍等认知功能障碍的诊断,既可在社区内施测,又可用于临床评估。国内外的研究均显示:MMSE的检查结果受年龄和文化程度的影响,因此该量表在精神科的临床实践中作为阿尔茨海默病的初步筛选工具更为合适,但对于那些可疑的阿尔茨海默病患者还需要进一步的记忆及智能检查。

1988年,李格等在北京老年人群中对修订后的中文版MMSE进行了信度和效度检验,结果表明其一致性信度为0.97,间隔2～6天的重测信度为0.90($p<0.01$),说明该量表较稳定。[①] 邱(Chiu)等在香港老年人群中对粤语版MMSE的信度和效度进行了检验,结果显示其内部一致性信度为0.86,评定者间信度为0.99,间隔一周的重测信度为0.78,以19～20分为阿尔茨海默病的筛查分界值,其灵敏度和特异性分别达97.5%和97.3%。[②] 2010年,孟新玲等使用哈萨克文版MMSE对新疆509位50岁以上的老人进行了筛查,其Kappa值为0.89($p<0.01$),初中学历以上者以24分为分界值时,灵敏度为96.67%,特异性为89.60%。[③] 2013年,帕丽丹·吾术尔等以55岁以上、不同文化程度的维吾尔族患者85例作为调查对象,分析了维吾尔文版简易精神状态检查量表(MMSE-U)在维吾尔族人群中的应用信度和效度,结果表明内部一致性克朗巴哈系数为0.906,间隔一周的重测信度为0.720,以各条目得分为预测变量,总分为目标变量进行多元线性回归分析后,所得模型具有统计学意义,说明该量表具有较好的结构效度。[④]

MMSE满分为30分,其中内容包含定向力(10分)、即刻记忆(3分)、注意力和计算力(5分)、延迟记忆(3分)、语言能力(共9分,其中命名能力2分,复述能力1分,三步命令3分,阅读能力1分,书写能力1分,复写能力1分),总分根据各认知领域的得分依次相加,根据被调查者的文化水平,文盲者低于17分、小学文化程度者低于20分、中学或以上文化程度者低于24分被评定为认知功

① 参见李格,陈昌惠,李淑然,等.简易精神状态检查表在不同人群中的试测研究[J].中国心理卫生杂志,1989,3(4):148-152.

② 参见CHIU H F K, LEE H C B, WING Y K, et al. Reliability, validity and structure of the Chinese geriatric depression scale in a Hong Kong context: a preliminary report [J]. Singapore Medical Journal, 1994, 35(5): 477-480.

③ 参见孟新玲,肖劲松,沙拉,等.哈萨克文版简易智能精神状态检查量表在新疆阿勒泰市哈萨克族人群中的应用[J].中国老年学杂志,2012,32(6):1231-1233.

④ 参见帕丽丹·吾术尔,米热班·依明,花锐,等.维吾尔文版MMSE量表的信、效度分析[J].新疆中医药,2018,36(1):71-73.

能受损。但 MMSE 的条目难度偏低,故存在"天花板效应"。李彬寅等对上海 84 名 60 岁以上的高学历门诊患者进行了分析,以 29 分为分界值,所得判别方程的灵敏度为 69.6%,特异性为 94.7%。[1] 年龄及教育水平都是对 MMSE 评定结果的重要影响因素,因此最佳分界值的划分会随受测群体文化程度的不同而有所变化。

MMSE 既可由精神科医生使用,也可由接受过培训的非专业人员进行施测。施测时间一般不超过 30 min。

伍亚光等于 2004 年在广西巴马瑶族自治县使用中文版 MMSE 对 267 位 80 岁以上的老年人进行了认知功能测定,以了解该地区老年人的总体认知功能状况及其影响因素,结果显示高龄、受教育程度低、视力障碍、缺乏社会支持、参加社会活动少等是影响老年人认知功能的危险因素。[2]

任冬梅等于 2019 年采用中文版 MMSE 调查了四川雅安市 864 例社区老年人的认知功能障碍影响因素,结果显示社区老年人的认知功能障碍受年龄、月收入、生活自理能力、焦虑、抑郁情绪等因素的影响。[3]

MMSE 的具体内容如下:

简易精神状态检查量表

一、定向力(10 分)

提问者问受试者一些问题,多数都很简单,请受试者认真回答。

(一)时间定向

1.今年是哪一年?(答对得 1 分)

2.现在是什么季节?(答对得 1 分)

3.现在是几月份?(答对得 1 分)

4.今天是几号?(答对得 1 分)

5.今天是星期几?(答对得 1 分)

---

① 参见李彬寅,卢逸舟,乔园,等.MMSE 筛查轻度认知障碍新切点(29 分)的认知特点分析[C].中华医学会第十八次全国神经病学学术会议论文汇编,2015.

② 参见伍亚光,张国兵,李志彬,等. 267 例 80 岁以上老人中文版简易智能状态检查结果分析[J].中国行为医学科学,2005,14(6):555-557.

③ 参见任冬梅,王静,李燕. MMSE 量表探讨社区老年人认知功能障碍及其影响因素[J].中外医学研究,2020,18(26):7-11.

（二）方位定向

1.这里是什么城市（城市名）？（答对得 1 分）

2.这里是什么区（城区名）？（答对得 1 分）

3.这里是什么街道？（答对得 1 分）

4.这里是第几层楼？（答对得 1 分）

5.这里是什么地方？（答对得 1 分）

二、即刻记忆（3 分）

提问者说出三种东西（皮球、国旗、树木），说完之后请受试者重复一遍。（回答出的词语正确即可，顺序不作要求，每个 1 分）

三、注意力和计算力（5 分）

提问者请受试者算一算，从 100 中减去 7，连续减 5 次，请受试者依次报出结果。（若当前答案出错，但下一个答案正确，则只记一次错误，每次 1 分）

四、延迟记忆（3 分）

提问者请受试者说出算数之前，让其记住的是哪三种东西。（回答出的词语正确即可，顺序不作要求，每个 1 分）

五、语言能力（9 分）

（一）命名能力（2 分）

提问者出示手表，问受试者这是什么东西（答对得 1 分），然后出示铅笔，问受试者这是什么东西（答对得 1 分）。

（二）复述能力（1 分）

提问者说一句话（"四十四只石狮子"），请受试者清楚地重复一遍。（复述正确得 1 分）

（三）阅读能力（1 分）

提问者请受试者念一念这句话（"请闭上您的眼睛"），并按上面的意思去做。（做正确得 1 分，如受试者为文盲，则该项为 0 分）

（四）三步命令（3 分）

提问者给受试者一张纸，请受试者按自己说的去做：

1.请受试者用右手拿起这张纸。（做正确得 1 分）

2.请受试者用两只手把纸对折起来。（做正确得 1 分）

3.请受试者把纸放在左腿上。（做正确得 1 分）

（五）书写能力（1 分）

提问者请受试者写出一个完整的句子,句子要有主语、谓语,能表达一定的意思。（写正确得 1 分,如受试者为文盲,则该项为 0 分）

（六）复写能力（1 分）

提问者出示一个简单的图案,请受试者照着图案将其画下来。（做正确得 1 分）

总评分:_____分

（乔新宇）

第二节　蒙特利尔认知评估量表

随着我国逐渐进入老龄化社会,老年认知功能障碍患者也在日益增多,给家庭和社会造成了沉重的负担。轻度认知功能障碍（MCI）是介于正常老年化和阿尔茨海默病之间的一个临床过渡阶段,在该阶段进行早期识别和干预可以有效延缓病情的进展。蒙特利尔认知评估量表（MoCA）是近年来国内外广泛使用的一种 MCI 筛查量表,该量表由加拿大查尔斯·勒莫恩（Charles Lemoyn）医院神经科临床研究中心的纳斯雷丁（Z. S. Nasreddine）等参考 MMSE 的内容和评分标准,并结合多年的临床经验编制而成,于 2004 年 11 月确定了最终版本。[1] 和 MMSE 相比,MoCA 的显著优势在于其较高的灵敏度和特异性。蒙特利尔认知评估基础量表（MoCA-B）则是由纳斯雷丁等在 MoCA 的基础上发展而来的,可用于文化程度较低的受试者。

2006 年,王炜首次将 MoCA 引进入我国,之后在不同地区进行了施测,衍生出了多个不同的版本,其中较有代表性的是较早翻译的北京版和在其基础上进行了较大本土化改动的长沙版。

MoCA 的适用范围较为广泛,中文版 MoCA 的研究对象的年龄范围集中在 50 岁以上。随着 MoCA 近年来在临床上的广泛应用,许多临床工作者将其运用于诊断与评定阿尔茨海默病、血管性阿尔茨海默病和帕金森病等。一般来

---

[1]　参见 NASREDDINE Z S, PHILLIPS N A, BÉDIRIAN V, et al. The Montreal cognitive assessment, MoCA: a brief screening tool for mild cognitive impairment[J]. Journal of the American Geriatrics Society, 2005, 53(4): 695-699.

说,MoCA只能作为诊断MCI和阿尔茨海默病的筛查工具,但对阿尔茨海默病的病因诊断作用有限,其用于评定阿尔茨海默病疗效的准确性尚有待于进一步评价。

张立秀等于2006年开展了MoCA对中国相对低文化水平的老年人群适用性的初步研究。信度和效度检验结果显示,中文版MoCA的重测信度为0.857,内部一致性信度为0.818,表明其具有较好的信度。在校标关联效度方面,采用中文版MMSE为校标,两者总分相关系数为0.933($p<0.01$),说明两量表显著相关。[①]

陈红等于2012年采用北京版MoCA与简易精神状态检查量表对青岛市某社区年龄在60周岁以上的300位老年人进行了认知功能测评,结果显示北京版MoCA的克朗巴哈系数为0.848,重测信度为0.959,评分者一致性信度为0.966。以MMSE为经验效标,相关系数为0.858($p<0.01$),结果具有统计学意义。[②]

MoCA涉及8个认知领域,内容包含延迟回忆(5分)、视空间功能(4分)、执行能力(2分)、词语抽象概括能力(2分)、计算能力和注意力(6分)、语言能力(5分)、时间和地点定向力功能(6分),总分30分。英文版MoCA中,得分不低于26分为认知功能正常,受教育年限低于12年的加1分。

采用MoCA进行中老年人群筛查的重要前提是要预先确定特定人群中诊断的最佳分界值。目前,国内外对MoCA在中老年人群中使用的最佳分界值大小有不同的看法。国外采用的25～26分的分界值虽然灵敏度高,但特异性不够理想。靳慧以灵敏度和特异性对应的约登(Youden)指数最大化为原则,将分界值调整为23～24分(灵敏度及特异性分别为86.04％及82.22％)。[③] 黄菲芸等针对从20～21分到27～28分数个分界值进行了荟萃分析,结果显示MoCA用于中国中老年人群MCI的诊断时,25～26分为最佳分界值,此时灵敏度为96％,特异性为83％。[④]

林锦波等于2014年采用北京版MoCA筛查了578位65岁以上的老年人,

①　参见张立秀,刘雪琴.蒙特利尔认知评估量表中文版的信效度研究[J].护理科研,2007,1(21):2906-2907.

②　参见陈红,于慧,王春霞.蒙特利尔认知评估量表(北京版)在青岛市老年人群中应用的信效度研究[J].老年精神医学,2012,36(5):202-205.

③　参见靳慧,丁斌蓉,杨霞,等.北京版MoCA在长沙地区缺血性脑血管病人群中的应用及长沙版MoCA的形成[J].中国神经精神疾病杂志,2011,37(6):349-353.

④　参见黄菲芸,王艳红,李娟娟,等.蒙特利尔认知评估量表在中国中老年人群筛查轻度认知功能障碍中的截断值的系统评价[J].中国循证医学杂志,2017,17(4):450-457.

筛查出 MCI 患者 267 例,认知功能正常者 311 例,对比 MCI 诊断的"金标准",其灵敏度为 98.95%,特异性为 64.18%。在对社区老年人 MCI 的筛查中,北京版 MoCA 的诊断与彼得森(Peterson)标准具有较高的符合率。[①]

潘晶雪等于 2019 年选取了 60 岁以上的老年人 734 例,采用 MoCA-B 进行了调查,结果检出认知功能障碍患者 373 例(50.8%),并进一步分析了认知功能障碍患者特异的危险因素和保护因素。其中,低龄、健康的生活方式是轻度认知功能障碍患者的保护因素,听力下降、有阿尔茨海默病家族史、教育程度低则是轻度认知功能障碍患者的危险因素。[②]

MoCA 和 MoCA-B 的内容较为琐碎,读者可自行查阅相关著作或上网搜索,在此不再详述。

（乔新宇）

第三节　阿尔茨海默病评定量表

阿尔茨海默病评定量表(ADAS)主要用于评定阿尔兹海默病患者特征性的认知和非认知症状的严重程度,量表分为认知(ADAS-Cog)和非认知(ADAS-NCog)两部分,本节主要介绍量表的认知部分。

ADAS-Cog 评分已成为国内外评价抗阿尔茨海默病药物改善患者认知功能及预后的标准指标,能有效区分轻度和中度阿尔茨海默病患者,并广泛用于临床试验和科研工作。2000 年,北京医科大学精神卫生研究所的王华丽等对该量表进行了翻译和本土化修订,经回译和修改,最终形成了中文版量表。王华丽等选取了 20 名符合诊断标准的轻度和中度阿尔茨海默病患者,检验了中文版 ADAS 的信度和效度。信度方面,通过采用盲法,由两名评定者对 6 例被试者独立评定,得到总量表各条目的评分者间一致性 Kappa 值均在 0.75 以上;对于 ADAS-Cog,各条目之间呈高度正相关。效度方面,验证了 ADAS-Cog 与MMSE、日常生活活动能力量表(ADL)和布莱斯德-罗斯(Blessed-Roth)阿尔茨海默病量表的校标效度,结果显示 ADAS-Cog 与 MMSE 的评分呈显著负相关,

---

① 参见林锦波,张云凤,巫伟忠.蒙特利尔认知评估量表筛查老年轻度认知功能障碍的价值[J].广西医学,2015,37(7):967-968.

② 参见潘晶雪,陈利群,王敬丽,等.社区老年慢性病患者认知功能的现状调查[J].中华护理杂志,2021,56(1):109-115.

与 ADL 及 Blessed-Roth 阿尔茨海默病量表的评分呈显著正相关。[①] 蒋衍等对 ADAS-Cog 的结构效度进行了相关分析,结果显示量表在各维度的克朗巴哈系数为 0.67~0.82。[②]

ADAS-Cog 由 12 个条目组成,用于评定阿尔茨海默病最重要的四项认知缺陷,即记忆力(单词回忆、单词辨认、回忆测验指令、定向 4 个条目)、语言能力(命名、指令、口语能力、找词困难、语言理解能力 5 个条目)、操作能力(结构性练习、意向性练习 2 个条目)、注意力(注意力 1 个条目)。评分范围为 0~75 分,0 分表示无损害,75 分表示严重损害。得分越高,表示受试者认知功能损害越严重。ADAS-Cog 的评定时间为 30~45 min。

王华丽等于 2009 年探究了 ADAS-Cog 中文版评分在北京城郊健康老人($n=1616$)中的分布模式及其影响因素,结果显示,健康老人中,不同年龄组间的评分有显著差异,其中 50~59 岁组认知功能最好,80 岁以上组认知功能最差;不同受教育年限组的健康老人之间得分存在显著差异,受教育年限越高,认知功能越好。[③]

尹刚等于 2015 年对重复经颅磁刺激对阿尔茨海默病患者的影响进行了探究,符合诊断标准的实验组阿尔茨海默病患者治疗前 ADAS-Cog 得分为(18.6±7.8)分,重复经颅磁刺激配合药物治疗后得分为(12.9±8.7)分,改善效果显著;对照组阿尔茨海默病患者得分为(18.3±2.7)分,仅接受药物治疗后得分为(17.8±3.8)分,得分显著高于重复经颅磁刺激配合药物治疗组,显示重复经颅磁刺激配合药物治疗有效。[④]

黄佳垚在 2018~2019 年探究了系统护理对阿尔兹海默病患者认知功能的影响,结果显示,符合诊断标准的对照组阿尔茨海默病患者 ADAS-Cog 得分为(47.8±6.4)分,接受普通护理后得分为(38.8±5.6)分;实验组阿尔茨海默病患者护理前 ADAS-Cog 得分为(48.2±6.4)分,接受系统护理后得分为(30.5±

① 参见王华丽,舒良,司天梅,等.阿尔茨海默病评定量表中文译本的效度和信度[J].中国临床心理学杂志,2000,8(2):89-93.

② 参见蒋衍,程灶火.ADAS-Cog 在我国老年人群中的结构效度[J].南京医科大学学报(自然科学版),2020,40(5):732-736.

③ 参见王华丽,于欣,陈玉芳,等.北京城郊老人阿尔茨海默病评定量表认知部分中文版评分分布模式研究[J].中华神经科杂志,2009,42(5):310-313.

④ 参见尹刚,姚长江.重复经颅磁刺激对阿尔茨海默病患者认知功能的影响[J].中国康复,2015,30(3):174-176.

4.6)分,表明系统护理的效果显著优于普通护理。[①]

ADAS-Cog 中文版的具体内容如下:

阿尔茨海默病评定量表(认知部分)

1.单词回忆:让受试者回忆常用的单词。(回忆 10 个单词,一个得 1 分,最高 10 分)

2.命名:让受试者给呈现的 12 个物品和一只手上的手指命名。(根据情况,按 0~5 分打分)

3.指令:让受试者理解和完成五步指令。(一步得 1 分,最高 5 分)

4.结构性练习:让受试者临摹 5 个几何图形。(一个得 1 分,最高 5 分)

5.意向性练习:评定受试者完成熟悉但复杂的次序活动的能力。(根据情况,按 0~5 分打分)

6.定向:对受试者时间和地点定向力的评定。(根据情况,按 0~8 分打分)

7.单词辨认:让受试者从前面已经给出的字词中辨别出新的字词。(根据情况,按 0~12 分打分)

8.回忆测验指令:让受试者回忆"3.指令"一项中的指令。(一个得 1 分,最高 5 分)

9.口语能力:评定受试者说话交流的能力。(根据情况,按 0~5 分打分)

10.找词困难:评定受试者语言表达的能力。(根据情况,按 0~5 分打分)

11.语言理解能力:评定受试者理解口头语言的能力。(根据情况,按 0~5 分打分)

12.注意力:评定受试者施测过程中的注意力。(根据情况,按 0~5 分打分)

计算总分(最高为 75 分)。

(陈　晨)

第四节　临床阿尔茨海默病评定量表

临床阿尔茨海默病评定量表(CDR)最早由查尔斯·休斯(Charles P.

---

① 参见黄佳垚,梁丽嫣,陈宛华.系统护理对阿尔茨海默病患者认知功能和精神行为症状的影响[J].齐齐哈尔医学院学报,2020,41(18):2376-2377.

Hughes)教授于 1982 年编制,用于诊断阿尔茨海默病和其他阿尔茨海默病类疾病的严重程度。[①] 自 1982 年以来,CDR 陆续被翻译成了数十种语言,并且获得了广泛的参考引用。

在临床实践中,CDR 得到了多次更新和修订,美国华盛顿大学的研究人员于 1993 年对该量表再次进行了修订,并规范了评分方法,得到了临床医生和研究人员的广泛认可,其有效性和临床可靠性也得到了多方证实。

由于以往 CDR 的中文版本较多,使用尚不规范,因此在 2018 年,中国老年医学学会认知障碍分会(ACDC)通过与华盛顿大学协商沟通,经过多位认知领域知名专家教授多次讨论修改,参考中国人的文化与习俗,将其翻译成了较权威的简体中文版。

CDR 广泛应用于对阿尔茨海默病严重程度的分级评估,以及病情随时间进展的纵向变化,是阿尔茨海默病临床工作和科研领域的重要量表之一。需要注意的是,CDR 在使用上也有一定的局限性,例如该量表在评定时需要阿尔茨海默病患者的主要照料者提供大量患者的生活信息,以辅助评定,若无此信息,则 CDR 的准确性将大打折扣。这也限制了 CDR 在阿尔茨海默病患者早期筛查中的应用。

CDR 通过对患者和知情者(如患者的配偶或成年子女)的半结构化访谈,以及来自临床评估的信息来判断患者的 CDR 评分。与其他量表的评分方法不同,CDR 不进行传统的个体间比较,而是进行个体内比较,即比较患者自身的前后变化,从而有效避免了年龄、教育水平、种族等其他因素对阿尔茨海默病诊断的限制。此外,CDR 评分还较为依赖有经验的医生的判断。

CDR 的评估内容包括记忆力、定向能力、判断和解决问题的能力、社交活动能力、家庭和兴趣、个人生活自理能力,共六大类功能,主要反映由阿尔茨海默病引起的认知、行为和功能变化。CDR 采用 0~3 分评分,分数越高表示病情越严重:0 分表示无阿尔茨海默病症状,0.5 分表示有非常轻度的阿尔茨海默病症状,1 分表示有轻度的阿尔茨海默病症状,2 分表示有中度的阿尔茨海默病症状,3 分表示有重度的阿尔茨海默病症状。此外,还需要注意的是,CDR 只有在训练有素的评分者以标准化方式施测时,才会成为用于阿尔茨海默病分期甚至是诊断的可靠和有效的工具。

CDR 通常用于对阿尔茨海默病患者进行分级评定,临床上使用较为广泛。例如,王月菊等于 2017 年对不同病因导致的轻度认知功能障碍患者的早期特

① 参见 HUGHES C P, BERG L, DANZIGER W L, et al. A new clinical scale for the staging of dementia[J].British Journal of Psychiatry, 1982, 140(6): 566-572.

征鉴别进行了研究,采用 CDR 对患者进行了认知功能评估。[1] 琚明亮等于 2019 年探讨了阿尔茨海默病患者共病睡眠障碍的临床特点及相关危险因素,使用 CDR 评估了阿尔茨海默病患者病情的严重程度。[2] 徐丽芬等于 2020 年开展了关于阿尔茨海默病患者营养状况与认知功能受损程度的相关性研究,根据 CDR 评分将阿尔茨海默病患者分为轻度、中度和重度。[3] 杜韵华等于 2021 年探讨某些生物分子对阿尔茨海默病诊断及病情评估的价值时,根据 CDR 评分将阿尔茨海默病患者分为轻度、中度和重度。[4]

CDR 中文版的具体内容如下:

临床阿尔茨海默病评定量表

指导语:这是一个半结构式的访谈,需要知情者回答所有的问题。如有需要,可询问其他问题来决定被调查者的 CDR 评分。请详细记录询问中获取的全部资料,问题后面是回答对应的分值。

一、询问知情者

1.询问知情者有关被调查者记忆力的问题

(1)被调查者有记忆减退或考虑问题困难的情况吗?("有"记 1 分,"没有"记 2 分)

假如有,是经常出现而不是偶尔出现的吗?("是"记 1 分,"不是"记 2 分)

(2)被调查者能回忆起最近发生的事情吗?("经常"记 1 分,"有时"记 2 分,"很少"记 3 分)

(3)如果让被调查者到商店去买几样东西,被调查者能记住买什么吗?("经常"记 1 分,"有时"记 2 分,"很少"记 3 分)

(4)过去的一年中,被调查者有记忆力减退吗?("有"记 1 分,"没有"记

---

① 参见王月菊,董凌燕,候宝元,等.不同病因轻度认知功能障碍患者早期特征鉴别[J].临床神经病学杂志,2017,30(4):256-260.

② 参见琚明亮,龙彬,丁宇杰.阿尔茨海默病共病睡眠障碍患者的临床特点及相关危险因素分析[J].精神医学杂志,2019,32(6):420-423.

③ 参见徐丽芬,林勇,费玉娥,等.阿尔茨海默病患者营养状况与认知功能受损程度的相关性研究[J].中国卫生检验杂志,2020,30(21):2653-2655.

④ 参见杜韵华,刘军,郭丽冰,等.S100β、Hcy 对阿尔茨海默病诊断及病情评估的价值[J].分子诊断与治疗杂志,2021,13(7):1089-1092.

2分)

(5)被调查者的记忆问题是否已经影响了被调查者的日常活动？被调查者几年前能做的事情，是不是因为这个原因，现在做不好或者不能做了？（"是"记1分，"否"记2分）

(6)被调查者会完全忘记近几周的重要事情（如旅游、聚会、婚礼等）吗？（"经常"记1分，"有时"记2分，"很少"记3分）

(7)被调查者会记不清这些事情的细节吗？（"经常"记1分，"有时"记2分，"很少"记3分）

(8)被调查者会把很早以前的重要事情完全忘记（如生日、结婚日期、工作单位）吗？（"经常"记1分，"有时"记2分，"很少"记3分）

(9)请告诉我一些被调查者最近生活中应该记住的事情（请详细描述事情发生的地点，开始、持续和结束时间，参加者是谁，以及包括被调查者在内的人是如何到达活动场所的）。请具体记录一周以内的事件和一个月以内的事件。

(10)被调查者是什么时候出生的？（请具体到年、月、日）

(11)被调查者是在什么地方出生的？（请具体到省、市）

(12)被调查者最后就读的学校叫什么名字？那所学校在哪里？被调查者上到几年级？

(13)被调查者主要的工作是什么？（如果被调查者从来没有工作，那么询问被调查者配偶的主要工作是什么）

(14)被调查者最后做的主要工作是什么？（如果被调查者从来没有工作，那么询问被调查者配偶的主要工作是什么）

(15)被调查者（或其配偶）是何时退休的？是因为什么原因退休的？

2.询问知情者有关被调查者定向能力的问题

(1)被调查者是否经常准确地知道当天的日期？（"经常"记1分，"有时"记2分，"很少"记3分，"不详"记4分）

(2)被调查者是否经常准确地知道当前的月份？（"经常"记1分，"有时"记2分，"很少"记3分，"不详"记4分）

(3)被调查者是否经常准确地知道当前的年份？（"经常"记1分，"有时"记2分，"很少"记3分，"不详"记4分）

(4)被调查者是否经常准确地知道当天是星期几？（"经常"记1分，"有时"记2分，"很少"记3分，"不详"记4分）

(5)当事情先后发生时，被调查者是否能判断清楚先后顺序？（"经常"记1分，"有时"记2分，"很少"记3分，"不详"记4分）

(6)被调查者能否在熟悉的街道上找到路？（"经常"记1分，"有时"记2分，

"很少"记3分,"不详"记4分)

(7)被调查者能否在自己家以外的地方知道如何从一个地方前往另一个地方?("经常"记1分,"有时"记2分,"很少"记3分,"不详"记4分)

(8)被调查者是否在熟悉的室内找不到地方?("经常"记1分,"有时"记2分,"很少"记3分,"不详"记4分)

3.询问知情者有关被调查者判断和解决问题的能力的问题

(1)评定被调查者解决问题的总体能力。("和以前一样好"记1分,"不如以前好"记2分,"差不多"记3分,"差"记4分,"根本没有能力"记5分)

(2)评定被调查者处理少量钱财(如换零钱、找零钱)的能力。("没有丧失"记1分,"有些丧失"记2分,"严重丧失"记3分)

(3)评定被调查者处理复杂财务或买卖(如收支平衡、付费)的能力。("没有丧失"记1分,"有些丧失"记2分,"严重丧失"记3分)

(4)被调查者处理家庭中发生的紧急情况(如水管渗漏、着火)的能力。("和以前一样好"记1分,"因为思维障碍,不如以前好"记2分,"由于其他原因不如以前好"记3分,并注明具体原因)

(5)被调查者能明白所处的场合或其他人对某一问题的解释吗?("经常"记1分,"有时"记2分,"很少"记3分,"不详"记4分)

(6)在社交场合或与他人交往时,被调查者的行为得体吗?这个题目是评定行为,不是外表。("经常"记1分,"有时"记2分,"很少"记3分,"不详"记4分)

4.询问知情者有关被调查者社交活动能力的问题

工作方面:

(1)被调查者仍在工作吗?("是"记1分,"否"记2分并跳至第4个问题,"不知道"记3分)

(2)被调查者决定退休是因为记忆力减退或考虑问题困难吗?("无或很少"记1分,"有时"记2分,"经常"记3分,"不知道"记4分)

(3)被调查者的记忆力减退或考虑问题困难经常引起明显的工作困难吗?("是"记1分,"否"记2分)

社交方面:

(4)被调查者过去开过车或独自乘坐过公共交通工具吗?("是"记1分,"否"记2分)被调查者现在是否还能开车或独自乘坐公共交通工具?("是"记1分,"否"记2分)假如不是,是否由于记忆或思维问题所致?

(5)如果被调查者仍开车或独自乘坐公共交通工具,您认为被调查者是否会因此而出危险?("是"记1分,"否"记2分)

(6)被调查者能独立去购物吗?("很少或从来不,每次购物均需别人陪同"记1分,"有时购买有限数量的物品,重复购买或忘记所需要购买的物品"记2分,"经常"记3分,"不知道"记4分)

(7)被调查者能独立外出活动吗?("很少或从来不,没有帮助一般不能外出"记1分,"有时进行有限或常规的活动,如开会、理发"记2分,"有时参加有意义的活动,如发表意见、选举"记3分,"不详"记4分)

(8)有没有带被调查者去参加家庭以外的社交活动?假如没有,为什么?("有"记1分,"没有"记2分)

(9)一个偶尔看到被调查者的行为的人,会觉得被调查者行为异常吗?("否"记1分,"是"记2分)

(10)如果在养老院里,被调查者能很好地参加社交活动吗?("能"记1分,"不能"记2分)

以上是否能够得到足够的信息来评定被调查者参加社会活动的受损程度?若没有,请进一步询问,团体活动包括探亲访友、政治活动、行业组织(如各种协会)、社会俱乐部、服务机构、教育项目等。假如需要明确被调查者的功能水平,请单独注明。

5.询问知情者有关被调查者家庭和兴趣的问题

(1)被调查者做家务的能力有什么变化吗?被调查者现在还能做好哪些家务?

(2)被调查者参加业余爱好的能力有什么变化?被调查者还能做好哪些爱好的事情?

(3)如果在养老院,被调查者再也无法做好哪些家务和爱好的事情了?("没有丧失"记0分,"有些丧失"记0.5分,"严重丧失"记1分)

(4)请描述被调查者处理家务的能力。

(5)被调查者做家务的能力如何(调查者根据以上信息判断,不需要直接询问知情者)?

A.缺乏有意义的功能,只有在高度提示指导下才可完成简单的活动,如铺床(计1分)

B.仅能从事优先度高的活动,如在指导下洗碗基本干净,能摆碗筷(计2分)

C.能独立完成某些活动,如使用电器、做简单的饭等(计3分)

D.日常活动不如过去(计4分)

E.日常活动正常(计5分)

6.询问知情者有关被调查者个人生活自理能力的问题

请知情者评估被调查者在以下各方面的自理能力如何,假如被调查者的自

理能力比以前退步,则即使达不到 1 分也应计为 1 分:

(1)穿衣("独立完成"记 0 分,"有时系错扣子等"记 1 分,"顺序错误,常忘记某一些步骤"记 2 分,"不能穿衣"记 3 分)

(2)洗漱与梳妆打扮("无须帮助"记 0 分,"需要督促"记 1 分,"有时需要帮助"记 2 分,"总是或几乎总是需要帮助"记 3 分)

(3)吃饭("干净,适当使用餐具"记 0 分,"零乱,只用汤勺"记 1 分,"只能吃简单的固体食物"记 2 分,"完全依赖他人喂食"记 3 分)

(4)大小便控制("控制正常"记 0 分,"有时尿床"记 1 分,"经常尿床"记 2 分,"大小便失禁"记 3 分)

二、询问被调查者

1.询问被调查者关于记忆力的问题

(1)您在记忆力或思维方面有问题吗?("否"记 1 分,"是"记 2 分)

(2)刚才您的配偶、子女等告诉了我一些您最近经历的事。您能告诉我有关这些事情的一些情况吗?(有需要时可以给予提示,如地点、发生、持续和结束时间,参加者以及如何到达现场等)

(3)被调查者回忆一周以内的事件,大部分正确计 0 分,部分正确计0.5分,大部分不正确计 1 分。

(4)被调查者回忆一个月以内的事件,大部分正确计 0 分,部分正确计0.5分,大部分不正确计 1 分。

(5)调查者说一个姓名和地址,请被调查者记住,然后跟调查者重复这个姓名和地址,重复到被调查者能够正确复述但最多重复 3 遍,在每次正确复述的词语前面的方框中打"√"。

1 分 □李　2 分 □雷　3 分 □北京市　4 分 □复兴路　5 分 □28 号
1 分 □李　2 分 □雷　3 分 □北京市　4 分 □复兴路　5 分 □28 号
1 分 □李　2 分 □雷　3 分 □北京市　4 分 □复兴路　5 分 □28 号

(4)您是什么时候出生的?(请具体到年、月、日)

(5)您是在什么地方出生的?(请具体到省、市)

(6)您最后就读的学校名称是?地点是?年级是?

(7)在过去,您从事的主要工作是什么?假如没有工作,您配偶的主要工作是什么?

(8)您最后从事的主要工作是什么?假如没有工作,您配偶最后的主要工作是什么?

(9)您或您配偶是何时退休的?是什么原因退休的?

(10)请重复刚才让您记住的姓名和地址,在下面每一个正确复述的词语前面的方框中打"√"。

1分 □李　2分 □雷　3分 □北京市　4分 □复兴路　5分 □28号

2.询问被调查者关于定向能力的问题

(1)今天是几号?(回答正确记1分,不正确记2分)

(2)今天是星期几?(回答正确记1分,不正确记2分)

(3)现在是几月份?(回答正确记1分,不正确记2分)

(4)今年是哪一年?(回答正确记1分,不正确记2分)

(5)这里是什么地方?(回答正确记1分,不正确记2分)

(6)我们现在在哪个城市或城镇?(回答正确记1分,不正确记2分)

(7)不看手表,现在大概几点了?(回答正确记1分,不正确记2分)

(8)能告诉我陪您来的人是谁吗?(回答正确记1分,不正确记2分)

3.询问被调查者关于判断和解决问题的能力的问题

如果被调查者对该问题的最初反应不是0分,需要进一步询问,以便确定其对该题的最佳理解,且选出最接近的答案。

相似性:

我要问您两个东西相似的程度,它们会有什么共同点。例如,我问铅笔和钢笔有什么相似之处,您会说它们都是书写工具。下面这些东西有什么相似之处?

(1)萝卜和芹菜(回答"蔬菜"记0分,回答"吃的东西、生物、能做饭的东西等"记1分,回答不切题记2分)

(2)桌子和书架(回答"家具,办公家具,都是放书用的"记0分,回答"木头的,有腿"记1分,回答不切题记2分)

区别:

现在我来问您两个东西会有什么不同,例如我要问糖和醋有什么不同,您会说一个甜、一个酸。下面这些东西有什么不同之处?

(3)撒谎与失误(回答"一个故意,一个无意"记0分,回答"一个不好,一个好"或只解释一个记1分,回答"差不多"或其他答案记2分)

(4)河流与运河(回答"一个天然,一个人工"记0分,回答其他答案记1分)

计算:

(5)10元等于多少个5角?(回答正确记1分,不正确记2分)

(6)135元可换成多少个5元?(回答正确记1分,不正确记2分)

(7)请从20减去3,再从每一个得数连续减3,一直减下去(至少减两次)。(回答正确记1分,不正确记2分)

判断：

(8)当您到达一个陌生的城市时,怎样找到当地的朋友?(回答"查地图,查电话本,打电话给一位共同的朋友"记 0 分,回答"打电话给当地派出所,打 114 查询"或只解释一个记 1 分,没有明确的反应记 2 分)

(9)询问被调查者对其失能和日常生活状况的自我评估,了解其对自己为什么到这儿来做检查的理解程度。(自知力好记 1 分,有部分自知力记 2 分,无自知力记 3 分)

CDR 计分表如下:

内容	健康 (CDR＝0)	可疑阿尔茨海默病 (CDR＝0.5)	轻度阿尔茨海默病 (CDR＝1)	中度阿尔茨海默病 (CDR＝2)	重度阿尔茨海默病 (CDR＝3)	得分
记忆力	无记忆力缺损,或只有轻微、偶尔的健忘	经常性地轻度健忘,对事情能部分回忆,"良性"健忘	中度记忆力缺损,对近期发生的事遗忘突出,记忆力缺损妨碍日常生活	严重记忆力缺损;能记住过去非常熟悉的事情,新发生的事件很快遗忘	严重记忆力丧失,仅存片段记忆	
定向能力	能完全正确地定向	对时间关联性有轻微的困难,其余能完全正确地定向	对时间关联性有中度困难,检查时间、地点仍有定向能力,但在某些场合可能有地理定向障碍	对时间关联性有严重困难,通常对时间不能定向,常有地点失定向	仅对人物有定向力	
判断和解决问题的能力	能很好地解决日常问题,处理事务和财务,判断力良好	在解决问题、辨别事物间的异同点方面有轻微缺损	在解决问题、辨别事物间的异同点方面有中度困难,通常还能维持社交事务判断力	在解决问题、辨别事务间的异同点方面有严重损害,社会判断力通常受损	不能作出判断,或不能解决问题	
社交活动能力	和平常一样能独立处理工作、购物、参加义务劳动及社会群体活动	在社会事务活动方面仅有轻微损害	已不能独立进行室外活动,但可被带到家庭以外的场所参加活动	不能独立进行室外活动,但可被带到家庭以外的场所参加活动	不能独立进行室外活动,病重得不能被带到家庭以外的场所参加活动	

续表

内容	健康 （CDR＝0）	可疑阿尔茨 海默病 （CDR＝0.5）	轻度阿尔茨 海默病 （CDR＝1）	中度阿尔茨 海默病 （CDR＝2）	重度阿尔茨 海默病 （CDR＝3）	得分
家庭和 兴趣	家庭生活、业余爱好和需运用智力的兴趣均得到了很好的保持	家庭生活、业余爱好和需运用智力的兴趣有轻微损害	家庭生活有肯定的轻度障碍，放弃难度大的家务，放弃复杂的爱好和兴趣	仅做一些简单的家务，兴趣明显受限，而且维持得很差	无有意义的家庭活动	
个人生活 自理能力	完全自理	完全自理	须旁人监督或提醒	穿衣、个人卫生及个人事务料理均需要帮助	个人自理方面依赖别人给予极大帮助，经常大小便失禁	
总体得分	0	0.5	1	2	3	

（庞芳芳、宋扬）

第五节　长谷川阿尔茨海默病量表

长谷川阿尔茨海默病量表（HDS）由日本学者长谷川和夫于1974年编制的[1]，目的是从老年人群中筛选出可能患有阿尔茨海默病者。该量表最初的版本共包含11题，其中定向题2道，记忆题4道，常识题2道，计算题1道，数字铭记题1道，物体命名回忆题1道。该量表简单易行，一般能够在10 min内完成测查，在日本有广泛的应用。

1992年，长谷川和夫在HDS的基础上，对有关题目进行了删除和修改，形成了改良版长谷川阿尔茨海默病量表（HDS-R）。1994年，长谷川和夫等的研究显示，HDS-R与MMSE及HDS均呈显著正相关，是筛查老年阿尔茨海默病的可靠工具。

1987年，北京安定医院的张继志等根据中国国情，首次将HDS应用于国内60岁以上的老年人，重复测量的信度检验结果显示，两次结果得分相近，相关度

---

[1]　参见长谷川和夫.老人の痴呆检查スьルの一检讨[J].精神医学，1974，16：965.

也较高,其中第一次测量得分为(25.01±5.23)分,第二次测量得分为(25.02±5.35),相关系数为0.75,量表的临床符合率达88.89%。[①]

1992年,梁亦邓首次翻译了HDS-R并将其引入国内[②],曹德鹏等于1997年再次翻译并引入了HDS-R。HDS-R的特点是简单易行,准确率高达90%,具有较高的灵敏度和特异性。[③]

根据已有的研究,HDS-R的适用范围广泛,以往研究对象的年龄范围为50岁以上。此外,尽管长谷川和夫等的研究结果表明,HDS-R与年龄及文化程度无关,但曹德鹏等的研究表明,HDS-R及HDS均与年龄和文化程度显著相关。[④]

上海市精神卫生研究所的蔡国钧等于1991年对643名上海市静安区55岁以上的老年人施测了HDS,结果表明HDS在区分阿尔茨海默病组和非阿尔茨海默病组时具有显著的统计学差异,阿尔茨海默病组的HDS总平均分为(10.24±6.05)分,非阿尔茨海默病组的HDS总平均分为(23.99±6.81)分,半年后的重测信度相关系数为0.5951。此外,在效标关联效度方面,蔡国钧等的研究表明,HDS与MMSE同时进行检查时,相关系数高达0.9027。[⑤]

长沙市老年医学研究所的欧琼等于1994年对90岁以上的长寿老年人施测了HDS,一年后的重测信度相关系数为0.2267,表明HDS应用于长寿老年人的调查结果比较稳定,具有良好的信度和效度。此外,该研究还发现HDS-R与MMSE及HDS的相关系数分别为0.60和0.45,呈显著正相关。[⑥]

曹德鹏等于1997年使用HDS-R对50岁以上的中老年人进行了阿尔茨海默病的调查,结果显示HDS-R在分界分为22分时,其灵敏度及特异性最佳,分

[①] 参见张继志,姜长青,朱振华,等.长谷川氏痴呆量表在老年人中试用结果的初步分析[J].老年学杂志,1987,7(3):19.

[②] 参见梁亦邓.用于痴呆诊断的修订长谷川量表[J].日本医学介绍,1992,13(9):420.

[③] 参见曹德鹏,高之旭,方贻儒.改良长谷川痴呆量表在中老年期痴呆筛选中的应用[J].中国心理卫生杂志,1997,11(4):213-215.

[④] 参见曹德鹏,高之旭,方贻儒.改良长谷川痴呆量表在中老年期痴呆筛选中的应用[J].中国心理卫生杂志,1997,11(4):213-215.

[⑤] 参见蔡国钧,张明园,任福民,等.长谷川痴呆量表在老年痴呆筛选中的效度和信度[J].实用老年医学,1991,5(1):21-23.

[⑥] 参见欧琼,朱志明,赵国祥,等.长谷川痴呆量表在长寿老人智力调查中的应用[J].实用预防医学,1994,1(3):129-131.

别为 93％和 99％。① 傅佳等在 2000 年的研究显示,HDS 和 HDS-R 的分界分还需要进一步根据文化程度进行区分,HDS-R 的临界分为:文盲不超过 20 分,小学文化程度不超过 22 分,中学文化程度不超过 24 分,大学及以上文化程度不超过 26 分。而 HDS 的临界分为:文盲不超过 15 分,小学文化程度不超过 19 分,中学文化程度不超过 22 分,大学及以上文化程度不超过 24 分。② 此外需要注意的是,仅凭 HDS 和 HDS-R 的得分尚不能确诊为阿尔茨海默病,为达到确诊的目的,对得分 20 分以下者还需进行更详细的检查。

曹德鹏等于 1997 年对上海市某工厂 50 岁以上、80 岁以下的中老年人进行阿尔茨海默病调查的结果表明,HDS-R 得分与年龄及文化程度均显著相关。此外,在 50～80 岁的人群中,按每 5 岁为一组,共划分为 6 个年龄组,各年龄组在 HDS-R 和 HDS 中的得分均具有显著的组间差异,其中 50～54 岁年龄组得分均为最高[HDS-R 得分为(28.6±1.5)分,HDS 得分为(31.7±1.4)分],而 75～79 岁年龄组得分均为最低[HDS-R 得分为(25.1±3.9)分,HDS 得分为(28.1±5.0)分]。此外,按照文化程度将受试者分为大学、高中、初中、小学、文盲共 5 组,各组在 HDS-R 和 HDS 中的得分也均具有显著的组间差异,其中大学组得分均为最高[HDS-R 得分为(28.8±1.7)分,HDS 得分为(32.0±1.0)分],文盲组得分均为最低[HDS-R 得分为(25.4±4.3)分,HDS 得分为(26.5±5.0)分]。③

HDS 和 HDS-R 的具体内容如下:

长谷川阿尔茨海默病量表

1.今天是几月几日? 星期几?(答错得 0 分,答对得 3 分)

2.这里是什么地方?(答错得 0 分,答对得 2.5 分)

3.您多大年龄?(相差 3～4 岁为正确,答错得 0 分,答对得 2 分)

4.从最近发生的事中选一件(根据不同的病例,预先从周围人员中了解),然后再问此事发生在何年何月(在几个月前发生)?或者是发生在什么时候?(答

---

① 参见曹德鹏,高之旭,方贻儒.改良长谷川痴呆量表在中老年期痴呆筛选中的应用[J].中国心理卫生杂志,1997,11(4):213-215.

② 参见傅佳,倪朝民.脑卒中的认知康复研究进展[J].现代康复,2000,4(8):1204-1205.

③ 参见曹德鹏,高之旭,方贻儒.改良长谷川痴呆量表在中老年期痴呆筛选中的应用[J].中国心理卫生杂志,1997,11(4):213-215.

错得 0 分,答对得 2.5 分)

5.您出生在什么地方?(答错得 0 分,答对得 2 分)

6.改革开放是什么时候开始的?(相差 3~4 年为正确,答错得 0 分,答对得 3.5 分)

7.一年有多少天? 或问一小时有多少分钟?(答错得 0 分,答对得 2.5 分)

8.现在我国总理是谁?(答错得 0 分,答对得 3 分)

9.100 连续减 7 等于多少?($100-7=93,93-7=86$,答错得 0 分,算对一个得 2 分,两个全对得 4 分)

10.请按相反的顺序说出以下数字:6-8-2,3-5-2-9。(答错得 0 分,答对一个得 2 分,两个全对得 4 分)

11.请记忆五件物品(香烟、火柴、钥匙、钟表、铅笔),分别拿出来再藏起来,问是什么物品?(答错得 0 分,答对 1 个得 0.5 分,答对 2~3 个得 1.5 分,答对 4~5 个得 2.5 分)

评分标准:低于 10 分为可疑阿尔茨海默病患者,10.5~21.5 分为阿尔茨海默病前期,22~30.5 分为阿尔茨海默病轻度异常期,31 分及以上为正常。

修订版长谷川阿尔茨海默病量表

1.您几岁了或您多大年龄?(误差在 2 年内为正确,答错得 0 分,答对得 1 分)

2.今天是何年、何月、何日、星期几?(答错得 0 分,能正确回答出年、月、日、星期几各得 1 分)

3.我们现在在什么地方?(答错得 0 分;自发地回答得 2 分;间隔 5 s 未回答者,提问者询问"在家里、医院还是敬老院",能选择正确者得 1 分)

4.提问者说出三个词("樱花、猫、电车"或"梅花、狗、汽车"),让受试者记住,过后再提问。

5.提问者让受试者从 100 顺次减 7。($100-7=93,93-7=86$,答得 0 分,算对一个得 1 分,第一次回答不正确时停止提问)

6.提问者让受试者倒数 6823529。(不能倒数得 0 分,能倒数出 286 得 1 分,能倒数出 9253 得 1 分,不能倒数三位数时停止提问)

7.提问者请受试者复述第 4 题中记住的词(自发地回答者得 2 分,若不回答时,若通过暗示"植物、动物、交通工具"而回答正确得 1 分)

8.提问者出示 5 件物品(钟表、钥匙、香烟、钢笔、硬币等,必须是不相关的物品),然后藏起来让受试者复述这 5 件物品。(答错得 0 分,答对一个得 1 分,最

高 5 分)

9.提问者请受试者尽可能多地说出自己所知道的蔬菜名(回答的蔬菜名记在纸上,中间停顿 10 s 时停止提问,说出 5 个以内 0 分,说出 6 个得 1 分,说出 7 个得 2 分,说出 8 个得 3 分,说出 9 个得 4 分,说出 10 个及以上得 5 分)

计算总分,满分为 30 分,临界值为 20~21 分,20 分以下怀疑有阿尔茨海默病。

(庞芳芳、宋扬)

第六节 世界卫生组织老年认知功能评价成套神经心理测验

世界卫生组织老年认知功能评价成套神经心理测验(WHO-BCAI)由世界卫生组织于 20 世纪 90 年代初编制,主要用于评价不同国家和文化背景下老年人的认知功能。该量表主要由听觉词汇学习测验、分类测验、语言能力测验、运动测验、视觉辨认功能测验、数字连线测验和结构能力测验七项测验组成,上海市精神卫生中心老年科引进了该量表,并完成了中国常模的制定。

WHO-BCAI 专门针对老年人编制,难度适中,适用于不同国家和文化背景的老年人。使用时不需要计算总分,只需比较各单项分数。肖世富等于1999 年报告,该量表只计算认知功能障碍患者和对照组在各单项上的显著差异,没有找到其他有关该量表的信度和效度数据。[①]

WHO-BCAI 共有 7 个分量表,在多数研究中,7 个分量表中的各题目分别计分,不进行加和,用于解释和对比老年人在不同认知维度上的能力。经临床实际应用,其诊断阿尔茨海默病的灵敏度为 85.7%,特异性为 92.8%。李霞等为探究老年精神分裂症患者认知功能损害的范围和特点,于 2002 年对健康老年人及老年精神分裂症患者进行了 WHO-BCAI 测验,结果表明,老年精神分裂症患者除发音、命名及注销测验二这三项测试外,其余 24 项的得分均显著或极显著低于健康老年人组,这表明老年精神分裂症患者在多个认知维度上均存在明显的障碍,功能受损范围广泛。[②]

----

① 参见肖世富,徐巍,姚培芬,等.世界卫生组织老年认知功能评价成套神经心理测验的临床初步应用[J].中华精神科杂志,1999,32(4):230-232.

② 参见李霞,肖世富,陆峥.老年精神分裂症患者的认知功能研究[J].上海精神医学,2002,14(2):85-87.

肖世富等也采用 WHO-BCAI 对老年轻度认知功能损害患者的认知缺损特点进行了调查,结果表明老年轻度认知功能损害患者在大部分心理测验项目中的得分均显著或极显著低于健康老年人,进一步采用判别分析法发现,听觉词汇学习测验五、数字连线测验一、语言能力测验二、延迟回忆二和空间结构测验最适于区分老年轻度认知功能损害患者和健康老年人。[①]

WHO-BCAI 的具体内容如下:

世界卫生组织老年认知功能评价成套神经心理测验

一、听觉词汇学习测验

第 1 次测试:提问者读一些词汇(词汇及记录表格在指导手册上)给受试者听,请受试者注意听清楚并尽可能记住。读完后提问者请受试者回忆一下,看受试者能记住多少。受试者可以不按提问者说的顺序回忆。(提问者读词汇,然后让受试者回忆)

第 2 次测试:提问者再读一遍,请受试者尽量记住这些词,读完后告诉提问者。(提问者读词汇,然后让受试者回忆)

第 3～5 次测试:提问者再读一遍,请受试者仔细听并尽可能记住。(第 5 次测试完成后,提问者告诉受试者继续记住这些词汇,过一会儿还要请其回忆)

二、分类测验

提问者将测验纸放在受试者面前(纸上的绿色大圆圈在受试者左手侧),并提问:"您看到了哪些不同的东西?"可按以下方法提示:

(1)颜色:如受试者未提到颜色,提问者可以指着测验纸说:"这里有红的圆,红的三角形,红的正方形,红的五角星,除此之外,您还可以看到什么东西?"

(2)大小:如受试者未提到大小,提问者可以指着测验纸说:"这里有大的圆、大的正方形,您看还有什么?"

(3)形状:如受试者未提到形状,提问者可以指着测验纸说:"这里有圆形、正方形,您看还有什么?"

完成上面的测验后,提问者准备好秒表和测验纸,进行下面的测验。

测验一:提问者指着测验纸对受试者说"请您尽快地将所有红色的圆圈划

---

① 参见肖世富,姚培芬,薛海波,等.老年轻度认知功能损害的认知缺损特点研究[J].中国临床心理学杂志,2002,10(3):161-164.

去,划完了请告诉我。"记录受试者正确、错误和遗漏的数量及完成时间。

测验二:提问者指着测验纸对受试者说:"请您尽快地将所有大的蓝色的圆圈划去,划完了请告诉我。"记录受试者正确、错误和遗漏的数量及完成时间。

测验三:提问者指着测验纸对受试者说:"请您尽快地将所有小的蓝色的方块划去,划完了请告诉我。"记录受试者正确、错误和遗漏的数量及完成时间。

三、语言能力测验

1.发音测验

提问者请受试者跟自己说:"Fa～Fa～Fa""La～La～La""Ha～Ha～Ha""四十～四十～四十"。

2.命名测验

提问者指着下列物品(铅笔、手表、椅子、鞋子、头、手、肩)问受试者:"这是什么?"

3.命名回忆测验

提问者问受试者:"刚才问您的是哪些物品?"

4.词汇流畅性测验

测验 1:提问者请受试者在 1 min 内说出尽可能多的动物的名字。

测验 2:提问者请受试者在 1 min 内说出尽可能多的姓。

测验 3:提问者请受试者在 1 min 内说出尽可能多的蔬菜的名字。

5.指令测验(错打"×",对打"√")

提问者出示测验纸,然后说出完整的指令,再让受试者做出相应的动作。

A.请您指出黑色的圆。

B.请您指出小圆,然后指出一个正方形。

C.请您先指出黑色正方形和大的圆,然后指出小正方形的角。

D.在指出红色的圆以前,请指出红色的正方形。

四、运动测验

提问者先做示范动作,完成后再让受试者跟着做。

测验一:提问者请受试者用右手这样做(提问者示范三个动作:把右手放在桌子上,大拇指朝上,手掌心朝桌面,握拳),然后再请受试者用左手做一遍。

测验二:提问者请受试者用右手这样做(提问者用右手掌心和掌背轮番拍击左手掌心 10 次,要数给受试者听),然后再请受试者用左手做一遍。

测验三:提问者请受试者这样做(提问者伸出左手和右手,左手掌心向下,右手掌心向上,左手大拇指钩住右手小指,然后两手掌翻过来,用右手大拇指钩住左手小指),然后再请受试者自己做一遍。

五、视觉辨认功能测验

1.功能联系

提问者将测验样图(样图在指导手册上)放在受试者面前,说:"下面的这些图片中(指着下面三样),哪样和上面这个(指着手推车)放在一起合适?"如回答正确,接着进行后续的相关物品功能联系测验。

2.语义联系

提问者将测验样图(样图在指导手册上)放在受试者面前,说:"下面的这些图片中(指着下面三样),哪样和上面这个(指着汤勺)放在一起合适?"如回答正确,接着进行后续的相关物品语义联系测验。

3.再认

提问者把刚才的图片放在受试者面前,问:"哪一些图片是您刚才见过的?"

4.视觉匹配和推理

提问者将测验样图(样图在指导手册上)放在受试者面前,说:"这里有一个大正方形,里面有四个小正方形,有三个小正方形内各有一个黑色的圆,其中一个正方形内没有,请您在下面的一排圆中选一个放在这个空的正方形内,您看选哪一个比较合适?"如果受试者回答不正确,就说:"其他三个圆中都是黑的,所以应该选黑色的圆。"如果受试者回答正确,再问:"下面有一些类似的图,您看选择哪一个放在空正方形内比较合适?请仔细看,然后选择,有些图可能比较难,但尽可能选一个。"测验开始后,提问者不要给予受试者指导帮助。

完成上面的测验后,提问者请受试者回忆前面听觉词汇学习测验中学习的词汇,记下结果;然后提问者再读一组不同的词,读完后请受试者尽量回忆出来,并记下结果;然后再请受试者回忆前面听觉词汇学习测验中学习的词汇,记下结果。

六、结构能力测验

提问者请受试者用6根火柴搭出附图(附图在指导手册上)的结构,受试者搭出的图形其火柴头所在位置必须和附图一样,如不正确可予以提示。

七、数字连线测验

测验前提问者需要准备好秒表。

测验一:

练习测验:提问者出示一些彩色的圆圈,圆圈里面有数字,向受试者演示用铅笔按 1、2、3……的顺序连接,如果连错了需要擦去重画。在练习时,每连错一次都要及时纠正,并告诉受试者正确的连接方法,同时积极予以鼓励。

实际测验:提问者出示一张类似的圆圈图,请受试者按上面的方法再连一次,连得越快越好。受试者连第一笔时即开始计时,以秒(s)为计时单位,铅笔接触最后一个圆圈时停止计时。如受试者找不到下一个目标,等 10 s 后向其指出并纠正,特别要注意在纠正前必须等待 10 s,记下提示的次数。

测验二:

练习测验:提问者出示一张纸,纸上的圆圈和受试者前面画的有点不同,但还是要按 1、2、3……的顺序连接,但是每连一次要换一次笔的颜色(提问者演示说明)。然后请受试者试一试,连得越快越好,如果连错了需要擦去重画。

实际测验:提问者出示一张类似的圆圈图,请受试者按上面的方法再连一次,连得越快越好。受试者连第一笔时即开始计时,以秒(s)为计时单位,铅笔接触最后一个圆圈时停止计时。如受试者找不到下一个目标,等 10 s 后向其指出并纠正,特别要注意在纠正前必须等待 10 s,记下提示的次数。

世界卫生组织老年认知功能评价成套神经心理测验的评分较为复杂,具体可参考指导手册进行。

（陈　晨）

第七节　简易智能状态检查量表

简易智能状态检查量表(MMSE)由福尔斯坦(M. F. Folstein)等于 1975 年编制而成,是目前国际上最常用的认知功能障碍快速筛查工具之一。[1] 目前我国有多种 MMSE 中文版,包括北京版、上海版、粤语版和哈萨克语版等。

MMSE 的测量内容包括定向、记忆、注意力和计算、回忆、命名、复述、三级指令、阅读、书写、临摹。该量表适用于视觉和听觉能力正常的人群,既往研究对象的年龄范围为 40~95 岁。

信度方面,MMSE 在脑卒中患者中施测的克朗巴哈系数为 0.833,一周后的各项重测信度为 0.511~0.871。效度方面,在脑卒中患者中,该量表的各项

---

[1]　参见 FOLSTEIN M F, FOLSTEIN S E, MCHUGH P R. "Mini-mental state": a practical method for grading the cognitive state of patients for the clinician[J]. Journal of Psychiatric Research, 1975, 12(3): 189-198.

得分与总分的相关系数为 0.330～0.847。

MMSE 总分为 30 分，施测大约需要 10 min，每项正确回答计 1 分，答错或答"不知道"不得分。累计每项的得分为总分，一般普通人总分不超过 27 分则认为存在认知障碍，此外，受教育年限小于 7 年者总分不超过 24 分被认为存在认知障碍，文盲者总分不超过 19 分被认为存在认知障碍。

裴芳等使用 MMSE 调查了 156 名社区老人，其中 51～60 岁的老人得分为 (26.7±2.8)分，61～70 岁的老人得分为 (24.5±3.0)分，71～90 岁的老人得分为 (22.4±3.3)分。根据进一步的单因素方差分析，发现随着年龄的增大，MMSE 得分显著降低。[①] 李好好使用 MMSE 调查了 1458 名 60～91 岁的社区老年人，发现其平均得分为 (26.1±4.9)分。[②]

尹月等使用 MMSE 对 49～67 岁的血管性阿尔茨海默病患者进行了施测，得分为 (15.64±3.05)分。[③] 杨艳蓉等使用 MMSE 对 223 例 60～95 岁的住院患者进行了施测，将调查对象分为无衰弱组、衰弱前期组和衰弱组，三组 MMSE 总分分别为 (25.0±3.9)分、(23.5±4.9)分和 (21.0±5.9)分，可见 MMSE 得分随着衰弱程度的增高而显著下降。[④]

MMSE 的具体内容如下：

简易智能精神状态检查量表

1.定向

(1)现在是什么日期？（年、季节、月、日期、星期几，答对一项得 1 分，共 5 分）

(2)我们现在是在哪里？（省、市、区县或乡镇、什么医院、第几层楼，答对一项得 1 分，共 5 分）

2.记忆

(1)提问者说出三样东西的名称（苹果、报纸、火车），说完之后请受试者重

---

① 参见裴芳,孟涛,张凯旋,等.简易智能状态检查量表和蒙特利尔认知评估量表在老年人认知功能障碍筛查中的比较[J].中国药物与临床,2020,20(11):1771-1774.

② 参见李好好.社区老年人群认知储备与认知功能障碍的相关性研究[D].济南:山东大学硕士学位论文,2018.

③ 参见尹月,马立娜.尼莫地平联合奥拉西坦对血管性痴呆患者 MMSE 评分与安全性的影响[J].中国现代药物应用,2021,15(7):222-223.

④ 参见杨艳蓉,汪子琪,李静,等.60 岁以上住院患者衰弱现状及其与认知功能的相关性分析[J].中国全科医学,2020,23(17):2132-2136.

复一次并记住它们,因为几分钟后会让受试者再说出来。(说对一个得 1 分,共 3 分)

(2)提问者请受试者说出那三样东西的名称。(每样东西用时 1 s,说对一个得 1 分,共 3 分;以受试者第一次的表现情况打分,然后重复,直至受试者将三样东西都记住,至多重复 6 次)

3.注意力和计算

(1)提问者请受试者用 100 减 7,然后再减 7,一直减下去,连续减五次后停止。(算对一次得 1 分,共 5 分;口头表达困难者可用手写代替,但要求每写出一个答案后提问者便将其遮掩起来,不能让受试者看到)

(2)提问者读几个字给受试者听("祝出入平安"),请受试者倒着讲出来。(说对一个得 1 分,共 5 分)

4.回忆

提问者让受试者说出之前让其记住的三样东西是什么。(说对一个得 1 分,共 3 分)

5.命名

提问者出示铅笔、手表,并问受试者:"这个是什么东西?"(说对一个得 1 分,共 2 分)

6.复述

提问者请受试者跟自己讲这句话:"非如果,还有,或但是。"(说对得 1 分,否则不得分)

7.三级指令

提问者给受试者一张纸,请受试者按提问者说的去做:"用您的右手(若不能用右手可用左手代替)拿起这张纸,将它对折,并放在地上。"(完成一个指令得 1 分,共 3 分)

8.阅读

提问者请受试者看一句话("闭上你的眼睛"),并且按上面的意思去做。(完成得 1 分)

9.书写

提问者请受试者写一个完整的句子。(完成得 1 分)

10.临摹

提问者给出一个简单的几何图案,请受试者照着图案画一个一样的。(完成得 1 分)

(王若颖)

第八节 智力筛检测验

智力筛检测验(CASI)又称"智能筛检测验"或"认知功能筛选测验",被用于筛检老年阿尔茨海默病患者,追踪受试者的认知能力改变,以及评定被调查者各项认知领域能力的强弱。该量表于 1990 年编制,具体的题目改编自国际上最常用于老年阿尔茨海默病筛查的 MMSE 和 HDSS,并增加了关于判断力的评估题目。CASI 提高了认知功能筛检测验的通用性、施测的标准化和评分的精密度,也可换算到对应的 MMSE 和 HDSS 等量表的大致分数。CASI 共20 个项目,有的项目包含数个小项,总分 100 分,包含的认知领域有注意力、计算力、定向能力、旧记忆、新记忆、语言能力、构图能力、抽象及判断能力、思维流畅性,施测时间为 15～20 min,较其他神经心理测验更加简便省时。

CASI 现已有多个语言版本,各版本的题目内容按受试者的语言和生活背景略有调整。其中,CASI 最初的版本(CASI E-1.0)于 1990 年编制,是用于受过中学教育及以上且讲英语的受试者的英文版本,与其相当的日文版为 CASI J-1.0。CASI 中文版存在不同的版本,包括对 CASI E-1.0 的直译版本,但基于 CASI E-1.0 翻译的中文版要求受试者的受教育程度比较高,因此应用比较受限。目前国内运用较为广泛的是 CASI C-2.0 版,编制于 1993 年,可用于未接受教育的和受教育程度较低的老年人,并结合了中国的文化背景及临床经验。为便于临床工作者手动计分方便,CASI C-2.0 调整了部分题目的原始分,形成了 CASI C-2.1,使其在测量各认知领域时根据计分表,分别进行加和即可。CASI C-2.1 对受试者各认知领域及总分的计算比其他中文版 CASI 更简便。

在信度方面,高静芳等以老年阿尔茨海默病患者为研究对象,发现 CASI C-2.0 的 20 个项目评分与总分之间的相关系数为 0.35～0.83,分测验和 CASI 总分的相关系数为 0.71～0.89,表明各项目与总分所反映的内容具有较好的一致性;总量表的克朗巴哈系数为 0.90,说明内部一致性较好。[①] 陆蓉等以成都地区的老年人群体为研究对象,发现 CASI C-2.0 各分测验与总分的相关系数为 0.66～0.81,各项目之间的相关系数为 0.355～0.633,表明条目具有较好的内

---

① 参见高静芳,陶明,李翼群,等.智能筛选测验的信度和效度测试[J].中华精神科杂志,1997,30(3):175-178.

部一致性,克朗巴哈系数为 0.91,重测信度为 0.97,分半信度为 0.84。[1]

在效度方面,高静芳等以精神障碍大体评定量表(GAS)和临床疗效总评指数(CGI-SI)得分作为效标,测得 CASI C-2.0 的总分与 GAS 得分的相关系数为 0.61,与 CGI-SI 的相关系数为 -0.75,提示 CASI 得分能较好地反映病情的严重程度,具有较好的校标效度;运用主成分因子分析得到了 9 个特征根大于 1 的因子,且每个因子绝大多数负荷均大于 0.5,说明 CASI 设计的分测验数目合理。[2] 陆蓉等以成都地区的老年人为研究对象,进行 ROC 曲线分析,发现以 50 分为截断值,CASI C-2.0 量表的准确性最高,诊断阿尔茨海默病的灵敏度为 94.5%,特异性为 89.5%,漏诊率为 5.5%,误诊率为 10.5%;CASI C-2.0 与阿尔茨海默病诊断的"金标准"MMSE 的灵敏度无显著差异,而特异性显著高于 MMSE。[3]

CASI C-2.0 需要由受过培训的人员进行,使用相应的计分表进行计分。若 CASI C-2.0 总分低于 50 分,则认为符合阿尔茨海默病的诊断标准。

CASI 在国际上被广泛用于对老年人的认知功能筛查。其中,国内学者高之旭等采用 CASI 评估了老年人的认知功能,发现不同人口学特征的人群之间认知功能分布存在差异。[4]

CASI C-2.1 的具体内容如下:

智能筛检测验(CASI C-2.1 版)

提示语:下面我想问您一些问题,有的很容易,有的比较难,很多人都不会,不会没有关系,您会的就告诉我,不会的就说"不知道",好吗?

1.您年龄多大了?

2.一年有几个月?

3.过年是几月几号?(回答"腊月三十"或"1 月 1 号"等即可)

4.一个小时有多少分钟?一年有多少天?

---

① 参见陆蓉,罗祖明,唐牟尼,等.智能筛检测验 C-2.0 在成都地区老年人群应用的信度和效度[J].华西医学,2001,16(1):43-44.

② 参见高静芳,陶明,李翼群,等.智能筛选测验的信度和效度测试[J].中华精神科杂志,1997,30(3):175-178.

③ 参见陆蓉,罗祖明,唐牟尼,等.智能筛检测验 C-2.0 在成都地区老年人群应用的信度和效度[J].华西医学,2001,16(1):43-44.

④ 参见高之旭,王安生.认知功能筛选量表筛查老年期痴呆[J].上海精神医学,1993,5(1):20-22.

5.太阳是从哪个方向下山的？（可提供东、西、南、北四个选项）

6.月饼是什么节日吃的？

7.下面我要讲三个名词，您注意听好，记住这些词语。在我讲完之后，请您照讲一遍（如"帽子、黄色、小孩""鞋子、白色、邻居""袜子、蓝色、朋友"，任选一组即可）。

8.今年是哪一年？

9.这个月是几月？（农历或公历均可）

10.今天是几号？（农历或公历均可）

11.今天是星期几？

12.现在是上午、中午、下午还是晚上？

13.想想看哪些动物有四条腿？请告诉我，愈多愈好。（限时 30 s）

14.刚才我请您记住的三个名词是什么？

15.这里是商店、医院还是在家里？

16.这里是什么区（镇、乡、村）？

17.这里属于哪一个市（县）？

18.现在我要讲几个数字，然后请您把它们倒念出来，比如我说 1、2，您就说 2、1。现在开始。（提问者分别说"1、2、3""6、8、2""3、5、2、9"）

19.有 100 块钱，用掉 3 块钱，还剩多少钱？再用掉 3 块，还剩多少钱？（再重复三次）

20.橘子和香蕉相同的地方是什么？（它们都是水果，间隔 2 s 后，以同样的方式提问下面几组物品："鱼和虾""桌子和椅子""鞋子和袜子""手和脚""哭和笑""吃饭和睡觉"）

21.（提问者询问受试者三个问题）"如果您邻居的房子失火，您会怎么办？""如果您把借来的伞弄丢了，您会怎么办？""如果您在路上看到别人遗失的身份证，您会怎么办？"

22.请您仔细听我要讲什么，等我讲完，您就一字不差地照讲一遍。停 2 s 讲"他想要回去"，停 2.5 s 再讲"这个黄杯子比红饭碗还要重"。（限时 5 s）

23.我想请您做一件事（提问者出示卡片，上面写着"请闭上眼睛"）。

24.模范绘图（提问者出示一个简单的交叉五边形，请受试者照着画，动笔时开始计时）

25.我想看看您写的字，请您写"人、父、母、子、女"。

26.执行口头指令："请您用左（或右）手来拿这张纸，把它对折一次，然后交还给我。"

27.先前我请您记住的三个名词是什么？

28.我会出示几张图片(额头、下巴、肩膀、手掌、大拇指、汤匙、硬币、牙刷、钥匙、梳子),请您说出图片所示事物的名称。

29.提问者出示几样东西(汤匙、硬币、牙刷、钥匙、梳子),等 5 s 后盖住,再问:"我刚才给您看的是哪几样东西?"

提问者记录结束时间和测验耗时,根据具体的计分表给出分数。

(张雅文)

第五章 应激及相关因素评定量表

第一节 生活事件量表

生活事件是一种应激源。所谓"应激源",是指向个体提出适应和应对要求,进而导致个体充满紧张性的生理和心理反应的刺激物。使用生活事件量表可以对心理刺激进行定性和定量评定。

在生活事件评定研究的初期阶段,人们只重视较重大的生活事件,只统计某一段时期内个体经历的较大事件的发生次数,次数越多表示个体遭受的精神刺激越强。这种评定方法较为简单,但不足之处是不同的生活事件引起的精神刺激大小各异,每种生活事件应具有其客观强度。对生活事件进行客观定量的研究中,最有代表性的是社会重新适应量表(SRRS)。SRRS 的理论基础为:任何形式的生活变化都需要个体动员自身的资源去适应,因而会产生紧张。SRRS 对生活变化的定量方法是在累计生活事件次数的基础上进行加权计分,即对不同的生活事件给予不同的评分,然后累加得其总值。SRRS 加权的依据来自一个 5000 人的常模。在制定常模时,研究人员事先规定"丧偶事件"为 1000 分,"结婚事件"为 500 分,让被调查者以上述两事件的评分为标准,按自己直接或间接的经验去评估其他各种生活事件的分数,然后求得每种事件(5000人)的平均值,将均值除以 10,再取其整数作为该事件的标准化计分。SRRS 选用了调查中发生频率较高的 43 项生活事件,每项生活事件标以不同的分数,称之为"生活变化单位"(life change units,LCU),用 LCU 表示事件对个体的心理刺激强度。研究发现,若一年 LCU 累计超过 300,则第二年有 86% 的人可能患病;若一年 LCU 累计为 150~300,则第二年有 50% 的人可能患病;若一年 LCU 累计小于 150,则个体的身体一般都能保持健康。研究发现,LCU 的升高与心源性死亡、心肌梗死、结核病、白血病、多发性硬化、糖尿病、运动创伤和交通事故有相关性。

　　SRRS 是科学、客观地评定生活事件的开端。SRRS 应用广泛,且被公认为是评定生活事件的有效工具,甚至有人认为其可以作为"金标准"来检测其他生活事件量表的效度。但后期研究发现,同一生活事件在不同性别、年龄、文化背景甚至同一个体的不同时期都有可能具有不同的意义,只有个体感受到的精神紧张才对健康构成威胁。对此,研究人员编制了不同年龄和不同群体的生活事件量表,如青少年生活事件量表、大中专学生生活事件量表、老年人生活事件量表、孕妇生活事件量表等。另外,SRRS 假定不论是积极生活事件还是消极生活事件,都会造成精神紧张,但消极生活事件与疾病最为相关,而中性或积极生活事件的致病作用却并不明显。基于此,张亚林和杨德森编制了生活事件量表(life event scale,LES),采用定性和定量评定方法,以分别观察正性(积极)和负性(消极)生活事件的影响。[①]

　　LES 应用广泛,其基本理论、计算方法均与 SRRS 类似,故其与 SRRS 的一致性较高。LES 适用于 16 岁以上的正常人、神经症患者、身心疾病患者、各种躯体疾病患者以及自知力恢复的重度精神疾病患者。

　　LES 是自评量表,含有 48 条我国较常见的生活事件,包括三大方面:家庭生活方面(28 条)、工作学习方面(13 条)、社交及其他方面(7 条),另设有 2 条空白项目,供填写当事者已经经历而表中未列出的某些事件。填写者需要仔细阅读和领会指导语,然后逐条一一过目。根据调查者的要求,需要将某一时间范围内(通常为一年内)的事件记录下来。有的事件虽然发生在该时间范围之前,但如果影响深远并延续至今,则可作为长期性事件记录。对于表上已列出但并未经历的事件应一一注明"未经历",不留空白,以防遗漏。然后,由填写者根据自身的实际感受,而不是按常理或伦理道德观念去判断那些经历过的事件对本人来说是好事还是坏事,影响程度如何,影响持续的时间有多久;对一过性的事件如流产、失窃要记录发生次数,长期性事件如住房拥挤、夫妻分居等不到半年的记为 1 次,超过半年的记为 2 次。影响程度分为五级,从毫无影响到影响极重分别评为 0、1、2、3、4 分。影响持续时间分三月内、半年内、一年内、一年以上共四个等级,分别记 1、2、3、4 分。

　　生活事件刺激量的计算方法如下:

　　(1)某事件刺激量＝该事件影响程度分×该事件持续时间分×该事件发生

---

　　①　参见张亚林,杨德森.生活事件的致病作用——72 例癔症资料分析[J].中国神经精神疾病杂志,1988,14(2):65-68.

次数

（2）正性事件刺激量＝全部好事刺激量之和

（3）负性事件刺激量＝全部坏事刺激量之和

（4）生活事件总刺激量＝正性事件刺激量＋负性事件刺激量

另外，还可以根据研究的需要，按家庭生活方面、工作学习方面、社交及其他方面进行分类统计。LES 总分越高，表示个体承受的精神压力越大。95％的正常人一年内的 LES 总分不超过 20 分，99％的正常人一年内的 LES 总分不超过 32 分。负性事件的分值越高，对身心健康的影响越大；正性事件分值的意义尚待进一步的研究。

吕永良等对 60 岁以上的老年抑郁症患者和正常对照组的研究发现，抑郁组负性生活事件总分为（19.2±15.9）分，高于对照组的（10.1±7.0）分。[①] 曹火军等对具有睡眠质量问题的老年人进行研究后发现，有睡眠问题的老年人负性生活事件总分为（36.9±28.8）分，而正常组老年人负性生活事件的总分为（36.9±28.8）分。[②] 对老年脑卒中患者患病 6 个月以后的生活事件进行调查发现，生活事件的总量与卒中后恢复有关，恢复良好组的生活事件总数和负性生活事件数（正性生活事件 16，负性生活事件 28，总计 44）少于恢复不良组（正性生活事件 15，负性生活事件 40，总计 55）。郭永洪等对空巢老年人的研究发现，空巢老人排在前四位的负性生活事件为经济困难、子女就业困难、自己重病和无子女探望。配偶同住组生活负性事件平均分为（7.81±13.90）分，独居组平均分为（15.61±21.18）分，配偶同住组负性事件得分显著低于独居组；相对空巢组（与子女在同一城市居住）负性事件平均分为（10.69±17.54）分，绝对空巢组（与子女不在同一城市居住）的平均分为（17.54±19.49）分，相对空巢组生活负性事件得分显著低于绝对空巢组。[③]

LES 的具体内容如下：

生活事件量表

下表是每个人都有可能遇到的一些日常生活事件，究竟是好事还是坏事可

---

① 参见吕永良，吴爱勤，李鸣等.老年抑郁症与生活事件及社会支持的关系[J].中国临床康复，2004，8(12)：2206-2207.

② 参见曹火军，何斌，王菁，等.老年人睡眠质量与负性生活事件的关系分析[J].中国民康医学，2014，28(6)：63-64.

③ 参见郭永洪，李尔舒，何利，等.生活事件对空巢老年人生活质量影响[J].中国公共卫生，2008，24(8)：997-998.

根据个人情况自行判断。这些事件可能对个人有精神上的影响(体验为紧张、压力、兴奋或苦恼等),影响的轻重程度是各不相同的,持续的时间也不一样。请您根据自己的情况,实事求是地回答下列问题。

生活事件名称	事件发生的时间				性质		精神影响程度				影响持续时间				备注
	未发生	一年前	一年内	长期性	好事	坏事	无影响	轻度	中度	重度	极重	三月内	半年内	一年内	一年以上	
举例:房屋拆迁			√			√		√					√			

家庭生活方面

生活事件名称	未发生	一年前	一年内	长期性	好事	坏事	无影响	轻度	中度	重度	极重	三月内	半年内	一年内	一年以上	备注
1.恋爱或订婚																
2.恋爱失败、破裂																
3.结婚																
4.自己(或爱人)怀孕																
5.自己(或爱人)流产																
6.家庭增添新成员																
7.与爱人、父母不和																
8.夫妻感情不好																
9.夫妻分居(因不和)																
10.夫妻两地分居(工作需要)																
11.性生活不满意或独身																
12.配偶一方有外遇																
13.夫妻重归于好																

续表

生活事件名称	事件发生的时间				性质		精神影响程度					影响持续时间				备注
	未发生	一年前	一年内	长期性	好事	坏事	无影响	轻度	中度	重度	极重	三月内	半年内	一年内	一年以上	
14.超指标生育																
15.本人(爱人)做了绝育手术																
16.配偶死亡																
17.离婚																
18.子女升学(就业)失败																
19.子女管教困难																
20.子女长期离家																
21.父母不和																
22.家庭经济困难																
23.欠债500元以上																
24.经济情况显著改善																
25.家庭成员重病、重伤																
26.家庭成员死亡																
27.本人重病或重伤																
28.住房紧张																

续表

生活事件名称	事件发生的时间				性质		精神影响程度				影响持续时间				备注
	未发生	一年前	一年内	长期性	好事	坏事	无影响	轻度	中度	重度	极重	三月内	半年内	一年内	一年以上	
工作学习方面																
29.待业、无业																
30.开始就业																
31.高考失败																
32.扣发奖金或罚款																
33.有突出的个人成就																
34.晋升、提级																
35.对现职工作不满意																
36.工作学习中压力大（如成绩不好）																
37.与上级关系紧张																
38.与同事、邻居不和																
39.第一次远走异国他乡																
40.生活规律发生重大变动（饮食睡眠规律改变）																
41.本人退休、离休或未安排具体工作																
社交及其他方面																
42.好友重病或重伤																

续表

生活事件名称	事件发生的时间				性质		精神影响程度					影响持续时间				备注
	未发生	一年前	一年内	长期性	好事	坏事	无影响	轻度	中度	重度	极重	三月内	半年内	一年内	一年以上	
43.好友死亡																
44.被人误会、错怪、诬告、议论																
45.介入民事法律纠纷																
46.被拘留、受审																
47.失窃、遭受财产损失																
48.遭受意外惊吓、事故、自然灾害																

如果您还经历过其他的生活事件,请依次填写

49.

50.

正性事件值:
负性事件值:
总值:

家庭生活方面:
工作学习方面:
社交及其他方面:

(潘　芳)

第二节 知觉压力量表

知觉压力量表(PSS)是最广泛使用的压力(应激)测量工具之一,其原始版本(PSS-14)包括 14 个项目。在 PSS-14 的基础上,产生了 PSS-10(包含 PSS-14 的项目 1、2、3、4、5、6、7、8、9、10)和 PSS-4(包含 PSS-14 的项目 3、8、10、14)。PSS-10 已被翻译为多个语言版本,包括中文版 PSS-14(CPSS)。CPSS 的适用范围广泛,以往研究对象的年龄范围为 13～97 岁,可以阅读并理解项目内容者均可使用。

PSS-14 和 PSS-10 具有由正、反两个词组成的双因素结构,这两个因素(维度)也被解释为"感知痛苦""感知无助感"和"感知应对""感知自我效能感"。大多数实证研究发现,PSS 的两个不同因素在预测抑郁时存在性别差异。例如,两个因素都能预测女性的抑郁,但只有"感知无助"因素能预测男性的抑郁。另有研究提示,不包含第 8 项和第 12 项的 PSS-14 更具心理测量学特征。有学者以 768 例超过 70 岁的老年人为样本,比较了 PSS-14、PSS-10 和 PSS-4 的心理测量学指标,发现两因素模型最适合于 PSS-14 和 PSS-10,且删除第 12 项目形成的 PSS-13 和 PSS-10 具有更高的内部一致性。该研究认为,PSS-13 和 PSS-10 可用于老年人,其中 PSS-13 是最好的评定轻度认知障碍人群的压力评定工具。另有学者对 PSS-4 进行了验证性因素分析,发现 PSS-4 的内部效度较低,项目反应模式无性别差异。

英文版 PSS-14 具有较好的内部一致性信度,克朗巴哈系数在美国为 0.86。分量表中失控感因子的信度为 0.688,紧张感因子的信度为 0.576。CPSS 的克朗巴哈系数为 0.78,各项目之间的相关系数平均为 0.28,各项目与总分之间的相关系数为 0.37～0.53,显示其具有较高的同质性和内部一致性。各测量项目均显著负荷于失控感和紧张感两个因子上,符合量表设计的理论构想。PSS-14 中文版也显示出高度的内部一致性以及与中国成年人的消极心理健康(如焦虑和抑郁)的关联性。在不同的中国成人样本中应用 PSS-10,显示其具有良好的信度和效度。

PSS 回答采用五级评分(0～4 分),积极的项目进行反向评分,反向计分的项目是第 4、5、6、7、9、10、12、13 项。通过对所有 14 个项目求和,计算总分。简化版的计分方法与原始版相同。总分越高,表示受试者具有更大的感知压力。

李洋采用 CPSS-14 对 186 名城市老年人进行调查后发现,老年人在 PSS 的两个维度上无明显性别差异,但存在显著的年龄差异,71～75 岁组得分[紧张感

(19.72±3.40)分,失控感(18.56±3.36)分,总分(36.28±5.73)分]小于60~65岁组[紧张感(20.37±3.67)分,失控感(19.20±3.36)分,总分(39.57±5.95)分],也小于66~70岁组[紧张感(20.22±3.50)分,失控感(19.00±3.24)分,总分(39.22±5.73)分],甚至小于75岁以上组[紧张感(21.46±3.32)分,失控感(20.15±3.33)分,总分(41.61±5.76)分]。①

郭丽娜等对辽宁省1673例年龄为60~97岁的老年人进行研究后发现,CPSS总分为72.54~8.81分。② 雍彬彬等对福州市养老机构的248名老年人进行调查后发现,养老机构老年人的CPSS平均分为(18.23±7.94)分。③ 江虹等采用PSS-4对城镇不同年龄老年人的心理压力水平进行评定后发现,老年人的压力水平在不同年龄组之间存在差异,60~64岁的老年人为(7.47±1.99)分,65~69岁的老年人为(7.51±1.83)分,70~74岁的老年人为(7.67±2.03)分,75~79岁的老年人为(7.30±2.57)分,80~84岁的老年人为(6.58±2.39)分,85岁以上的老年人为(7.37±2.15)分,提示城镇80~84岁的老年人体验到的心理压力水平最低。④

邵悦等对120例65~76岁老年冠心病患者的研究表明,冠心病患者组的得分[紧张感(15.38±6.56)分,失控感(13.45±5.82)分,总分(25.36±7.35)分]显著高于对照组[紧张感(9.53±4.38)分,失控感(8.74±4.11)分,总分(18.59±6.52)分]。对河南省17个城市2907例60~89岁的脑卒中老年人进行研究后发现,其PSS-14总分为(29.62±8.73)分,失控感为(14.47±4.60)分,紧张感为(15.14±4.89)分。⑤

---

① 参见李洋.老年人压力知觉与复原力的关系[J].中国老年学杂志,2016,36(9):4340-4342.

② 参见郭丽娜,刘永闯,刘堃.心理一致感在老年人心理压力与抑郁症状间的中介效应[J].实用护理杂志,2016,32(6):443-445.

③ 参见雍彬彬,肖惠敏,郑艺静.养老机构老年人心理调适水平及影响因素分析[J].中华护理杂志,2020,55(11):1690-1696.

④ 参见江虹,徐晶晶,王瑞,等.不同年龄阶段老年人的幸福感、心理压力与心理弹性研究[J].山东大学学报(医学版),2017,55(9):1-6.

⑤ 参见邵悦,丁飚,何英姿,等.老年冠心病住院患者疾病不确定感现状及影响因素分析[J].中国医学前沿杂志,2020,12(12):140-144.

中文版 PSS 的具体内容如下：

中文版知觉压力量表

以下内容是询问最近一个月以来,您个人的感受和想法,请您在回答每一个题目时,给您感受或想到某一特定想法的频率打分("从不"打 0 分,"偶尔"打 1 分,"有时"打 2 分,"时常"打 3 分,"总是"打 4 分)。每一题均需作答,且尽量以快速、不假思索的方式作答,即不要考虑题目背后的含义,以期如实反映您真实的压力知觉状况。

1.因为一些无法预期的事情发生而感到心烦意乱。

2.感觉无法控制自己生活中重要的事情。

3.感到紧张不安和压力。

4.成功地处理了恼人的生活麻烦。

5.感到自己是在有效地处理生活中所发生的重要改变。

6.对于有能力处理自己的私人问题感到很有信心。

7.感到事情顺心如意。

8.发现自己无法处理所有自己必须做的事情。

9.有办法控制生活中恼人的事情。

10.常觉得自己是驾驭事情的主人。

11.常生气,因为很多事情的发生超出了自己所能控制的范围。

12.经常想到有些事情是自己必须完成的。

13.常能掌握安排时间的方式。

14.常感到困难的事情堆积如山,而自己却无法克服它们。

（潘　芳）

第三节　应对方式问卷

应对是心理应激过程中的重要中介因素,与应激事件的性质以及应激结果密切相关。目前,"应对"的概念是多维度的,有丰富但不统一的内涵。例如,从应对活动的主体角度看,应对涉及个体的心理活动(如再评价)、行为操作(如回避)和躯体变化(如放松);从活动与应激过程的关系看,应对涉及应激各个环节,包括生活事件(如面对、回避、问题解决)、认知评价(如自责、幻想、淡化)、社会支持(如求助、倾诉、隔离)和身心反应(如放松、吸烟、饮酒、服药);从应对活动的指向性看,有针对问题的应对和针对情绪的应对等。

我国现行通用的应对方式问卷由肖计划等参照国内外应对研究的问卷内容以及有关应对理论,根据我国文化背景编制而成。该应对方式问卷包括62个条目,共分为6个分量表,分别为解决问题、自责、求助、幻想、退避、合理化,可以解释个体或群体的应对方式类型和应对行为特点,比较不同个体或群体的应对行为差异。根据不同类型的应对方式,还可以反映个体心理发展的成熟程度。

应对方式问卷的适用范围广泛,适用于年龄在14岁以上的青年人、中年人和老年人,可以阅读并理解项目内容者均可使用。使用因子分析检验和评估问卷的结构效度,结果表明组成各因子条目的因素的负荷取值均在0.35以上。

在信度检验方面,问卷编制者采用了再测信度进行评估,选取青少年学生组和神经症患者对照组,再测信度系数各因子分别为 $0.62 \sim 0.72$ 和 $0.63 \sim 0.73$。

应对方式问卷为自陈式个体应对行为评定问卷,要求被试者根据自己的实际情况,逐条回答问卷中每个项目提及的问题。每个问题有"是"和"否"两个选项,如果选择"是",则需要被试者继续对后面的"有效""比较有效""无效"作出评估;如果选择"否",则继续回答下一个问题。计分方法分两种情况:

(1)除下面(2)中所列举的情况外,计分均为选择"是"计1分,选择"否"计0分。将每个项目的得分相加,即得分量表的量表分。

(2)"解决问题"分量表中的问题19和"求助"分量表中的问题36、39、42,选择"否"计1分,选择"是"计0分。

应对方式问卷的计分主要采用因子分,因子分的计算方法是:分量表因子分=分量表单项条目之和÷分量表条目数。

庹安写等对贵州省中南部1487位农村留守老人与578位城市老年人的应对方式进行了调查,发现农村留守老人与城市老年人在自责[农村(0.25 ± 0.24)分,城市(0.35 ± 0.33)分]、幻想[农村(0.37 ± 0.18)分,城市(0.48 ± 0.28)分]和合理化[农村(0.45 ± 0.17)分,城市(0.54 ± 0.26)分]方面的得分上有显著性差异($p < 0.01$),在解决问题[农村(0.76 ± 0.23)分,城市(0.81 ± 0.21)分]、求助[农村(0.49 ± 0.23)分,城市(0.56 ± 0.21)分]、退避[农村(0.57 ± 0.18)分,城市(0.56 ± 0.28)分]方面的得分无显著性差异。[①]

薛春香等使用应对方式问卷,对医院收治的152例老年患者在刚入院、住

---

① 参见庹安写.贵州农村留守老人社会支持、应对方式与心理健康现状调查[J].中国老年学杂志,2016,36(5):1190-1192.

院 6 个月和住院 12 个月时进行了回顾性分析,患者分为常规门诊治疗组(对照组)和心理疏导干预组(干预组)。结果显示,与刚入院时相比[干预组(20.7±1.4)分,对照组(31.1±1.7)分],住院 6 个月[干预组(16.9±1.7)分,对照组(20.3±1.6)分]和住院 12 个月[干预组(12.2±1.6)分,对照组(19.5±1.8)分]两个时间点两组的评分均有明显下降,干预组下降分数较对照组明显。①

应对方式问卷的具体内容如下:

应对方式问卷

指导语:本问卷的每个条目有"是"与"否"两个答案,请您根据自己的情况作答,如果答案为"是",则继续回答是"有效""比较有效"还是"无效"。

1.能理智地应付困境。
2.善于从失败中吸取经验。
3.制订一些克服困难的计划,并按计划去做。
4.常希望自己已经解决了面临的困难。
5.对自己取得成功的能力充满信心。
6.认为人生经历就是磨难。
7.常感叹生活的艰难。
8.专心于工作或学习以忘却不快。
9.常认为"生死有命,富贵在天"。
10.常常喜欢找人聊天以减轻烦恼。
11.请求别人帮助自己克服困难。
12.常只按自己想的去做,且不考虑后果。
13.不愿过多思考影响自己情绪的问题。
14.投身于其他社会活动,寻找新的寄托。
15.常自暴自弃。
16.常以无所谓的态度来掩饰内心的感受。
17.常想"这不是真的就好了"。
18.认为自己的失败多系外因所致。
19.对困难采取等待、观望、任其发展的态度。

---

① 参见薛春香,陈建新.门诊心理疏导对改善老年抑郁症的临床观察[J].中国医药指南,2013,11(16):626-627.

20.与人冲突常是对方性格怪异引起。

21.常向引起问题的人和事发脾气。

22.常幻想自己有克服困难的超人本领。

23.常自我责备。

24.常用睡觉的方式逃避痛苦。

25.常借娱乐活动来消除烦恼。

26.常爱想些高兴的事自我安慰。

27.避开困难以求心中宁静。

28.为不能回避困难而懊恼。

29.常用两种以上的办法解决困难。

30.常认为没有必要那么费力地去争成败。

31.努力去改变现状,使情况向好的一面转化。

32.借烟或借酒消愁。

33.常责怪他人。

34.对困难常采取回避的态度。

35.认为"退后一步自然宽"。

36.把不愉快的事埋在心里。

37.常自卑自怜。

38.常认为这是生活对自己不公平的表现。

39.常压抑内心的愤怒与不满。

40.吸取自己或他人的经验去应付困难。

41.常不相信那些对自己不利的事。

42.为了自尊,常不愿让人知道自己的遭遇。

43.常与同事、朋友一起讨论解决问题的办法。

44.常告诫自己"能忍者自安"。

45.常祈祷神灵保佑。

46.常用幽默或开玩笑的方式缓解冲突或不快。

47.自己能力有限,只有忍耐。

48.常怪自己没出息。

49.常爱幻想一些不现实的事来消除烦恼。

50.常抱怨自己无能。

51.常能看到坏事中有好的一面。

52.自感挫折是对自己的考验。

53.向有经验的亲友、师长求教解决问题的方法。

54.平心静气,淡化烦恼。

55.努力寻找解决问题的办法。

56.选择职业不当是自己常遇挫折的主要原因。

57.总怪自己不好。

58.经常是"看破红尘",不在乎自己的不幸遭遇。

59.常自感运气不好。

60.向他人诉说心中的烦恼。

61.常自感无所作为而任其自然。

62.寻求别人的理解和同情。

（朱泽萌）

第四节　特质应对方式问卷

　　我国学者姜乾金自 20 世纪 80 年代开始研究应对评定,其所依据的思路是:在应对活动的多维度属性基础上,可以筛选出这样的条目,它们既具有在不同应激过程中的跨情景一致性或个性特质属性,又对个体的身心健康有比较稳定的影响。为此,姜乾金采用特质法构题、效标考察法筛选和因素分析法验证,经多次修订,在国内最先报告了 16 项应对条目,这些条目反映的是个体具有特质属性的,并与健康有关的那部分应对方式,故称之为"特质应对问卷"。[1]

　　特质应对问卷的适用范围广泛,以往研究对象的年龄范围为 12 岁以上,可以阅读并理解项目内容者均可使用。原 16 条特质应对条目已有多种小范围的信度和效度报告,此后问卷编制者又根据大样本做了进一步的信度和效度考察。在按相同的方法增补了 4 个条目,并改用五级计分(1~5 分)之后,将该特质应对问卷分别应用于多种人群(合计 2751 例),以同样的方法开展系统分析。通过因素分析获得了两个成分,即消极应对和积极应对,两个成分各包含 10 个条目,所有条目在各自因素上的负荷均大于 0.45。消极应对和积极应对的相关系数仅为－0.09,呈低相关性,说明两者不属于一个维度。消极应对和积极应对的克朗巴哈系数分别为 0.69 和 0.70;129 名被试者 4 周后重测相关系数分别为 0.75 和 0.65;这 129 名被试者在自测的同时,研究人员还请其亲属按条目

---

① 参见姜乾金,刘小青,吴根富.癌症病人发病史中心理社会因素临床对照调查分析 [J].中国心理卫生杂志,1987,1(1):38-42.

内容另外单独对被试者进行评定,结果本人与亲属评定结果的相关系数分别为0.75和0.73。另外选取了137名被试者同时测查SCL-90,其中消极应对与SCL-90总分和各因子分呈高度正相关($p<0.01$),积极应对与SCL-90总分和各因子分无相关。还选取了76名被试者同时测查艾森克人格问卷,消极应对与艾森克人格问卷的神经质分呈高度正相关($p<0.01$),积极应对与艾森克人格问卷的外向分呈正相关($p<0.05$)。

特质应对问卷通常在生活事件问卷之后使用,但也可以作为一种独立的心理变量进行测试,其中消极应对由条目2、4、6、7、10、12、13、16、17、19累计得分,积极应对由条目1、3、5、8、9、11、14、15、18、20累计得分,总分越高表示被试者的积极或消极应对特征越明显。

姜乾金等测定的1305例健康人的均值为消极应对分值为(30.26±8.74)分,积极应对分值为(21.25±7.14)分,1184例综合性医院各类住院患者的均值为消极应对分值为(30.22±8.74)分,积极应对分值为(23.58±8.41)分。[①] 扈晓成在唐山市丰润区随机选取了228名60~85岁的老年人,比较了社区老年人与一般人群的特质应对方式得分,发现老年人的消极应对分值为(36.78±7.69)分,积极应对分值为(25.32±8.59)分。[②] 贾守梅等在上海市闸北区某街道对206名老年人进行调查后发现,社区老年人的消极应对分值为(25.66±8.73)分,积极应对分值为(36.84±7.79)分。[③] 杨青等对深圳市南山区116名60岁以上的退休老年人实施特质应对方式问卷调查后发现,积极应对分值为(32.836±6.076)分,消极应对分值为(30.138±6.376)分。[④] 成媛媛等调查了60位青岛市精神卫生中心的门诊及住院老年抑郁障碍患者,消极应对得分为(39.28±4.91)分,积极应对得分为(21.70±3.74)分。[⑤]

---

① 参见姜乾金,刘小青,吴根富.癌症病人发病史中心理社会因素临床对照调查分析[J].中国心理卫生杂志,1987,1(1):38-42.

② 参见扈晓成.老年抑郁障碍的应对方式和社会支持的研究[J].中国全科医学,2005,8(17):1420-1421.

③ 参见贾守梅,冯正仪,胡雁,等.社区老年人抑郁障碍与应对方式的关系研究[J].中国行为医学科学,2004,13(2):89-90.

④ 参见杨青,李茜,陈云,等.特质应对方式对老年人主观幸福感的影响机制[J].中国健康心理学杂志,2013,21(6):943-945.

⑤ 参见成媛媛,唐茂芹.焦虑障碍患者生活质量及相关因素研究——附163例报道[J].新医学,2011,42(1):19-23.

特质应对方式问卷的具体内容如下：

特质应对方式问卷

指导语：平日里，当您遇到各种困难或不愉快时（也就是遇到各种生活事件时），您往往是如何对待的？在下列问题中，如果您的回答是"肯定是"计5分，如果您的回答是"肯定不是"计1分，介于中间的分别给出2、3、4分。

1.能尽快地将不愉快忘掉。

2.易陷入对事件的回忆和幻想之中而不能摆脱。

3.当作事情根本未发生过。

4.易迁怒于别人而经常发脾气。

5.通常向好的方面想，容易想开些。

6.不愉快的事很容易引起情绪波动。

7.喜欢将情绪压在心底里，不让其表现出来，但又忘不掉。

8.通常与类似的人比较，就觉得算不了什么。

9.能较快地将消极因素化为积极因素，例如参加活动。

10.遇到烦恼的事很容易想悄悄地哭一场。

11.旁人很容易使自己重新高兴起来。

12.如果与人发生冲突，宁可长期不理对方。

13.对重大困难往往举棋不定，想不出办法。

14.对困难和痛苦能很快适应。

15.相信困难和挫折可以锻炼人。

16.在很长的时间里回忆所遇到的不愉快的事。

17.遇到难题往往责怪自己无能而怨恨自己。

18.认为天底下没有什么大不了的事。

19.遇到苦恼的事喜欢一个人独处。

20.通常以幽默的方式化解尴尬局面。

（朱泽萌）

第五节　社会支持评定量表

社会支持是指人的社会关系和社会联系,以及在遭遇应激事件时获得的来自外界的物质和精神帮助的多少。社会支持一方面可对应激状态下的个体提供保护,即对应激起到缓冲作用,另一方面对维持一般的良好情绪体验具有重要意义,可以提高个体的生活质量。有学者认为,良好的社会支持有利于健康,而社会关系不良则会损害身心健康。如有研究表明,有较密切的社会关系的老年人,其抑郁的症状更少。为提供评定社会支持的工具,肖水源于1986年编制了社会支持评定量表,并在小范围内试用[①];1990年又根据使用情况进行了小规模修订。

社会支持评定量表包含10个条目,分别属于客观支持维度(3条)、主观支持维度(4条)和对社会支持的利用度维度(3条)。该量表适用于14岁以上的各类人群,尤其是普通人群。

用社会支持评定量表对128名二年级大学生进行测试,发现总分为(34.56 ± 3.73)分,两个月重测总一致性系数为$0.92(p<0.01)$,各条目一致性系数为$0.89 \sim 0.94$,表明该量表具有较好的重测信度。

社会支持评定量表条目的计分方法为:第1~4条和第8~10条每条只选一项,选择(1)(2)(3)(4)项分别计1、2、3、4分;第5条分A、B、C、D四项计总分,每项从"无"到"全力支持"分别计1~4分;第6~7条如回答"无任何来源"则计0分,回答"下列来源"者,有几个来源就计几分。

社会支持评定量表的结果解释为:总分即10个条目的计分之和;客观支持维度为第2、6、7条的计分之和;主观支持维度为第1、3、4、5条的计分之和;对社会支持的利用度维度为第8、9、10条的计分之和。总得分和各维度得分越高,说明社会支持越好。

梁晓兰在2014年对广西桂林市高校245名退休老人的希望、社会支持、生活质量及其关系的研究表明,高校退休老人的社会支持、生活质量和希望水平呈正相关,社会支持有利于提高个体的生活质量和增加其希望水平。研究还发现,不同的年龄阶段、不同的文化水平、不同的岗位、儿女数量、婚姻状况和配偶

---

① 参见肖水源,杨德森.社会支持对身心健康的影响[J].中国心理卫生杂志,1987,1(4):183-187.

是否健在均可影响社会支持。[①]

社会支持评定量表的具体内容如下:

社会支持评定量表

指导语:下面的问题用于反映您在社会中所获得的支持情况,请按照各问题的具体要求,根据您的实际情况作答,谢谢您的合作。

1.您有多少关系密切而可以得到支持和帮助的朋友?(只选一项)

(1)1个也没有　　(2)1~2个　　(3)3~5个　　(4)6个或6个以上

2.近一年来您:(只选一项)

(1)远离家人,且独居一室

(2)住处经常变动,多数时间和陌生人住在一起

(3)和同学、同事或朋友住在一起

(4)和家人住在一起

3.您与邻居:(只选一项)

(1)相互之间从不关心,只是点头之交

(2)遇到困难可能稍微关心

(3)有些邻居都很关心您

(4)大多数邻居都很关心您

4.您与同事:(只选一项)

(1)相互之间从不关心,只是点头之交

(2)遇到困难可能稍微关心

(3)有些同事很关心您

(4)大多数同事都很关心您

5.您从家庭成员那里得到的支持和照顾情况为:(请从"无""极少""一般""全力支持"中选一项)

A.夫妻(恋人)　　B.父母　　　　C.儿女　　　　D.兄弟姐妹

E.其他成员(如嫂子)

---

① 参见梁晓兰.高校退休老人的希望、社会支持、生活质量及其关系[D].桂林:广西师范大学硕士学位论文,2014.

6.过去,在您遇到急难情况时,曾经得到的经济支持和解决实际问题的帮助的来源有:

(1)无任何来源

(2)下列来源:A.配偶;B.其他家人;C.亲戚;D.同事;E.工作单位;F.党、团、工会等官方或半官方组织;G.宗教、社会团体等非官方组织;H.其他(请列出)(可选多项)

7.过去,在您遇到急难情况时,曾经得到的安慰和关心的来源有:

(1)无任何来源

(2)下列来源:A.配偶;B.其他家人;C.亲戚;D.同事;F.工作单位;G.党、团、工会等官方或半官方组织;H.宗教、社会、团体等非官方组织;I.其他(请列出)(可选多项)

8.您遇到烦恼时的倾诉方式为:(只选一项)

(1)从不向任何人诉述

(2)只向关系极为密切的1～2个人诉述

(3)如果朋友主动询问,您会说出来

(4)主动叙述自己的烦恼,以获得支持和理解

9.您遇到烦恼时的求助方式为:(只选一项)

(1)只靠自己,不接受别人的帮助

(2)很少请求别人帮助

(3)有时请求别人帮助

(4)有困难时经常向家人、亲友、组织求援

10.您对于团体(如党团组织、宗教组织、工会、学生会等)组织活动的态度是:(只选一项)

(1)从不参加　　　　　　(2)偶尔参加

(3)经常参加　　　　　　(4)主动参加并积极活动

总分:_____分

(赵明月)

第六节　领悟社会支持量表

社会支持的含义是来自社会各方面所给予个体的精神上和物质上的帮助

支援,包括家庭、亲属、朋友、同事、伙伴、党团、工会等,反映了一个人与社会联系的密切程度和质量。社会支持大致可分为两类:一类是客观的、实际的或可见的支持,包括物质上的直接援助和社交网络;另一类是主观体验到的支持,是指个体感到在社会中被尊重、被支持、被理解的情绪体验和(或)满意程度。多数学者认为,感受到的支持即为领悟社会支持,其比客观支持更有意义,更能表现出对个体心理健康的影响程度。如对肿瘤患者的研究表明,社会支持可提高他们应对疾病的能力,减轻与疾病相关的压力,增加与健康相关的生活质量。

领悟社会支持量表(PSSS)的目的在于测试人群获得的社会支持程度,该量表是一种强调个体自我理解和自我感受的社会支持量表,分别测定个体领悟到的各种社会支持源,如家庭、朋友和其他人的支持程度,同时以总分反映个体感受到的社会支持总程度。该量表应用人群广泛,适用于 18 岁以上的各类人群。

PSSS 最早由姜乾金等引进国内,并验证其具有较好的信度和效度。在275 例样本中(男 139 例,女 136 例),家庭支持、朋友支持、其他支持和全量表的克朗巴哈系数分别为 0.87、0.85、0.91 和 0.88,重测信度分别为 0.85、0.75、0.72 和 0.85。[1]

PSSS 包含 12 个自评项目,每个项目采用七级评分(1～7 分),即分为"极不同意""很不同意""稍不同意""中立""稍同意""很同意""极同意"七个级别,分别计 1、2、3、4、5、6、7 分。统计各项的得分,其中"家庭内支持"量表得分由其余各条目分累计得到。由所有条目分累计得到总分,总分小于 32 分表明社会支持系统存在严重问题,总分小于 50 分表明社会支持系统存在一定问题,量表总分越高表明感受到的来自社会支持的总程度越高。

有学者采用人际反应指数问卷、领悟社会支持问卷及老年抑郁量表对北京市 511 名 60～90 岁的社区老年人(男性 217 人,女性 274 人,缺失值为 20 人)进行了调查研究,结果表明老年抑郁量表总分与 PSSS 总分、人际反应指数问卷总分呈负相关(相关系数分别为 -0.427 和 -0.212,$p < 0.01$),而 PSSS 总分与人际反应指数问卷总分呈正相关(相关系数为 0.373,$p < 0.01$),领悟社会支持在共情与老年抑郁之间起部分中介作用,并且共情和领悟社会支持均与老年抑郁相关,领悟社会支持是老年抑郁的保护因素。

另有研究调查了独居、空巢老年高血压患者(42 例,其中独居老年高血压患者 17 例,男 7 例,女 10 例,年龄 67～82 岁;空巢老年高血压患者 25 例,男11 例,女 14 例,年龄 65～84 岁)与对照组(非独居、非空巢老年高血压患者

---

[1]　参见姜乾金,黄丽,卢抗性,等.心理应激——应对的分类与心身健康[J].中国心理卫生杂志,1993,7(4):145-147.

31 例,男 18 例,女 13 例,年龄 69～86 岁)的情况,发现独居、空巢老年高血压患者 PSSS 的各维度评分以及总分均明显低于对照组;同时独居老年高血压患者 PSSS 量表的各维度评分及总分也明显低于空巢老年高血压患者,二者的差异有统计学意义($p < 0.01$)。[①]

PSSS 的具体内容如下:

领悟社会支持量表

指导语:以下有 12 个句子,每一个句子后面各有 7 个答案。请您根据自己的实际情况,选择对应的答案。例如,选择"极不同意"表明您的实际情况与这一句子所描述的极不相符,选择"极同意"表明您的实际情况与这一句子所描述的极相符;选择"中立"表明符合情况一般,其余类推。

1.在我遇到问题时,有些人(领导、亲戚、同事)会出现在我身旁。(极不同意、很不同意、稍不同意、中立、稍同意、很同意、极同意)

2.我能够与某些人(领导、亲戚、同事)共享快乐与忧伤。(极不同意、很不同意、稍不同意、中立、稍同意、很同意、极同意)

3.我的家庭能够切实具体地给我帮助。(极不同意、很不同意、稍不同意、中立、稍同意、很同意、极同意)

4.在需要时我能够从家庭获得感情上的帮助和支持。(极不同意、很不同意、稍不同意、中立、稍同意、很同意、极同意)

5.当我有困难时,有些人(领导、亲戚、同事)是安慰我的真正源泉。(极不同意、很不同意、稍不同意、中立、稍同意、很同意、极同意)

6.我的朋友们能真正地帮助我。(极不同意、很不同意、稍不同意、中立、稍同意、很同意、极同意)

7.在发生困难时,我可以依靠我的朋友们。(极不同意、很不同意、稍不同意、中立、稍同意、很同意、极同意)

8.我能与自己的家庭谈论我遇到的难题。(极不同意、很不同意、稍不同意、中立、稍同意、很同意、极同意)

9.我的朋友们能与我分享快乐与忧伤。(极不同意、很不同意、稍不同意、中立、稍同意、很同意、极同意)

---

① 参见王丽娜,苏红,李莎莎,等.空巢老人心理健康自助能力量表的编制及信效度检验[J].中国全科医学,2016,19(35):4379-4384.

10.在我的生活中,有某些人(领导、亲戚、同事)关心着我的感情。(极不同意、很不同意、稍不同意、中立、稍同意、很同意、极同意)

11.我的家庭能心甘情愿地协助我做出各种决定。(极不同意、很不同意、稍不同意、中立、稍同意、很同意、极同意)

12.我能与朋友们谈论我遇到的难题。(极不同意、很不同意、稍不同意、中立、稍同意、很同意、极同意)

(赵明月)

第七节　心理弹性量表

心理学家将"弹性"定义为个体经历压力后仍能保持良好发展的现象或结果。经过多年的研究,虽然目前心理学界对"心理弹性"的定义仍然不明确,但其基本含义可以归为以下三类:

(1)结果论:根据适应的结果来界定心理弹性,即将心理弹性定义为在遭遇困境时,个体能够良好地适应。

(2)能力论:根据某些能力来界定心理弹性,即认为心理弹性是一种应对压力的能力。这种界定重在探究促进个体迅速从不幸中复原过来的某些个体能力或因素。

(3)过程论:指遇到逆境时个体自动调节、尽快适应的过程。

对心理弹性定义的不统一导致对测量工具的研究存在差异,目前公开发表的标准化心理弹性评估量表有19种之多。其中,由美国杜克大学医学中心精神病学与行为科学系编制的心理弹性量表(CD-RISC)是基于"能力论"的框架而提出的,其操作定义是"在逆境中苗壮成长的能力"。自2003年提出以来,CD-RISC已经在不同的环境下进行了测试,并被翻译和修订为不同的语言版本。该量表适用范围广泛,可以阅读并理解项目内容者均可使用。

CD-RISC共有五大维度(坚韧性、力量感、乐观性、控制感、信念感),其总量表的内部一致性系数为0.89。使用该量表在美国普通人群及临床患者中进行测量,发现其信度和效度指标均符合测量学标准,其中,信度指标的总量表克朗巴哈系数为0.89,重测信度为0.87。

中文版CD-RISC由香港中文大学的于肖楠在2007年修订,共包含三大维度(坚韧、自强、乐观),25个项目。全量表和三个分量表的信度较好,克朗巴哈系数分别为0.91、0.88、0.88、0.60。

克里斯汀(F. Christine)等曾对 2000 多名经历过汶川地震的儿童和青少年施测了 CD-RISC,得到的克朗巴哈系数为 0.910。卢樟秀等于 2016 年检验了 CD-RISC 在医学生样本中的信度和效度,对量表进行探索性因素分析得出了 3 个因子,总量表的克朗巴哈系数为 0.951,分半信度为 0.928,一周后重测信度为 0.590。利用中文版 CD-RISC 测量湖南省长沙、武冈、衡阳等地的社区老年人发现,测量的内部一致性信度为 0.921,分半信度为 0.891,两周后重测信度为 0.780。[①]

CD-RISC 各项目采用五级评分法(0～4 分)进行评定:"从来不"评 0 分,"很少"评 1 分,"有时"评 2 分,"经常"评 3 分,"一直如此"评 4 分。评分结果相加得出总分,范围为 0～100 分,分数越高表示心理弹性越好。原量表的五大维度中,力量感包括项目 10、11、12、16、17、23、24、25,坚韧性包括项目 6、7、14、15、18、19、20,乐观性包括项目 1、2、4、5、8,控制感包括项目 13、21、22,信念感包括项目 3、9。2007 年,于肖楠重新将量表划分为三大维度,坚韧性包括项目 11、12、13、14、15、16、17、18、19、20、21、22、23,力量性包括项目 1、5、7、8、9、10、24、25,乐观性包括项目 2、3、4、6。

国外有学者对 1741 名说英语的老年妇女采用 CD-RISC 进行了调查,得出 CD-RISC 的平均总分是(75.7±13.0)分;在较年轻的健康社区,描述 CD-RISC 的原始研究的平均得分为(80.4±12.8)分。

张丹梅等采用简版量表(CD-RISC-10)对 620 名老年人进行了调查,项目分析显示,有 10 个项目的鉴别力均显著(t 值为 6.84～13.57);探索性因素分析提取出两个因素(力量性和坚韧性),累积方差解释率为 42.32%;验证性因素分析显示双因素模型拟合指数为 1.518($p<0.001$),总量表和两个因素的克朗巴哈系数分别为 0.737、0.673 和 0.585;总量表及力量性、坚韧性两个因素在半个月后的重测信度为 0.974、0.932、0.941,这表明 CD-RISC-10 具有良好的信度和效度,使用简易方便,是测量社区老年人心理弹性的有效工具。[②]

杨静等探讨了 CD-RISC-10 在 29 个养老机构的老年人群体中的适用性。条目分析显示,高分组与低分组各条目的得分差异均有统计学意义(t 值为 12.36～16.56),条目与总分均呈正相关(相关系数为 0.801～0.876);探索性因子分析提取出一个公因子,累积方差解释率为 84.39%;验证性因子分析显示单

① 参见卢樟秀,吴大兴,徐鑫,等.心理弹性量表中文版在医学生中的信效度检验[J].中国健康心理学杂志[J].中国健康心理学杂志,2016,24(8):1209-1212.

② 参见张丹梅,熊梅,李彦章.心理弹性量表简版在社区老年人中的信效度检验[J].中华行为医学与脑科学杂志,2018,27(10):942-946.

因素模型指数为 -2.015；量表得分与效标工具老年抑郁量表的得分呈负相关（相关系数为 -0.375）；CD-RISC-10 的克朗巴哈系数为 0.977，分半信度为 0.960，6 个月后的重测信度为 0.848。这表明，CD-RISC-10 应用于机构养老的老年人时具有良好的信度和效度，是测量其心理弹性的有效工具。[①]

CD-RISC 的具体内容如下：

心理弹性量表

指导语：以下是用于评估心理弹性水平的自我评定量表，请您根据过去一个月自己的情况，对下面每条阐述，用"从来不""很少""有时""经常""一直如此"来回答，回答这些问题没有对错之分。回答"从来不"评 0 分，回答"很少"评 1 分，回答"有时"评 2 分，回答"经常"评 3 分，回答"一直如此"评 4 分，评分结果相加得出总分。

1.我能适应变化。

2.我有亲密、安全的关系。

3.我对自己的成绩感到骄傲。

4.我努力工作以达到目标。

5.我感觉能掌控自己的生活。

6.我有强烈的目的感。

7.我能看到事情幽默的一面。

8.事情发生总是有原因的。

9.我不得不按照预感行事。

10.我能处理不快乐的情绪。

11.有时，运气能帮助我。

12.无论发生什么我都能应付。

13.过去的成功让我有信心面对挑战。

14.应对压力使我感到有力量。

15.我喜欢挑战。

16.我能做出不寻常的或艰难的决定。

17.我认为自己是个强有力的人。

---

① 参见杨静，于文，胡志，等.心理弹性量表简版在机构养老老年人群体中的适用性[J].中国临床心理学杂志，2020，28(3)：499-502.

18.当事情看起来没什么希望时,我不会轻易放弃。

19.无论结果怎样,我都会尽自己最大的努力。

20.我能实现自己的目标。

21.我不会因失败而气馁。

22.经历艰难或疾病后,我往往会很快恢复。

23.我知道去哪里寻求帮助。

24.在压力下,我能够集中注意力并清晰地思考。

25.我喜欢在解决问题时起带头作用。

（鲁燕霞、成淑月）

第八节　创伤后成长评定量表

当个体暴露于巨大的创伤性事件之后,通常会出现各种心理和躯体问题。但也有报道称,经历创伤事件后,一些人也会出现与创伤事件相关的积极的个人行为。这种心理上受益或成长的现象被称为"创伤后成长"。创伤后成长量表(PTGI)主要用于评估个体创伤后成长的水平,该量表包括五大维度,分别是与他人的关系、新的可能性、个人力量、精神变化和对生活的欣赏,共有 21 个条目。

PTGI 的应用范围广泛,在多个国家均有应用。在实际应用中,研究人员根据实际情况,对原量表的条目进行了删减,形成了包含 15 个条目或 10 个条目的简版 PTGI。我国学者高隽等根据对经历了汶川地震的初中生的调查,修订了该量表,命名为 PTGI 青少年版,适合 13～15 岁的初中生使用。青少年版 PTGI 有三大维度(人际关系、个人力量、欣赏生活),17 个条目。汪际等修订了适合中国意外创伤患者的简体中文版 PTGI(C-PTGI),并建立了区域常模。C-PTGI仍包含五大维度,分别是人际关系(包括条目 6、8、11、15、16、20,共 6 个)、个人力量(包括条目 4、10、12、18,共 4 个)、人生感悟(包括条目 2、5、13、19,共 4 个)、新的可能性(包括条目 9、14、17,共 3 个)及精神改变(包括条目 1、3、7,共 3 个)。

PTGI 的适用年龄范围宽泛(目前的研究中,被试者的年龄为 13～94 岁),可以阅读和理解词条内容者均可使用(无受教育经历者或文盲也可以作答)。

PTGI 的总克朗巴哈系数为 0.90,各维度的克朗巴哈系数为 0.67～0.85。C-PTGI 的总克朗巴哈系数为 0.830,人生感悟、个人力量、新的可能性、人际关系及精神改变维度的克朗巴哈系数分别为 0.708、0.595、0.556、0.614、0.517。

PTGI 采用六级评分法,从"创伤后完全没有经历这种改变"到"创伤后这种改变非常多"进行分级(完全没有、非常少、少、有些、多、非常多),依次计 0、1、2、3、4、5 分,总分 0～105 分,分值越高预示创伤后成长越多。C-PTGI 总分为 0～100 分,可根据评分将创伤后成长分为三个等级,0～35 分表示低水平成长,36～70 分表示中水平成长,71～100 分表示高水平成长。由于各维度所含的条目数不同,为使各维度的得分情况具有可比性,可采用得分指标进行分析,计算公式为:得分指标＝(该维度的实际得分÷该维度的可能最高得分)×100%。

舒美春等采用 C-PTGI 对脑卒中患者创伤后成长状态的评定结果显示,60～69 岁老年脑卒中患者创伤后成长总分为(52.4±11.2)分,70～80 岁脑卒中患者创伤后成长总分为(50.7±12.8)分。[①] 陈云采用 C-PTGI 对 486 例老年髋部骨折患者的调查结果提示,老年患者创伤后成长总分为(63.68±10.02)分,各维度得分分别为人际关系(21.48±4.99)分,新的可能性(12.71±3.29)分,个人力量(12.38±3.38)分,人生感悟(10.46±2.38)分,精神改变(6.66±1.81)分。[②]

C-PTGI 的具体内容如下:

中文版创伤后成长评定量表

指导语:下表中共有 20 个问题,问的是创伤可能带给您的转变。请仔细阅读每个句子,然后对应每个题目,从完全没有(0)、非常少(1)、少(2)、有些(3)、多(4)、非常多(5)中选择最接近您的状况的一项,括号中是对应的分数。

1.我改变了生命中重要事物的先后顺序。
2.我对自己的生命价值有了更多的认识。
3.我发展出了新的兴趣。
4.我有更多依靠自己的感觉了。
5.我对精神层面有了更好的理解。
6.我明白当我遇到困难时可以依靠他人。

① 参见舒美春,杨碎丽,洪显钗,等.首发脑卒中患者卒中后疲劳与创伤后成长的相关性研究[J].中国全科医学杂志,2020,23(36):4547-4553.
② 参见陈云.老年髋部骨折患者创伤后成长、创伤后应激障碍现况及对生存质量的影响[D].唐山:华北理工大学硕士学位论文,2017.

7.我确立了新的生命之路。

8.我有与他人更亲近的感觉。

9.我更愿意表达我的情感。

10.我知道我能更好地处理困难了。

11.我能以我的生命做更好的事情。

12.我更能接受任何事情的最后结果。

13.我能更好地珍惜每一天了。

14.这次事件给我带来了新的机会。

15.我对他人有了更多的同情。

16.我在人际关系上花的精力更多了。

17.对需要改变的事物,我更倾向于去改变它。

18.我发现我比想象中更强大。

19.我对"人世间如此美好"的体会更深了。

20.我更接受自己需要他人了。

（潘　芳）

第六章　行为方式评定量表

第一节　Ａ型行为类型问卷

"A型行为"是20世纪70年提出的概念。当时人们发现,许多冠心病患者会表现出一些典型而共同的特点,如时间紧迫感,竞争意识强,对他人有敌意,过分有抱负,容易紧张和冲动等。人们把具有这种行为特点的人称为"A型行为类型",而将缺乏这种行为特点的人称为"B型行为类型"。经过大量研究,人们发现冠心病患者中A型行为类型的人明显多于B型行为类型的人,且A型行为类型的冠心病患者治疗后的复发率高,预后较差。因此,A型行为类型被认为是一种易患冠心病的行为模式。

1983年,张伯源主持全国性协作组修订了中国版A型行为类型问卷。协作组成员参考了美国的A型行为测查量表的内容,并根据中国人的自身特点,前后经过三次测试和修订,最终完成了A型行为类型问卷的修订工作。

A型行为类型问卷最初的应用主要集中在冠心病研究方面,基本上用于冠心病患者的人格测量以及对冠心病的预防。近年来,A型行为类型问卷有了更广泛的应用,其不再局限于冠心病方面,而是扩展到了患有其他躯体疾病(如脑梗死、白癜风)、异常心理(如抑郁、失眠、职业倦怠)和健康人群(如心理健康管理等)之中。

A型行为类型问卷具有较好的信度,其对患者的自评和亲属他评直接的相关系数为0.57,对患者的重测信度为0.51,对正常人的重测信度为0.58。

A型行为类型问卷共有60道题目,分成三大部分(维度):一是时间紧迫感(time hurry,TH),共有25道题目,反映有时间匆忙感、紧迫感,做事快节奏等特征;二是竞争和敌意(competitive & hostility,CH),共有25道题目,反映争强好胜、有敌意和缺乏耐心等特征;三是测谎题(lie,L),共有 10 道题目,用以考查被试者回答问题是否诚实、认真,为回答真实性检测题。测谎题得分大于等于 7 分可以认为是无效问卷。

问题按回答"是"和"否"评分,时间紧迫感中,第 2、3、6、7、10、11、19、21、22、26、29、34、38、40、42、44、46、50、53、55、58 题答"是"和第 14、16、30、54 题答"否",每题计 1 分;竞争和敌意中,第 1、5、9、12、15、17、23、25、27、28、31、32、35、39、41、47、57、59、60 题答"是"和第 4、18、36、45、51 题答"否",每题计 1 分;测谎题中,第 8、20、24、43、56 题题答"是"和第 13、33、37、48、52 题答"否",每题计 1 分。

受试者的行为类型按在"时间紧迫感"和"竞争和敌意"两项上的得分之和进行划分:50～37 分属于典型的 A 型行为类型,36～29 分属于中间偏 A 型行为类型,28～27 分之间属于中间型,26～19 分属于中间偏 B 型行为类型,18～1 分属于典型的 B 型行为类型。

A 型行为类型问卷在老年人群,尤其是高血压和癌症人群中有一定的应用。段志远等对 29 例老年白大衣高血压患者进行了 A 型行为类型问卷施测,并与健康老年人进行了配对比较。结果表明,患者组的时间紧迫感得分、竞争和敌意得分、总分均明显高于对照组。[①]

孙春燕等对 81 例中老年初诊卵巢癌患者与 65 例对照组(同期住院非肿瘤患者)进行了 A 型行为类型问卷施测。结果显示,时间紧迫感方面,患者组得分为(10.25±3.38)分,对照组得分为(9.87±2.79)分;竞争和敌意方面,患者组得分为(1.95±3.93)分,对照组得分为(2.04±4.06)分;总分方面,患者组得分为(21.74±7.62)分,对照组得分为(22.18±7.80)分,差异均无统计学意义。[②]

杨丽等对 83 例中年高血压患者和 57 例老年高血压患者进行了 A 型行为类型问卷施测,结果表明中年组得分不低于 31 分者有 46 例(55.4%),明显多老年组的 17 例(29.8%);具体评分方面,中年组时间紧迫感得分为(13.85±4.81)分,竞争和敌意得分为(14.74±4.26)分,总分为(27.98±7.34)分;老年组时间紧迫感得分为(12.12±4.07)分,竞争和敌意得分为(13.20±3.94)分,总分为(24.28±6.52)分。中年组均明显高于老年组,两组之间的差异有统计

---

① 参见段志远,张静.老年白大衣高血压患者 A 型行为问卷测评结果分析[J].中国老年保健医学,2011,9(1):14.

② 参见孙春燕,郑莉彦,杨宏,等.中、老年初诊卵巢癌患者各种行为特征问卷调查[J].中国误诊学杂志,2010,10(7):1755-1756.

学意义。①

A 型行为类型问卷的具体内容如下:

A 型行为类型问卷

指导语:请回答下列问题,凡是符合您的情况的就回答"是",凡是不符合您的情况的就回答"否"。每个问题都要回答,答案无所谓对错。请尽快回答,不要在每道题目上有太多的思索。回答时不要考虑"应该怎样",只回答您平时"是怎样的"就行了(题号前面的字母 T 表示"时间紧迫感",C 表示"竞争和敌意",L 表示"测谎题")。

C1.我总是力图说服别人同意我的观点。

T2.即使没有什么要紧的事,我走路也快。

T3.我经常感到应该做的事情太多,有压力。

C4.我自己决定的事,别人很难让我改变主意。

C5.有些人和事常常使我十分恼火。

T6.在急需要东西但又要排长队时,我宁愿不买。

T7.有些工作我根本安排不过来,只能临时挤时间去做。

L8.上班或赴约会时,我从来不迟到。

C9.当我正在做事时,谁要是打扰我,不管有意无意,我总是感到恼火。

T10.我总看不惯那些慢条斯理、不紧不慢的人。

T11.我常常忙得透不过气来,因为该做的事情太多了。

C12.即使跟别人合作,我也总想单独完成一些更重要的部分。

L13.有时我真想骂人。

T14.我做事喜欢慢慢来,而且思前想后,拿不定主意。

C15.排队买东西时,要是有人插队,我就忍不住要指责他/她或出来干涉。

T16.我觉得自己是一个无忧无虑、悠闲自在的人。

C17.有时连我自己都觉得,我所操心的事远远超过了我应该操心的范围。

C18.无论做什么事,即使比别人差,我也无所谓。

T19.做什么事我也不着急,着急也没有用,不着急也误不了事。

L20.我从来没想过要按自己的想法办事。

---

① 参见杨丽,王洪梅.中年原发性高血压患者的个性和行为特征分析[J].心血管康复医学杂志,2006,15(3):296-296.

T21.每天的事情都使我精神十分紧张。

T22.就是逛公园、赏花、观鱼等,我也总是先看完,等着同来的人。

C23.我常常不能宽容别人的缺点和毛病。

L24.在我认识的人里,个个我都喜欢。

C25.听到别人发表不正确的见解时,我总想立即就去纠正他/她。

T26.无论做什么事,我总比别人快一些。

C27.当别人对我无礼时,我对他/她也不客气。

C28.我总觉得我有能力把一切事情办好。

C29.聊天时,我也总是急于说出自己的想法,甚至打断别人的话。

T30.人们认为我是个安静、沉着、有耐性的人。

C31.我觉得在我认识的人中,值得我信任和佩服的人实在不多。

T32.对未来我有许多想法和打算,并总想都能尽快实现。

L33.有时我也会说别人的闲话。

T34.尽管时间很宽裕,我吃饭也很快。

C35.听人讲话或报告如果讲得不好,我就会非常着急,总想着还不如我来讲。

C36.即使有人欺侮了我,我也不在乎。

L37.我有时会把今天该做的事拖到明天去做。

T38.人们认为我是一个干脆、利落、高效率的人。

C39.有人对我或我的工作吹毛求疵时,很容易挫伤我的积极性。

T40.我常常感到时间已经晚了,可一看表还早呢。

C41.我觉得我是一个非常敏感的人。

T42.我做事总是匆匆忙忙的,力图用最少的时间办尽量多的事。

L43.如果犯了错误,不管大小,我全部主动承认。

T44.坐公共汽车时,我常常感到车开得太慢。

C45.无论做什么事,即使看着别人做不好,我也不想拿来替他/她做。

T46.我常常因为工作没做完,一天就又过去了而感到忧虑。

C47.很多事情如果由我来负责,情况要比现在好得多。

L48.有时我会想到一些说不出口的坏念头。

C49.即使领导我的人能力差、水平低、不怎么样,我也能服从和合作。

T50.必须等待什么的时候,我总是心急如焚,缺乏耐心。

C51.我常常感到自己能力不够,所以在做事不顺利时就想放弃不干了。

T52.我每天都看电视或电影,不然心里就不舒服。

T53.别人托我办的事,只要答应了,我从不拖延。

T54.人们都说我很有耐性,干什么事都不着急。

T55.外出乘车、乘船或有人约定时间办事时,我很少迟到,如果对方耽误了我就会恼火。

L56.偶尔我也会说一两句假话。

C57.许多事本来可以大家分担,可我喜欢一个人去干。

T58.我觉得别人对我的话理解太慢,甚至像是理解不了我的意思似的。

C59.我是一个性子暴躁的人。

C60.我常常容易看到别人的短处,而忽视别人的长处。

(刘德祥)

第二节 C型行为量表

"C型行为"的概念是由巴尔特鲁施(H. Baltrusch)在1989年首先提出来的[①],其主要特征包括:

(1)童年形成了不向外表达压抑和内心痛苦及克制的性格。

(2)行为特征为过分合作协调,姑息,谦虚,不自信,过分忍耐,回避矛盾,愤怒不向外发泄而压抑,屈服于外界权势,压抑自己的情绪,焦虑,应激反应强。

(3)伴有生理、免疫改变。压抑愤怒会导致体内细胞免疫和体液免疫功能降低;社会依从性增高会使交感神经活化,皮肤电位升高。

由此可见,C型行为的基本特征包括压抑、愤怒不能发泄、抑郁、焦虑、克制等。

C型行为量表是由中科院心理研究所从国外引进并修订完成的。该量表引入我国后,临床上虽有一些研究报告,但尚未得到肯定性报告。不少研究人员对C型行为问题的研究尚存在很大争议,国内外的文献也没有关于这一量表的信度和效度的报道。

C型行为量表共有97道题目,每道题目分四级计分:"几乎没有"计1分,"偶尔"计2分,"常常"计3分,"几乎总是"计4分,正向计分题目分别计1、2、3、4分,反向计分题目分别计4、3、2、1分。分量表共有9个,分别是焦虑(A)、抑郁(D)、愤怒(Ang)、愤怒内向(Exin)、愤怒外向(Exout)、理智(Rat)、控制

---

① 参见 BALTRUSCH H, SANTAGOSTINO P. The type c behavior pattern: new concepts[J]. International Journal of Psychophysiology, 1989, 7(s2-4):126-128.

(Cont)、乐观(Opt)、社会支持(Sup)。各分量表包含的题目以及常模分别为：

(1)焦虑(A)：第 1R、4、10R、13、24、28R、32R、39、46、50R、54、58、62R、67R、71R、77R、81、86、90R、94 题。男性常模为(40.06±5.89)分,女性常模为(40.35±5.71)分,癌症患者应高于常模。

(2)抑郁(D)：第 2、7R、11、15、20R、22R、25、30、36、40、43R、51R、55、61R、70、75R、82、87R、92、96R 题。男性常模为(36.76±4.90)分,女性常模为(38.06±5.14)分,癌症患者应高于常模。

(3)愤怒(Ang)：第 9、19、33、44、52、64、74、85、89、95 题。男性常模为(22.40±5.97)分,女性常模为(22.76±11.46)分,癌症患者应高于常模。

(4)愤怒向内(Exin)：第 3、8、27、45、69、72 题。男性常模为(13.48±2.09)分,女性常模为(13.88±2.52)分,癌症患者应高于常模。

(5)愤怒向外(Exout)：第 14、17、31、34、49、56 题。男性常模为(17.48±3.18)分,女性常模为(17.29±3.60)分,癌症患者应低于常模。

(6)理智(Rat)：第 6、12、18、29、35、41、47R、53、59、63、68、73、79、84、91R 题。男性常模为(40.26±5.63)分,女性常模为(40.04±4.58)分,癌症患者应高于常模。

(7)控制(Cont)：第 21、23、38、42、60、65 题。男性常模为(17.12±4.51)分,女性常模为(17.06±5.40)分,癌症患者应高于常模。

(8)乐观(Opt)：第 5、16R、26、37、48、57、66、78 题。男性常模为(24.12±3.46)分,女性常模为(23.77±3.33)分,癌症患者应低于常模。

(9)社会支持(Sup)：第 76、80、83、88、93、97 题。男性常模为(18.52±2.57)分,女性常模为(18.65±4.62)分,癌症患者应低于常模。

上述表示问题序号的数字中,后面带有 R 的表示该题得分为反向计分,如第一分量表"焦虑"中的 1R,意即第 1 题为反向计分,答"几乎总是"计 1 分,答"常常"计 2 分,答"偶尔"计 3 分,答"几乎没有"计 4 分;又如第一分量表"焦虑"中的 4,意即第 4 题为正向计分,答"几乎没有"计 1 分,答"偶尔"计 2 分,答"常常"计 3 分,答"几乎总是"计 4 分。将焦虑分量表中各题(共 20 题)所得分数相加,即为焦虑分量表的总分。各分量表的分数相加得出总分。此外,由于 C 型行为与癌症关系密切,因此大部分 C 型行为研究的对象是癌症患者。

孙春燕等对 81 例中、老年初诊卵巢癌患者进行了 C 型行为量表施测,结果显示卵巢癌患者在焦虑、抑郁、愤怒、愤怒向内等分量表中的得分明显高于对照组,而愤怒向外、理智、控制、乐观、社会支持等分量表得分明显低于对照组,说明中、老年卵巢癌患者有着明确的 C 型行为特点。[①]

李跃川等采用 C 型行为量表调查了食管癌患者和对照病例共 100 对,结果显示食管癌患者 C 型行为的 OR 值为 3.09,明显高于对照组,提示 C 型行为是食管癌发病的危险因素。[②]

丁素荣等采用 C 型行为量表调查了 150 名离退休干部,平均年龄为(64.92±4.8)分,其中符合 C 型行为者有 18 人(12%),其余 132 人(88%)为非 C 型行为者。在这 150 名调查对象中,有 139 人(92.7%)的焦虑、抑郁、愤怒、控制分量表的得分低于正常人,97 人(64.7%)的理智分量表的得分低于正常人,123 人(82%)的愤怒、愤怒向内、愤怒向外分量表的得分低于正常人;94 人(62.7%)的愤怒向内分量表的得分高于正常人,85 人(56.7%)的抑郁分量表的得分高于正常人,提示我国老年人具有理智、克制、易愤怒、易抑郁的特性。[③]

C 型行为特征量表的具体内容如下:

C 型行为特征量表

指导语:在以下的问卷中,都是人们在自我描述中喜欢使用的一些句子。请您仔细阅读每一个句子,用"几乎没有""偶尔""常常""几乎总是"作答。答案无所谓对错,请不要反复琢磨,要快一点决定。

1.我感觉我的身体状况良好。

2.我感到闷闷不乐和沮丧。

3.我生气或恼怒时把情绪藏在内心,不表露。

4.我感到烦躁和不安。

5.当感到可能有困难时,我相信前途会是光明的。

6.与他人接触时,我理智从事。

7.我觉得自己早晨身体最好。

8.当我感到恐惧或忧虑时,我不使它流露出来。

---

① 参见孙春燕,郑莉彦,杨宏,等.中、老年初诊卵巢癌患者各种行为特征问卷调查[J].中国误诊学杂志,2010,10(7):1755-1756.

② 参见李跃川,陈正言,彭德发,等.食管癌患者的心理社会因素探讨[J].中国心理卫生杂志,2001,15(3):28-29.

③ 参见丁素荣,张宁,张宝华.150 名离退休干部心身健康状况与 C 型行为量表评分的相关性分析[J].中华行为医学与脑科学杂志,2000,9(4):294-294.

9.我易于激动。

10.我对自己感到满意。

11.我想大哭一场。

12.我宁愿理智地解决与他人的矛盾,也不愿感情用事。

13.不成功时,我就觉得一切都完了。

14.当我忧伤时,就把它表现出来。

15.我睡眠不好,容易早醒。

16.我一遇到挫折便会垂头丧气。

17.当我生气时,便会表现出来。

18.当有人阻挠我的愿望与要求时,我试图理解他/她。

19.我容易发火。

20.我吃的和以前一样多。

21.当我胆怯或发愁时,我能控制自己的举止。

22.我喜欢看有魅力的异性,并乐意与其交往。

23.当我忧伤或沮丧时,我能控制自己的感情。

24.我觉得,我想干的事老是实现不了。

25.我觉得自己正在走下坡路。

26.我较为乐观地看待一切。

27.当我恼怒时,心里的愤怒比表现出来的还要厉害。

28.我感觉自己休息得很好。

29.我试图用理智,而不是用感情对别人作出反应。

30.我希望我像别人那样快乐。

31.当我恐惧或发愁时,我就表露出自己的感情。

32.我觉得自己很冷静。

33.我性情暴躁。

34.当我忧伤或沮丧时,我就表露出自己的感情。

35.当我和别人闹矛盾时,我试图不流露感情。

36.我的心脏跳得比一般人快。

37.我的出发点总是"什么事也不能打扰我"。

38.当我恼怒和生气时,我能控制自己的举止。

39.我觉得有不可克服的困难。

40.我无缘无故地感到疲倦。

41.如果谁伤害了我的感情,我还会试图理解他/她。

42.当我恐惧或忧愁时,我能控制自己的感情。

43.我的思路仍和以前一样清楚。

44.我容易生气。

45.当我忧伤或沮丧时,我能自我控制。

46.我对那些确实不重要的事情想得太多了。

47.我跟着感觉走。

48.我对未来抱乐观态度。

49.当我生气及恼怒时,就会流露出来。

50.我很幸福。

51.我感到和以前一样无忧无虑。

52.我容易大发雷霆。

53.我试着以理智行事,而不感情用事。

54.我被一些琐事所困扰。

55.我无缘无故地觉得心里难受。

56.当我恐惧或忧虑时,就流露出自己的感情。

57.事情进展得像我期待的那样。

58.我缺乏自信。

59.当我受到伤害时,我会设法克制自己的感情。

60.当我忧伤或沮丧时能够自制。

61.我对未来充满信心。

62.我觉得自己很安全。

63.我设法理解我所遇到的所有的人。

64.我很快就会暴跳如雷。

65.当我生气和恼怒时,我能控制自己。

66.当遇到困难时,我相信一切都会变好。

67.我对自己的处境感到满意。

68.我凭感情判断一个人的好坏。

69.当我恐惧或发愁时,我能压抑自己的情绪。

70.我比以前更容易闷闷不乐。

71.我的情绪十分平稳。

72.当我忧伤时,我感觉到的比表现出来的还要严重。

73.我尽量避免与别人闹矛盾。

74.当我很愤怒时,就会变得不顾脸面。

75.我很容易做出决定。

76.我觉得与我交往的人都喜欢我。

77. 我心满意足。

78. 我确信自己净碰上好事。

79. 我设法在与他人的交往中不受自己感情的支配。

80. 我觉得周围的人能容忍我的缺点。

81. 我觉得自己有用,别人需要我。

82. 我很难摆脱某些念头。

83. 我在与他人的交往中能够得到帮助与支持。

84. 即使有足够的理由,我也不对别人发火。

85. 当着别人的面批评我,我就要发火。

86. 我深感失望,以致不能从中解脱。

87. 我的生活很充实。

88. 当我需要时,与我交往的人能给予我安慰。

89. 我易于烦躁。

90. 我是一个平静的人。

91. 我的举止受自己感情的影响。

92. 我感到,如果我死了,对别人可能更好一点。

93. 当我处于困境时,与他人交往会使我好受些。

94. 当我想起不久前的烦恼时,我就陷入了紧张与不安之中。

95. 如果我做了某件好事而未能得到表扬,我就会生气。

96. 我现在工作或学习的能力和从前差不多。

97. 我能从我周围的人那里得到好主意。

（刘德祥）

第三节　D型人格量表

1988 年,荷兰学者德诺莱特(J. Denollet)等在多年的冠心病临床诊疗和研究中发现,有的患者康复慢,容易再发作,而且死亡率高,在此基础上,学者们提出了"D型人格"的概念[①]。D型人格又称为"忧伤型人格",包括消极情感和社交抑制两个维度。值得注意的是,D型人格是一种正常的人格特质,而不是心理疾病。

---

① 参见 DENOLLET J, NYKLICEK I, VIN A. Emotion regulation: conceptual and clinical issues[M]. Springer-Verlag, New York Inc., 1988.

在 D 型人格的早期研究中,研究者采用特质焦虑问卷来测量消极情感,采用社会压抑量表来测量社交抑制。1998 年,德诺莱特构建了更具有针对性的快速诊断工具,即含有 16 个条目的 D 型人格量表(DS16)。该量表包括两个因子,分别测量消极情感和社交抑制。2000 年,德诺莱特将烦躁/紧张和沉默/退缩这两个低级特质引入量表,发展成为包含 24 个条目的 D 型人格量表,即 DS24,但该量表使用较少。目前最新的版本是具有 14 个条目的 DS14,并被作为评估消极情感、社交抑制和 D 型人格的标准测量工具。DS14 具有简短、可操作性强、很少增加患者负担等特点,特别适合在流行病学和临床研究中作为筛选工具,在欧美国家得到了广泛的使用,使用范围主要是对冠心病的各种类型、不同治疗手段,以及对慢性充血性心衰、高血压等相关疾病的队列研究。

DS14 的中文版修订工作是由荷兰蒂尔堡大学、香港中文大学与中科院心理所在 2006 年合作完成的。于肖楠等曾在中国大学生群体中检验了该量表的信度和效度,结果显示 DS14 两个维度的内部一致性信度系数分别为 0.92(消极情感)和 0.79(社交抑制)。以艾森克人格问卷(EPQ)为效标,消极情感与神经质的相关系数为 0.69,社交抑制与外向性的相关系数为 -0.69,表明 DS14 具有良好的聚合效度。另外,DS14 与 EPQ 的精神质量表之间的相关性不显著,说明 D 型人格中的消极情感和社交抑制人格特质不同于精神质特质,表明 DS14 也具有较好的区分效度。[①] 白俊云等也在冠心病和健康人群中对 DS14 进行了信度和效度检验,结果显示该量表具有较好的信度和效度,可作为我国冠心病患者人格研究的测量工具。[②]

DS14 共有 14 个条目,其中负性情感维度和社交抑制维度各有 7 个条目。负性情感维度包括条目 2、4、5、7、9、12、13,社交抑制维度包括条目 1、3、6、8、10、11、14。量表采用五级评分(0~4 分),其中条目 1 和条目 3 为反向计分。按照临床效标,社交抑制维度得分不低于 10 分,同时社交抑制维度得分不低于 10 分者,被认为具有 D 型人格倾向。

DS14 测量的 D 型人格最初是与冠心病密切相关的一种人格特征,现在 DS14 已被广泛应用于各种躯体性疾病和心理问题的评定中。除了冠心病,DS14 在脑血管疾病、糖尿病、失眠、焦虑、抑郁等患者中也有应用,尤其是在冠心病和脑卒中患者中。例如,侯健文等研究了 D 型人格与负性情绪的关系,发现在 133 例脑卒中患者中,D 型人格有 92 例(69%),说明脑卒中患者群体中 D

---

　　① 参见于肖楠,张建新. D 型人格量表(DS14)在中国两所大学生样本中的试用[J].中国心理卫生杂志,2006,20(5):313-316.

　　② 参见白俊云,赵兴蓉,许秀峰. D 型人格量表的信效度检验[J].中国心理卫生杂志,2007,21(5):329-332.

型人格的检出率较高。另外,D 型人格脑卒中患者与非 D 型人格脑卒中患者相比,焦虑和抑郁的得分水平明显增高。[①] 李娜选择了 110 例接受经皮冠状动脉介入治疗的 D 型人格老年急性心肌梗死患者作为研究对象,结果显示 D 型人格老年患者术后实施个性化叙事疗法联合自我管理行为支持,能逐步缓解悲伤、抑郁等负性情绪,促使患者主动形成健康的生活方式,增强自我管理的行为水平,重建自我价值,继而全面改善健康状况与生存质量,实现更高层次的健康与幸福。[②]

D 型人格量表的具体内容如下:

D 型人格量表

指导语:在下列问题中,请根据您的实际感觉或实际情况打分,其中"完全不符合"打 0 分,"比较不符合"打 1 分,"不一定"打 2 分,"比较符合"打 3 分,"完全符合"打 4 分。

1.我很容易与人交往。
2.我常常对不重要的小事小题大做。
3.我常常与陌生人交谈。
4.我常常感到不愉快。
5.我常常容易被惹怒、发脾气。
6.在社会交往中,我常常感到拘谨和放不开。
7.我对事情的看法很悲观。
8.我觉得与别人交谈时很难打开话题。
9.我的心情常常很差。
10.我是一个封闭型的人。
11.我宁愿与其他人保持一定的距离。
12.我觉得自己经常为一些事情担忧。
13.我经常闷闷不乐。
14.在社会交往中,我找不到合适的话题去与别人谈论。

(刘德祥)

---

① 参见侯健文,李意,胡丹丹,等.脑卒中患者 D 型人格与负性情绪及生活质量的关系分析[J].牡丹江医学院学报,2020,41(2):85-87,93.

② 参见李娜.叙事治疗联合自我管理行为支持在 D 型人格老年急性心肌梗死患者中的应用[J].中国疗养医学,2021,30(6):581-586.

主要参考文献

一、中文文献

[1]朱静主编.心理健康教育[M].北京:高等教育出版社,2014.

[2]邢占军.测量幸福:主观幸福感测量研究[M].北京:人民卫生出版社,2005.

[3]戴晓阳.常用心理评估量表手册[M].北京:人民军医出版社,2010.

[4]李华芳.精神药物临床研究常用量表[M].上海:上海科技教育出版社,2011.

[5]贾建平.中国痴呆与认知障碍诊治指南[M].北京:人民卫生出版社,2016.

[6][日]长谷川和夫,[日]霜山德尔.老年心理学[M].车文博,译.哈尔滨:黑龙江人民出版社,1985.

[7]王征宇,迟玉芬.焦虑自评量表(SAS)[J].上海精神医学,1984,2:73-74.

[8]中华神经精神科杂志编委会.神经症临床工作诊断标准[J].中华神经精神科杂志,1986,19(5):318-321.

[9]肖水源,杨德森.社会支持对身心健康的影响[J].中国心理卫生杂志,1987,1(4):183-187.

[10]张继志,姜长青,朱振华,等.长谷川氏痴呆量表在老年人中试用结果的初步分析[J].老年学杂志,1987,7(3):19.

[11]郑洪波,郑延平.抑郁自评问卷(BDI)在抑郁患者中的应用[J].中国神经精神疾病杂志,1987,13(4):236-237.

[12]姜乾金,刘小青,吴根富.癌症病人发病史中心理社会因素临床对照调查分析[J].中国心理卫生杂志,1987,1(1):38-42.

[13]李格,陈昌惠,李淑然,等.简易精神状态检查表在不同人群中的试测研

究[J].中国心理卫生杂志,1989,3(4):148-152.

[14]岳文浩.C型行为模式:一种容易发生癌的行为模式[J].医学与哲学,1990,11(11):13-15.

[15]蔡国钧,张明园,任福民,等.长谷川痴呆量表在老年痴呆筛选中的效度和信度[J].实用老年医学,1991,5(1):21-23.

[16]梁亦邓.用于痴呆诊断的修订长谷川量表[J].日本医学介绍,1992:13(9):420.

[17]姜乾金,黄丽,卢抗性,等.心理应激——应对的分类与心身健康[J].中国心理卫生杂志,1993,7(4):145-147.

[18]高之旭,王安生.认知功能筛选量表筛查老年期痴呆[J].上海精神医学,1993,5(1):20-22.

[19]徐俊冕,叶维菲.100例住院心脏病病人的焦虑抑郁调查[J].上海精神医学,1993,5(4):253-255.

[20]李眉,林克能,周碧瑟,等.知能筛查测验和三种文版的初测结果[J].中国临床心理学杂志,1994,2(2):69-73.

[21]娄振山,蒋筱峨,陈定光,等.飞行员应对策略与人格、心理健康、社会支持的相关性研究[J].中国行为医学科学,1994,3(1):31-33.

[22]王登峰.Russell孤独量表的信度与效度研究[J].中国临床心理学杂志,1995,3(1):23-25.

[23]陈士俊.慢性肝炎病人心理社会因素临床对照研究[J].中国心理卫生杂志,1995,7(3):127-128.

[24]李凌江,吴舸.社区人群生活质量研究-Ⅲ生活质量问卷(QOLI)的编制[J].中国心理卫生杂志,1995,9(5):227-231.

[25]于普林,杨超元,何慧德.老年人生活质量调查内容及评价标准建议(草案)[J].中华老年医学杂志,1996,(5):320.

[26]肖计划,许秀峰."应付方式问卷"效度与信度研究[J].中国心理卫生杂志,1996,10(4):164-168.

[27]姜乾金,祝一虹,王守谦,等.心理社会应激因素与多项心身健康指标的相关性研究[J].中国行为医学科学,1996,5(4):200-202.

[28]姜乾金,黄丽,王守谦,等.生活事件、情绪、应对与心身症状探讨[J].中国心理卫生杂志,1996,10(4):180-181.

[29]黄丽,姜乾金,任蔚红.应对方式、社会支持与癌症病人心身症状的相关性研究[J].中国心理卫生杂志,1996,10(4):160-161.

[30]乔文达,岳文浩,张瑶,等.生活事件、C型行为、交感张力、免疫力与胃

癌的相关性研究[J].医学与哲学,1997,18(10):555-557.

[31]高静芳,陶明,李翼群,等.智能筛选测验的信度和效度测试[J].中华精神科杂志,1997,30(3):175-178.

[32]曹德鹏,高之旭,方贻儒.改良长谷川痴呆量表在中老年期痴呆筛选中的应用[J].中国心理卫生杂志,1997,11(4):213-215.

[33]朱志先,杨越秀,阳胜秋,等.室性心律失常患者个性、应付方式和生活事件的临床对照研究[J].中国行为医学科学,1998,7(1):29-30.

[34]方积乾,郝元涛,李彩霞.世界卫生组织生活质量量表中文版的信度与效度[J].中国心理卫生杂志,1999,13(4):203-205.

[35]刘仁刚,龚耀先.纽芬兰纪念大学幸福度量表的试用[J].中国临床心理学杂志,1999,7(2):44-45,47.

[36]刘平.老年抑郁量表、心理卫生评定量表手册[J].中国心理卫生杂志(增刊),1999:217-218.

[37]肖世富,徐巍,姚培芬,等.世界卫生组织老年认知功能评价成套神经心理测验的临床初步应用[J].中华精神科杂志,1999,32(4):230-232.

[38]欧琼,朱志明,赵国祥,等.长谷川痴呆量表在长寿老人智力调查中的应用[J].实用预防医学,1994,1(3):129-131.

[39]张亚林,扬德森.生活事件量表[J]中国心理卫生杂志(增刊),1999:101-103.

[40]丁素荣,张宁,张宝华.150名离退休干部心身健康状况与C型行为量表评分的相关性分析[J].中华行为医学与脑科学杂志,2000,9(4):294-294.

[41]王华丽,舒良,司天梅,等.阿尔茨海默病评定量表中文译本的效度和信度[J].中国临床心理学杂志,2000,8(2):89-93.

[42]李建明,尹素凤,段建勋,等.SRSS对13273名正常人睡眠状态的评定分析[J].健康心理学杂志,2000,8(3):351-353.

[43]杨洪,肖水源,董群惠,等.临床医务人员对自杀认识的调查研究[J].中国心理卫生杂志,2000,14(2):128-129.

[44]钟向阳,赵凤,吴善添,等.睡眠状况自评量表(SRSS)[J].健康心理学杂志,2000,8(3):353.

[45]傅佳,倪朝民.脑卒中的认知康复研究进展[J].现代康复,2000,4(8):1204-1205.

[46]于宝成,崔丽华,孙新环,等.A型行为对脑梗死患者血液流变学的影响[J].中国血液流变学杂志,2001,11(3):41-42.

[47]王素华,李立明,李俊.SF-36健康调查量表的应用[J].中国社会医学杂

志,2001,18(1):4-8.

[48]李跃川,陈正言,彭德发,等.食管癌患者的心理社会因素探讨[J].中国心理卫生杂志,2001,15(3):28-29.

[49]陆蓉,罗祖明,唐牟尼,等.智能筛检测验 C-2.0 在成都地区老年人群应用的信度和效度[J].华西医学,2001,16(1):43-44.

[50]徐继梅.社区老年人睡眠与心理健康相关性研究[J].中国行为医学科学,2001,10(3):92-93.

[51]潘集阳,李小毛,赵耕源,等.孕妇睡眠质量与焦虑抑郁的相关性研究[J].中国行为医学科学,2001,10(3):177-179.

[52]刘连启,王汝展,刘贤臣,等.老年人睡眠质量及其相关因素研究[J].中国老年学杂志,2002,2(6):437-440.

[53]李鲁,王红妹,沈毅.SF-36 健康调查量表中文版的研制及其性能测试[J].中华预防医学杂志,2002,36(2):109-113.

[54]李霞,肖世富,陆峥.老年精神分裂症患者的认知功能研究[J].上海精神医学,2002,14(2):85-87.

[55]吴振云,许淑莲,李娟.老年心理健康问卷的编制[J].中国临床心理学杂志,2002,10(1):1-3.

[56]肖世富,姚培芬,薛海波,等.老年轻度认知功能损害的认知缺损特点研究[J].中国临床心理学杂志,2002,10(3):161-164.

[57]郑健荣,黄炽荣,黄洁晶,等.贝克焦虑量表的心理测量学特性、常模分数及因子结构的研究[J].中国临床心理学杂志,2002,10(1):4-6.

[58]田宏碧,陈家麟.中国大陆心理健康标准研究十年的评述[J].心理科学,2003,26(4):704-708.

[59]邢占军.中国城市居民主观幸福感量表简本的编制[J].中国行为医学科学,2003,12(6):103-105.

[60]孙玉卫,姜宝法,徐涛,等.老年人生活质量调查表的信度和效度研究[J].实用预防医学,2003,10(4):476-478.

[61]杨廷忠,黄汉腾.社会转型中城市居民心理压力的流行病学研究[J].中华流行病学杂志,2003,24(9):760-764.

[62]周运生,刘兰,郭忠琴,等.银川市公寓老年人生活质量调查分析[J].宁夏医科大学学报,2003,25(1):19-21.

[63]郑磊磊,王也玲,李惠春.医院焦虑抑郁量表在综合性医院中的应用[J].上海精神医学,2003,15(5):264-266.

[64]荆春霞,王声涌,吴赤鹏,等.广州市高校大学生自杀意念发生的危险因

素[J].中国学校卫生,2003,24(5):469-470.

[65]钟向阳,赵凤,吴善添,等.睡眠状况自评量表(SSRS)在大学生中的运用及其影响因素的初步分析[J].健康心理学杂志,2003,11(3):173-175.

[66]黄丽,杨廷忠,季忠民.正性负性情绪量表的中国人群适用性研究[J].中国心理卫生杂志,2003,17(1):54-56.

[67]吕琳,肖水源,徐慧兰,等.长沙市农村社区自杀死亡老年人群社会人口学特征的流行病学研究[J].中国卫生统计,2004,21(3):97-100.

[68]吕永良,吴爱勤,李鸣,等.老年抑郁症与生活事件及社会支持的关系[J].中国临床康复,2004,8(12):2206-2207.

[69]李栋,徐涛,吴多文,等.SF-36量表应用于老年一般人群的信度和效度研究[J].中国康复医学杂志,2004,19(7):515-517.

[70]张磊,邵晨,王波,等.中文版SF-36量表用于中国老年军人生活质量调查的信度与效度评价[J].中华老年医学杂志,2004,23(2):112-114.

[71]张磊,徐德忠,黄久仪,等.SF-36量表中文版的应用及分级截断点选择的研究[J].中华流行病学杂志,2004,25(1):69-73.

[72]姚培芬,肖世富,严和骎.阿尔茨海默病不同严重程度的临床神经心理学研究[J].上海精神医学,2004,16(3):156-158.

[73]贾守梅,冯正仪,胡雁,等.社区老年人抑郁障碍与应对方式的关系研究[J].中国行为医学科学,2004,13(2):89-90.

[74]徐慧兰,肖水源,冯珊珊,等.中南大学大学生自杀意念及其危险因素研究[J].中华流行病学杂志,2004,25(4):288-291.

[75]毛惠南,高聪.生活事件、社会支持对老年脑卒中患者康复的影响[J].中国误诊学杂志,2005,5(4):666-667.

[76]邓丽芳,郑日昌.城市中老年人心理健康量表的编制[J].应用心理学,2005,11(1):45-51.

[77]李新华,贾安华.中年知识分子心理健康影响因素分析[J].健康心理学杂志,2003,8(1):23-24.

[78]伍亚光,张国兵,李志彬,等.267例80岁以上老人中文版简易智能状态检查结果分析[J].中国行为医学科学,2005,14(6):555-557.

[79]王丽娜,苏红,李莎莎,等.空巢老人心理健康自助能力量表的编制及信效度检验[J].中国全科医学,2016,19(35):4379-4384.

[80]肖世富.神经心理测验和评定量表在阿尔茨海默病的应用及价值[J].中国现代神经疾病杂志,2005,5(3):137-140.

[81]姜宝法,徐涛,孙玉卫.简明健康调查问卷对农村老年人生活质量的评

价[J].中国临床康复,2005,9(7):172-174.

[82]扈晓成.老年抑郁障碍的应对方式和社会支持的研究[J].中国全科医学,2005,8(17):1420-1421.

[83]彭丹涛,许贤豪,刘江红,等.简易智能精神状态检查量表检测老年期痴呆患者的应用探讨[J].中国神经免疫学和神经病学杂志,2005,12(4):187-191.

[84]于肖楠,张建新.D型人格量表(DS14)在中国两所大学生样本中的试用[J].中国心理卫生杂志,2006,20(5):313-316.

[85]全东明,李惠娟,李刚,等.社区老人生活质量及其相关影响因素特征[J].中国临床康复,2006,10(46):56-58.

[86]车先蕙,卢孟良,陈锡中,等.中文版贝克焦虑量表之信效度[J].台湾医学,2006,10(4):447-454.

[87]杨丽,王洪梅.中年原发性高血压患者的个性和行为特征分析[J].心血管康复医学杂志,2006,15(3):296-296.

[88]何资桥,曹中平.湖南农村空巢老人生活质量及其影响因素分析[J].中国临床心理学杂志,2006,14(5):96-98.

[89]韩臻,陈洪华,王卫红.癌症与C型行为相关性研究的现状[J].滨州医学院学报,2006,29(3):194-195.

[90]罗荧荃,杨宇,孙振球.老年中重度阻塞性睡眠呼吸暂停低通气综合征患者的生活质量研究[J].中华老年医学杂志,2006,25(4):289-291.

[91]田斐,高建民,郭海涛,等.欧洲五维度健康量表(EQ-5D)研究与应用概况[J].卫生经济研究,2007,(9):42-44.

[92]白俊云,赵兴蓉,许秀峰.D型人格量表的信效度检验[J].中国心理卫生杂志,2007,21(5):329-332.

[93]刘伯聪.脑卒中后抑郁与心理社会因素相关分析[J].临床心身疾病杂志,2007,13(2):113-114.

[94]关维俊,庞淑兰,王国立,等.唐山市部分社区老年人幸福度及相关因素分析[J].中国老年学杂志,2007,27(20):2015-2016.

[95]吴红燕,孙业桓,张秀军,等.艾滋病病人自杀意念的心理、社会影响因素研究[J].疾病控制杂志,2007,11(4):342-345.

[96]黄天壬,韦忠亮,汪凯波,等.广西扶绥县居民1997～2003年肝癌发病率分析[J].广西医学,2006,28(9):1336-1339.

[97]张立秀,刘雪琴.蒙特利尔认知评估量表中文版的信效度研究[J].护理科研,2007,1(21):2906-2907.

[98]耿亮,张惠敏,竺培梁.重点中学学生情绪智力与社会支持及心理健康

关系的研究[J].外国中小学教育,2007,(5):55-58.

[99]徐会利,贺佳丽.抑郁症患者自杀的危险因素研究[J].临床精神病学杂志,2007,17(2):96-98.

[100]郭永红,欧阳敏,陈琳,等.频率适应性起搏器对老年心动过缓患者生活质量的影响[J].中国临床心理学杂志,2007,15(1):74-75,70.

[101]李晓凤,刘永华,何彦苓,等.包头地区常见恶性肿瘤与社会心理因素关系的调查[J].肿瘤防治杂志,2003,10(2):113-115.

[102]蒋爱梅,陈亮,青竹玛.乳腺癌患者家庭关怀度于自杀意念的研究[J].昆明医学院学报,2007,28(3):50-53.

[103]全宏艳.社会支持研究综述[J].重庆科技学院学报(社会科学版),2008,(3):69-70.

[104]刘玺玲,胡玉华,宋忙华.65-80岁老年患者睡眠质量与心理状况的相关性研究[J].中华现代护理杂志,2008,14(21):2250-2252.

[105]刘碧秀,贺祖辉,张程祯.精神分裂症患者服药自杀未遂临床分析[J].临床心身疾病杂志,2008,14(3):452-552.

[106]何晓燕,肖水源,张德杏.老年抑郁量表在中国农村社区老年人中的信度和效度[J].中国临床心理学杂志,2008,16(5):473-475,543.

[107]宋剑锋,梁渊,卢祖洵.武汉市郊区居民自杀意念与社会支持的关系研究[J].中国社会医学杂志,2008,25(3):551-751.

[108]周标,陈坤,王俊芳,等.中文版SF-36量表在浙江省老年人群健康生命质量评价中的信度和效度[J].中华流行病学杂志,2008,29(12):1193-1198.

[109]郭永洪,李尔舒,何利,等.生活事件对空巢老年人生活质量影响[J].中国公共卫生,2008,24(8):997-998.

[110]郝燕萍,刘雪琴,邓胜萍.老年人跌倒风险评估量表的测试研究[J].护理研究,2007,21(20):1873-1876.

[111]王华丽,于欣,陈玉芳,等.北京城郊老人阿尔茨海默病评定量表认知部分中文版评分分布模式研究[J].中华神经科杂志,2009,42(5):310-313.

[112]李明晖,罗南.欧洲五维健康量表(EQ-5D)中文版应用介绍[J].中国药物经济学,2009,(1):49-57.

[113]《中国行为医学科学》编辑部.生活质量综合评定问卷[J].临床荟萃,2009,24(9):763-763.

[114]宋培华,王华丽,李霞,等.老年抑郁患者配偶生活质量及其初步研究[J].中国老年学杂志,2009,29(2):234-236.

[115]陈宁,何俐.蒙特利尔认知评估(MoCA)的研究和应用概况[J].中国

神经精神疾病杂志,2009,35(10):632-634.

[116]林云芳,邓云龙,唐秋萍.躯体疾病患者自杀危险因素调查表的初步编制[J].中国临床心理学杂志,2009,17(6):696-698.

[117]何晓燕,肖水源,周亮,等.浏阳市农村社区老年人抑郁状况及其影响因素[J].中国行为医学科学,2008,17(10):926-928.

[118]熊承清,许远理.生活满意度量表中文版在民众中使用的信度和效度[J].中国健康心理学杂志,2009,17(8):948-949.

[119]孙春燕,郑莉彦,杨宏,等.中、老年初诊卵巢癌患者各种行为特征问卷调查[J].中国误诊学杂志,2010,10(7):1755-1756.

[120]杨晶晶,郑涌.代际关系:老年心理健康研究的新视角[J].中国老年学杂志,2010,30(19):2875-2878.

[121]何兰,彭飒丽,胡立莎.外科住院患者自杀危险因素与疼痛的相关性分析[J].护理学报,2010,17(24):64-66.

[122]张皑频,曾宪祥,杨德兰.老年公寓老人焦虑状态相关因素分析[J].中国老年学杂志,2010,30(5):672-674.

[123]翟晓艳,李春花,魏红,等.老年人夫妻依恋问卷的编制[J].心理发展与教育,2010,26(2):197-204.

[124]冯瑞新,刘雪琴.照顾者虐待老年人评估量表(中文版)的信度和效度测评[J].解放军护理杂志,2010,27(17):1290-1292.

[125]王少峰,夏志娜,王晓清.老年期痴呆患者一级亲属生活质量的调查分析[J].中国健康心理学杂志,2011,19(8):914-915.

[126]王纯,楚艳民,张亚林,等.汉密尔顿焦虑量表的因素结构研究[J].临床精神医学杂志,2011,21(5):299-301.

[127]王振,苑成梅,黄佳,等.贝克抑郁量表第2版中文版在抑郁症患者中的信效度[J].中国心理卫生杂志,2011,25(6):476-480.

[128]吴丽荣.中文版护生对老年人态度量表的信效度[J].中国老年学杂志,2011,31(21):4223-4224.

[129]林岳卿,方积乾.世界卫生组织生存质量老年人量表简化版的研制[J].中国临床心理学杂志,2011,19(1):27-30,34.

[130]吉珂,周王艳,陈家应.我国农村地区老年人生命质量调查与分析[J].中国卫生政策研究,2011,4(5):47-53.

[131]汪际,陈瑶,王艳波,等.创伤后成长评定量表的修订及信效度分析[J].护理学杂志,2011,26(14):26-28.

[132]张辉,杨宇.老年膝关节骨性关节炎患者住院期间抑郁症状表现调查

[J].中国老年保健医学,2011,9(3):81-82.

[133]段志远,张静.老年白大衣高血压患者 A 型行为问卷测评结果分析[J].中国老年保健医学,2011,9(1):14.

[134]黄华磊,张水良,陆砚青,等.江苏省昆山市离退休老年人心理健康状况调查[J].医学与社会,2011,24(7):86-87.

[135]曹月婷,江秀玲,钱巧霞,等.安徽省农村老年人抑郁的现况调查[J].中国心理卫生杂志,2011,25(7):543-544.

[136]曹晓林,贲艳丽,陈仁花,等.几种筛查量表应用于轻度认知功能障碍患者中的效果观察[J].现代临床护理,2011,10(3):28-30.

[137]王小琳.血透患者抑郁与家庭支持的调查分析[J].当代护士(下旬刊),2012,(7):25-27.

[138]王生锋,齐玉梅.中小城市老年人健康促进与自测健康的研究[J].现代预防医学,2012,39(21):5574-5576.

[139]王廷玉,潘朝霞,何秀贞,等.老年人睡眠障碍的相关心理因素分析[J].当代医学,2012,18(23):74-76.

[140]刘艳,谷传华.大学生孤独感问卷(ULS-8)的修订[J].青岛大学师范学院学报,2012,29(2):40-44.

[141]李建明.睡眠状况自评量表(SRSS)简介[J].中国健康心理学杂志,2012,20(12):1851.

[142]杨文辉,吴多进,彭芳.贝克抑郁量表第 2 版中文版在大一学生中的试用[J].中国临床心理学杂,2012,20(6):762-764.

[143]杨静,严祥,秦湘鑫.老年住院患者孤独及其与抑郁、焦虑情绪的相关研究[J].心理与行为研究,2012,10(3):172-176.

[144]陆飞,文莎丽.咸宁市城区社区老年人自测健康调查分析[J].湖北科技学院学报(医学版),2012,26(6):527-529.

[145]何婉珠,黄素枰,刘绮才,等.顺德区龙江镇社区老年人生活质量调查[J].现代医院,2012,12(2):145-147.

[146]陈红,于慧,王春霞.蒙特利尔认知评估量表(北京版)在青岛市老年人群中应用的信效度研究[J].老年精神医学,2012,36(5):202-205.

[147]陈宏,杨闯.老年人失眠与焦虑抑郁关系的探讨[J].中国中医急症,2012,21(2):297-298.

[148]周亮,黎芝,胡宓,等.ULS-8 孤独感量表信效度检验及其应用[J].中南大学学报(医学版),2012,37(11):124-1128.

[149]孟新玲,肖劲松,沙拉,等.哈萨克文版简易智能精神状态检查量表在

新疆阿勒泰市哈萨克族人群中的应用[J].中国老年学杂志,2012,32(6):1231-1233.

[150]赵华硕,王可,金英良,等.农村空巢老人 SF-36 量表应用信度及效度评价[J].中国公共卫生,2012,28(7):887-889.

[151]段泉泉,胜利.焦虑及抑郁自评量表的临床效度[J].中国心理卫生杂志,2012,26(9):676-679.

[152]洪炜,张严.心理健康素质测评系统·中国成年人情绪性量表的编制[J].心理与行为研究,2012,10(4):262-268.

[153]黄晓慧,陈虾,张春茹,等.深圳市下沙社区老年人群生存质量现况及影响因素分析[J].中国药物与临床,2012,12(5):558-561.

[154]傅蓉.近十年我国老年人心理健康研究的进展[J].南阳师范学院学报(社会科学版),2012,11(11):104-107.

[155]黎芝,周亮.老年期孤独感的流行病学研究[J].中国心理卫生杂志,2012,26(9):658-663.

[156]马梦菲,任兴全,宋雅静.张家口市宣化区某老年公寓离退休老年人主观幸福感现状及其影响因素研究[J].社区医学杂志,2013,11(19):1-4.

[157]王学军,马富晓.智能电针对老年抑郁症临床疗效及生活质量的影响[J].新中医,2013,45(10):91-92.

[158]王媚,师朝平.部队干休所空巢、独居老年高血压患者的社会支持现况调查[J].中国实用医药,2013,8(2):256-257.

[159]刘杰,王瑛,王晓慧,等.中文版老年抑郁量表在城市社区老年人群中应用的信效度研究[J].中国临床心理学杂志,2013,21(1):39-41.

[160]杨青,李茜,陈云,等.特质应对方式对老年人主观幸福感的影响机制[J].中国健康心理学杂志,2013,21(6):943-945.

[161]李彩娜,党健宁,何姗姗,等.羞怯与孤独感——自我效能的多重中介效应[J].心理学报,2013,45(11):1251-1260.

[162]张淋淋,崔静.社区老年慢性病病人死亡态度与主观幸福感的相关性研究[J].护理研究,2013,27(28):3097-3099.

[163]陈涛,张雅丽.老年功能性消化不良患者的心理评估及护理干预分析[J].国际护理学杂志,2013,32(11):2545-2547.

[164]高秀梅.冠心病患者心理压力与社会支持的相关性分析[J].中国医药指南,2013,11(24):444-445.

[165]薛春香,陈建新.门诊心理疏导对改善老年抑郁症的临床观察[J].中国医药指南,2013,11(16):626-627.

[166]王伟才,黎敏如,陈峰.老年急性冠脉综合征患者抑郁状况的调查及心理干预的疗效[J].中外医学研究,2014,12(19):156-157.

[167]刘颂.近10年我国老年心理研究综述[J].人口与社会,2014,30(1):44-48.

[168]闫志民,李丹,赵宇晗,等.日益孤独的中国老年人:一项横断历史研究[J].心理科学,2014,22(7):1084-1091.

[169]李亚萌,单岩,王鹏.Connor-Davidson弹性量表的评价[J].全科护理,2014,12(8):688-690.

[170]李晓东,汪元宏,林飞.新生代农民工社交焦虑、自我效能感与应对方式的关系[J].安徽科技学院学报,2014,28(6):118-121.

[171]李晓巍,邹泓,刘艳.孤独感量表在中学生群体中的初步修订[J].中国临床心理学杂志,2014,22(4):731-760.

[172]肖存利,陈博.北京市西城社区老年人焦虑与抑郁现况调查[J].中国全科医学,2014,17(26):3113-3116.

[173]张敏,陈长香,李淑杏,等.社会支持与家庭功能对城乡老年人生存状况的影响[J].中国老年学杂志,2014,34(8):2201-2203.

[174]阿拉腾巴根,刘相辰,赵丽珍.MoCA量表的临床应用研究进展[J].内蒙古医学杂志,2014,46(4):429-432.

[175]陈逶,余晓丹,汪俊.心理干预对慢性阻塞性肺疾病患者住院期间合并抑郁情绪的效果分析[J].西部医学,2014,26(10):1299-1300.

[176]罗利.城乡老年人情绪调节特点及对日常情绪的影响[J].中国老年学杂志,2014,34(20):5837-5839.

[177]胡利人,宁文晖,吴家园,等.湛江市418名老年居民生存质量现状及影响因素分析[J].重庆医学,2014,43(12):1488-1490.

[178]郝树伟,洪炜.情绪性量表在公务员中的信效度评价[J].中国健康心理学杂志,2014,22(12):1845-1848.

[179]徐洁华,王继红,刘小娟.综合护理干预对64例焦虑症空巢老人生活质量的影响[J].检验医学与临床,2014,11(15):2078-2080.

[180]翁映虹,黄坚红.阿尔茨海默病评定量表-认知部分中文版与日常生活能力量表评价血管性痴呆的信度与效度[J].中国老年学杂志,2014,34(7):1751-1753.

[181]郭丽花,马伟,伊向仁,等.城市老年人抑郁症状相关因素的回归树分析[J].中国心理卫生杂志,2014,28(3):185-191.

[182]陶裕春,申昱.社会支持对农村老年人身心健康的影响[J].人口与经

济,2014,(3):3-14.

[183]曹火军,何斌,王菁,等.老年人睡眠质量与负性生活事件的关系分析[J].中国民康医学,2014,28(6):63-64.

[184]苑秋兰.中文版骨质疏松症自我效能量表应用于社区中老年人的信效度分析[J].中华现代护理杂志,2014,20(17):2061-2063.

[185]裴一,杨凤池,陈鹤元,等.新疆克拉玛依社区居民自测健康评定量表的分析[J].中国健康心理学杂志,2014,22(5):718-721.

[186]尹刚,姚长江.重复经颅磁刺激对阿尔茨海默病患者认知功能的影响[J].中国康复,2015,30(3):174-176.

[187]许明珠,费忠化,张春英,等.老年与中青年患者冠状动脉旁路移植术后焦虑抑郁危险因素比较分析[J].齐鲁护理杂志,2015,21(9):45-47.

[188]李为华,李双力.中国老年人生活质量研究现状[J].中国老年学杂志,2015,35(14):4099-4010.

[189]胡慧秀,王志稳,李颖堃,等.养老机构老年人关怀行为评价量表编制及信效度检验[J].中华护理杂志,2015,50(8):912-916.

[190]林锦波,张云凤,巫伟忠.蒙特利尔认知评估量表筛查老年轻度认知功能障碍的价值[J].广西医学,2015,37(7):967-968.

[191]高涵,郭丽娜,郭启云,等.中文版老年人营养量表在老年患者中应用的信效度评价[J].中国实用护理杂志,2015,31(6):447-450.

[192]郑萍萍,张军,陈芳.老年心血管病住院患者主观幸福感及影响因素[J].中国老年学杂志,2015,35(22):6564-6567.

[193]龚雪.简易智能精神状态检查量表检测老年期痴呆患者的应用探讨[J].世界最新医学信息文摘,2015,15(104):199-202.

[194]常秀芹.社会支持与城市老人主观幸福感的关系研究[J].科技风,2015,21:275-276.

[195]张妍,车志远,宋志杰,等.基于日本老年身体虚弱筛查量表的老年人身心健康调查研究[J].中国全科医学,2015(24):2946-2951.

[196]温金锁,李新利.宝鸡市农村社区老年抑郁情绪影响因素分析[J].健康教育与健康促进,2015,10(4):254-255.

[197]潘婷婷,丁雪辰,桑标,等.正负性情感量表儿童版(PANAS-C)的信效度初探[J].中国临床心理学杂志,2015,23(3):397-400.

[198]王莹莹,张远妮,林生趣,等.亚健康评定量表应用于华南地区大学生人群中的因子分析[J].中国健康心理学杂志,2016,24(11):1689-1692.

[199]刘永闯,郭丽娜,刘堃.沃里克-爱丁堡积极心理健康量表在老年人中

应用的效度和信度[J].中国心理卫生杂志,2016,30(3):174-178.

[200]方芳,律东,郑桂凤,等.社会支持与家庭功能对老年脑梗死患者生存质量的影响分[J].重庆医学,2016,45(22):3069-3071.

[201]卢樟秀,吴大兴,徐鑫,等.心理弹性量表中文版在医学生中的信效度检验[J].中国健康心理学杂志[J].中国健康心理学杂志,2016,24(8):1209-1212.

[202]田璐,胡正路.自测健康评定量表的应用研究[J].中国农村卫生事业管理,2016,36(8):1045-1049.

[203]史素丽,尚秀娟,曹凤英.老年慢性阻塞性肺疾病患者主观幸福度及影响因素分析[J].西部中医药,2016,29(1):93-95.

[204]曲海英,刘林林.新型城镇化中农村老年人心理健康影响因素[J].中国健康心理学杂志,2016,24(8):1233-1236.

[205]李洋.老年人压力知觉与复原力的关系[J].中国老年学杂志,2016,36(9):4340-4342.

[206]何巧,张玮,刘宇,等.北京市某社区 2 型糖尿病与非 2 型糖尿病老年人抑郁生率与生活质量的比较研究[J].全科护理,2016,14(22):2278-2280.

[207]邱建青,周密,邱培媛,等.匹兹堡睡眠质量指数用于农村老年人群的信效度分析[J].现代预防医学,2016,43(10):1835-1838.

[208]张远妮,姜虹,许军.亚健康评定量表评价广州市城镇居民的亚健康状况的信效度[J].中国健康心理学杂志,2016,24(10):1505-1508.

[209]张晓颖.以疲劳程度鉴定老年肿瘤患者合并抑郁症的可行性观察[J].现代医学,2016,44(5):682-686.

[210]陈维,卢聪,张进辅,等.领悟社会支持量表的多元概化分析[J].心理学探新,2016,36(1):75-78.

[211]林浩,戴卉.深圳市社区医务人员自测健康状况分析[J].医学与社会,2016,29(2):38-40.

[212]罗利,黄敏儿.情绪调节在特质与情绪间中介效应模型的年龄差异[J].心理学报,2016,48(11):1455-1466.

[213]周小炫,谢敏,陶静.简易智能精神状态检查量表的研究和应用[J].中国康复医学杂志,2016,31(6):694-700.

[214]钟雪,吴大兴,夏结,等.Connor-Davidson 弹性量表在我国社区老年人中的信效度检验[J].中国临床心理学杂志,2016,24(2):264-266.

[215]张素辉,李幼东,赵立峰,等.石家庄市社区老年人心理健康状况及影响因素分析[J].医学与社会,2016,29(10):92-94.

[216]郭丽娜,刘永闯,刘堃.心理一致感在老年人心理压力与抑郁症状间的中介效应[J].实用护理杂志,2016,32(6):443-445.

[217]黄彦,徐广明,尹慧芳,等.社区老年人睡眠习惯与主观睡眠质量的关系[J].中国心理卫生杂志,2016,30(12):901-908.

[218]庹安写.贵州农村留守老人社会支持、应对方式与心理健康现状调查[J].中国老年学杂志,2016,36(5):1190-1192.

[219]蒋怀滨,郑婉丽,林良章,等.我国老年人心理健康实证研究的文献计量学分析[J].南京中医药大学学报(社会科学版),2016,17(1):49-52.

[220]焦文文,刘娅萍,刘晓斌.佐匹克隆与艾司唑仑治疗老年睡眠障碍的临床疗效比较[J].药物评价研究,2016,39(6):1047-1049.

[221]戴悦,张宝泉,李映兰,等.中国老年人睡眠质量与抑郁、焦虑相关性的Meta分析[J].中华护理杂志,2016,51(4):488-493.

[222]王月菊,董凌燕,候宝元,等.不同病因轻度认知功能障碍患者早期特征鉴别[J].临床神经病学杂志,2017,30(4):256-260.

[223]甘露,刘涛,王淑华,等.中文版简明精神状态量表与蒙特利尔认知评估量表临床应用进展[J].中国康复医学杂志,2017,32(7):842-845.

[224]代雅琪,陶晶晶,裴大军,等.不同性别高血压病人发生抑郁情况分析[J].护理研究,2017,31(8):980-982.

[225]刘丹,徐善才.幸福感指数对老年高血压患者社会功能的影响[J].中国心血管病研究杂志,2017,15(3):245-248.

[226]刘玮.医养融合机构老年人生活质量调查:以太原市为例.中国初级卫生保健[J].2017,31(4):7-9.

[227]江虹,徐晶晶,王瑞,等.不同年龄阶段老年人的幸福感、心理压力与心理弹性研究[J].山东大学学报(医学版),2017,55(9):1-6.

[228]孙振晓,刘化学,焦林瑛.医院焦虑抑郁量表的信度及效度研究[J].中华临床医师杂志(电子版),2017,11(2):198-201.

[229]李长瑾,洪炜.中国成年人情绪性量表在老年群体中的信效度[J].中国老年学杂志,2017,37(4):977-979.

[230]李为华,李双力,程晓莉,等.重庆市老年高血压患者健康促进生活方式与主观幸福感的相关性研究[J].中国健康教育,2017,33(12):1094-1099.

[231]李青,周艳芳,张秋梅.A型行为类型医学生心理健康现状调查研究[J].中国高等医学教育,2017,(12):15-16.

[232]张伟珍,周秀红,张清.老年脑外伤病人负性情绪与社会支持及其希望水平的关系研究[J].全科护理,2017,15(35):4353-4355.

[233]张翔,苏少贞,谢芳,等.农村空巢中老年人社会支持、孤独感与主观幸福感及相关性[J].中国老年学杂志,2017,37(1):191-194.

[234]韩兆彩,李树苗,左冬梅.农村老年人死亡焦虑的测量——基于DAQ量表的验证与分析[J].人口学刊,2017,39(4):82-92.

[235]郁涛,伍力,杨俊萍,等.生活事件对老年人身心健康及生活质量的影响[J].中国民康医学,2017,29(7):48-50.

[236]高锋剑,陈有国,刘培朵,等.心理韧性、孤独感、自我效能感预测老年人主观幸福感的优势分析[J].心理与行为研究,2017,15(2):227-239.

[237]夏聪,许军,杨枭楠,等.深圳市城镇老年人自测健康评定量表得分常模的制定[J].中国全科医学,2017,20(33):4162-4166.

[238]夏聪,杨枭楠,许军,等.自测健康评定量表评价城镇老年人健康状况的信效度研究[J].中国全科医学,2017,20(27):3405-3409,3415.

[239]黄菲芸,王艳红,李娟娟,等.蒙特利尔认知评估量表在中国中老年人群筛查轻度认知功能障碍中的截断值的系统评价[J].中国循证医学杂志,2017,17(4):450-457.

[240]韩今华,齐冲,王毅.老年不同慢性病患者睡眠质量与焦虑现状[J].中国老年学杂志,2017,37(16):4120-4121.

[241]韩学青,张淑芳,张燕波,等.居家老年人的抑郁焦虑状况及影响因素分析[J].中华老年医学杂志,2017,36(10):1120-1124.

[242]潘芳.基于不同理论模式的老年人心理健康评估的研究进展[J].山东大学学报(医学版),2017,55(9):1-5.

[243]魏欢,陈维.儿童版积极消极情感量表在中学生群体中的信效度检验[J].中国临床心理学杂志,2017,25(1):105-110.

[244]杨渊韩,贾建军,MORRIS J.临床痴呆评估量表的应用[J].中华老年医学杂志,2018,37(4):365-366.

[245]李祚山,齐卉.残疾人领悟社会支持与心理健康的关系[J].重庆师范大学学报(社会科学版),2018,(4):85-92.

[246]林沅锜,许军,吴伟旋,等.亚健康评定量表应用于广州市老年人的验证性因子分析[J].现代预防医学,2018,45(23):4225-4228,4239.

[247]吴国婷,张敏强,倪雨菡,等.老年人孤独感及其影响因素的潜在转变分析[J].心理学报,2018,50(9):1061-1070.

[248]张丹梅,熊梅,李彦章.心理弹性量表简版在社区老年人中的信效度检验[J].中华行为医学与脑科学杂志,2018,27(10):942-946.

[249]张丽君,党宝齐,付建国.脑卒中后抑郁影响因素分析及护理策略探讨

[J].中西医结合护理,2018,4(10):149-153.

[250]陈阳,于德华,杨蓉,等.国内外认知功能障碍常用筛查量表及其社区应用[J].中国全科医学,2018,21(12):1392-1396.

[251]林沅锜,许军,储雪琴,等.广东省城镇老年人口自测健康评定量表常模的制定[J].广东医学,2018,39(11):1708-1712.

[252]林沅锜,陈孝谋,夏聪,等.安徽省城镇居民亚健康评定量表的常模研究[J].重庆医学,2018,47(31):4048-4052.

[253]帕丽丹·吾术尔,米热班·依明,花锐,等.维吾尔文版 MMSE 量表的信、效度分析[J].新疆中医药,2018,36(1):71-73.

[254]贾建军,韩玉梁.临床痴呆评估量表简体中文版[J].中华老年医学杂志,2018,37(4):367-371.

[255]夏聪,许军,杨枭楠,等.自测健康评定量表评价广州市城镇居民健康状况的信效度研究[J].中国卫生统计,2018,35(1):29-32.

[256]程彦如,王宇鹰,李彦洁,等.失能老年人照顾者居家照护行为量表编制及信效度检验[J].中国老年学杂志,2018,38(21):5314-5316.

[257]唐欣,胡毅.老年糖尿病患者心理健康状况及生存质量分析[J].现代医药卫生,2018,34(14):2151-2152,2156.

[258]黄琳,刘琴,刘月.成都市社区慢性疼痛老年人生活质量的现况研究[J].临床护理杂志,2018,17(2):8-10.

[259]崔静,张智玲,张秀英.老年颞下颌关节紊乱病患者疲劳状况与主观幸福感相关性研究[J].临床口腔医学杂志,2018,34(2):100-102.

[260]梁小利,杨玲娜,曹俊,等.老年人心理健康评估研究进展[J].中国中医药现在远程教育,2018,16(5):147-149.

[261]王宗芳.老年糖尿病患者睡眠质量现状调查及其自我管理行为的相关性分析[J].护理实践与研究,2019,16(24):14-16.

[262]王峰,郭孟仙.社区老年人体育需求调查量表编制[J].体育科技文献通报,2019,27(2):66-70.

[263]祁双翼,西英俊,马辛.中国人心理健康研究综述[J].中国健康心理学杂志,2019,27(6):947-953.

[264]邓岚,刘化侠,王祖麟,等.泰安市老年慢性病患者死亡焦虑与主观幸福感的相关性研究[J].泰山医学院学报,2019,40(1):14-17.

[265]西英俊,姚怡明,姜长青,等.居民心理健康量表的编制及信效度检验[J].中国心理卫生杂志,2019,33(6):475-480.

[266]刘红旗,朱敏,苏彩云,等.WHO-5 幸福感指数量表与贝克抑郁量表

对帕金森病患者抑郁症的诊断价值分析[J].临床和实验医学杂志,2019,18(10):1106-1109.

[267]刘洋,冯淑丹.心理疏导疗法在老年抑郁症患者病情控制中的应用效果[J].中国老年学杂志,2019,39(24):6123-6126.

[268]许军,薛允莲,刘贵浩,等.中国城镇居民亚健康评定量表的常模构建[J].南方医科大学学报,2019,39(3):271-278.

[269]张天懿.老年人中医药服务健康效用的赛斯通量表度量[J].中国老年学杂志,2019,39(8):2005-2007.

[270]宋秋月,易东,伍亚舟.基于纵向数据线性混合效应模型的老年人抑郁影响因素研究[J].第三军医大学学报,2019,41(4):384-387.

[271]陈东,李晓宇,栾静.中老年健康差异及其影响因素分析——基于EQ-5D健康调查数据的实证检验[J].统计与信息论坛,2019,34(4):41-50.

[272]陈红艳,袁书卷,程利娜.自我价值感和抑郁对老年人主观年龄和主观幸福感的链式中介作用[J].中国老年学杂志,2019,39(17):4342-4345.

[273]林沅锜,许军,谢娟,等.天津市城镇居民亚健康评定量表的信效度评价[J].中国卫生统计,2019,36(1):49-51.

[274]姚瑶,陈冬林,李妙,等.正性负性情绪量表在住院患者中的适用性研究[J].中国卫生质量管理,2019,26(4):64-66.

[275]赵豪飞,何嘉悦,谭素素,等.老年抑郁量表在不同性别老年人群中的测量等值性[J].中国临床心理学杂志,2019,27(3):543-545,554.

[276]郝燕萍,王静,王娟,等.广州某养老院老年人认知状况及其相关因素研究[J].护理研究,2019,33(19):3399-3402.

[277]郭蕊,丁选胜,张晋萍,等.三种量表对老年晚期癌症患者抑郁状态评估一致性比较[J].实用预防医学,2019,26(6):762-765,769.

[278]嵇艳.养老机构老年人心理健康评估工具的分析与研究进展[J].全科护理,2019,17(32):4017-4020.

[279]琚明亮,龙彬,丁宇杰.阿尔茨海默病共病睡眠障碍患者的临床特点及相关危险因素分析[J].精神医学杂志,2019,32(6):420-423.

[280]于大川,李培祥,李佳.社会支持如何影响老年人的身心健康?——基于CLHLS 2018年数据的实证分析[J].老龄科学研究,2020,8(12):33-47.

[281]王港,魏敏,冯瑜.积极老龄化背景下老年人老化态度与生存质量的关系研究[J].心理月刊,2020,15(20):1-4,8.

[282]卢美枚,裴清华,许芳,等.失眠患者睡眠质量与心理健康状况的相关性研究[J].世界中医药,2020,15(8):1210-1213.

[283]朱媛媛,曹承建,方乐,等.杭州市空巢老人身心健康和社会支持对生命质量的影响调查[J].中国公共卫生管理,2020,360(1):14-18.

[284]任冬梅,王静,李燕.MMSE量表探讨社区老年人认知功能障碍及其影响因素[J].中外医学研究,2020,18(26):7-11.

[285]许梦瑶,许军,薛允莲,等.四川省城镇居民亚健康状况调查评定量表的信效度研究[J].中国健康教育,2020,36(6):515-520.

[286]许媛媛,卢文玉,李昭仪,等.中国老年人睡眠质量的横断历史研究:2001～2017[J].心理技术与应用,2020,8(2):66-73.

[287]杜晓亮,温凯丽,杨家义.太原市空巢老人主观幸福度调查[J].中国公共卫生管理,2020,36(5):709-713.

[288]杨艳蓉,汪子琪,李静,等.60岁以上住院患者衰弱现状及其与认知功能的相关性分析[J].中国全科医学,2020,23(17):2132-2136.

[289]杨静,于文,胡志,等.心理弹性量表简版在机构养老老年人群体中的适用性[J].中国临床心理学杂志,2020,28(3):499-502.

[290]吴亚平,张露远,李红英,等.24名驰援武汉医务人员心理干预前后睡眠及心理状态的研究[J].河南大学学报(医学版),2020,39(6):448-451.

[291]辛素飞,岳阳明,辛自强.1996至2016年中国老年人心理健康变迁的横断历史研究[J].心理发展与教,2020,36(6):753-761.

[292]张志芳,林荣金,林志明,等.医养结合养老院老人生活满意度、孤独症及其影响因素研究[J].中医药管理杂志,2020,28(16):33-36.

[293]陈博,王永华,林红梅,等.老年胸部肿瘤住院患者自我感受负担与生活质量、社会支持的关系[J].肿瘤预防与治疗,2020,33(9):781-785.

[294]邵悦,丁飚,何英姿,等.老年冠心病住院患者疾病不确定感现状及影响因素分析[J].中国医学前沿杂志,2020,12(12):140-144.

[295]范志光,袁群明.知觉压力对老年人抑郁的影响:有调节的中介模型[J].中国临床心理学杂志,2020,28(1):168-177.

[296]罗隽,黄钰珉,孔玉芳,等.佐匹克隆治疗睡眠障碍的临床疗效和安全性研究[J].右江医学,2020,48(5):354-356.

[297]周泽纯,曾诗慧,孙鼎涵,等.老年人精神健康评估工具的应用现状与分析[J].护理研究,2020,34(3):439-442.

[298]柳红娟,赵艳,成园园,等.农村老年人心理压力对生活满意度的影响——孤独感的中介作用[J].中国老年学杂志,2020,40(19):4216-4219.

[299]赵津京,须瑞,杨志丽,等.新冠肺炎期间几种常用心理测评量表的使用注意事项探讨[J].解放军预防医学杂志,2020,38(4):111-112.

［300］侯健文,李意,胡丹丹,等.脑卒中患者 D 型人格与负性情绪及生活质量的关系分析[J].牡丹江医学院学报,2020,41(2):85-87,93.

［301］徐丽芬,林勇,费玉娥,等.阿尔茨海默病患者营养状况与认知功能受损程度的相关性研究[J].中国卫生检验杂志,2020,30(21):2653-2655.

［302］高立,周艳芳,张秋梅.医学院校 A 型行为类型毕业生心理健康现状调查[J].中国高等医学教育,2020,278(2):66,142.

［303］黄佳垚,梁丽嫣,陈宛华.系统护理对阿尔茨海默病患者认知功能和精神行为症状的影响[J].齐齐哈尔医学院学报,2020,41(18):2376-2377.

［304］彭飞,周璇梓.社区团体心理干预对社区老年人心理和睡眠健康的影响[J].中华临床医师杂志,2020,14(9):709-713.

［305］蒋水琳,杨文辉.贝克抑郁量表第 2 版中文版在我国大学生中的因子结构[J].中国临床心理学杂志,2020,28(2):87-93.

［306］舒美春,杨碎丽,洪显钗,等.首发脑卒中患者卒中后疲劳与创伤后成长的相关性研究[J].中国全科医学杂志,2020,23(36):4547-4553.

［307］鲍丽,占归来,李晨虎,等.中文版正性负性情绪量表在老年人中的信度和效度[J].中国健康心理学杂志,2020,28(4):617-621.

［308］雍彬彬,肖惠敏,郑艺静.养老机构老年人心理调适水平及影响因素分析[J].中华护理杂志,2020,55(11):1690-1696.

［309］蔡一凡,伍红艳,杨智豪.基于中国四类人群的 EQ-5D-3L 和 EQ-5D-5L 量表比较分析[J].中华疾病控制杂志,2020,24(10):1190-1194.

［310］裴芳,孟涛,张凯旋,等.简易智能状态检查量表和蒙特利尔认知评估量表在老年人认知功能障碍筛查中的比较[J].中国药物与临床,2020,20(11):1771-1774.

［311］尹月,马立娜.尼莫地平联合奥拉西坦对血管性痴呆患者 MMSE 评分与安全性的影响[J].中国现代药物应用,2021,15(7):222-223.

［312］许雪芬,陈丹纯,许楚敏,等.老年癌症患者化疗期间心理健康状况及影响因素的分析[J].中国卫生标准管理,2021,12(4):67-70.

［313］刘筱芳.耳穴压豆联合情志护理对老年骨折患者术后疼痛应激反应及生活质量的影响[J].基层医学论坛,2021,25(9):1290-1291.

［314］杜韵华,刘军,郭丽冰,等.S100β,Hcy 对阿尔茨海默病诊断及病情评估的价值[J].分子诊断与治疗杂志,2021,13(7):1089-1092.

［315］李娜.叙事治疗联合自我管理行为支持在 D 型人格老年急性心肌梗死患者中的应用[J].中国疗养医学,2021,30(6):581-586.

［316］沈晓思,胡亚琼.同区域退休医务人员和社区老人生存质量的比较和

相关影响因素的研究[J].现代医院管理,2021,19(1):99-103.

[317]张童欢,姜钊,张萌,等.湖北省某高校医学生A型行为与睡眠质量相关性研究[J].医学与社会,2021,34(3):84-88.

[318]崔光辉,李少杰,孔庆悦,等.睡眠质量与抑郁症状及其交互作用与老年人认知衰弱的关联研究[J].中国全科医学,2021,24(9):1076-1081.

[319]葛海燕,梁肖,张红,等.社区养老机构老年人群负性情绪与生活质量调查及二者相关性分析[J].山西医药杂志,2021,50(6):897-901.

[320]蒋丽洁,许军,谢娟,等.天津市老年人亚健康评定量表常模研究[J].中国公共卫生,2021,37(1):10-14.

[321]潘晶雪,陈利群,王敬丽,等.社区老年慢性病患者认知功能的现状调查[J].中华护理杂志,2021,56(1):109-115.

[322]薛允莲,许军,刘贵浩,等.基于亚健康评定量表(SHMS V1.0)的我国城镇居民亚健康状况评价研究[J].中国全科医学,2021,24(7):834-841.

[323]肖世富.老年轻度认知功能损害的前瞻性多学科对照研究[D].上海:上海第二医科大学博士学位论文,2005.

[324]肖林.老年人生活事件量表的初步编制[D].长沙:中南大学硕士学位论文,2007.

[325]蒋灿.自我意识量表的初步修订及相关研究[D].重庆:西南大学硕士学位论文,2007.

[326]黄彦科.D型人格量表中文版的编制及其在社区人群中的应用[D].长沙:中南大学硕士学位论文,2008.

[327]孙洁.湖南省长沙市老年人睡眠质量及相关因素的调查分析[D].长沙:中南大学硕士学位论文,2011.

[328]汪际.创伤后成长评定量表及其意外创伤者常模的研制[D].上海:第二军医大学硕士学位论文,2011.

[329]梁晓兰.高校退休老人的希望、社会支持、生活质量及其关系[D].桂林:广西师范大学硕士学位论文,2014.

[330]周小炫.中文版简易智能精神状态检查量表在脑卒中患者中的信效度初步研究[D].福州:福建中医药大学硕士学位论文,2015.

[331]屠慧慧.视力损伤对青少年自我意识的影响:行为和静息态磁共振研究[D].杭州:杭州师范大学硕士学位论文,2015.

[332]王磊.贝克焦虑量表(BAI)在研究生中的信效度研究[D].沈阳:东北大学硕士学位论文,2016.

[333]陈云.老年髋部骨折患者创伤后成长、创伤后应激障碍现况及对生存

质量的影响[D].唐山:华北理工大学硕士学位论文,2017.

[256]钱杨洋.山东省老年人睡眠质量和自杀意念相关性研究[D].济南:山东大学硕士学位论文,2018.

[334]李好好.社区老年人群认知储备与认知功能障碍的相关性研究[D].济南:山东大学硕士学位论文,2018.

[335]冷敏敏.不同认知衰退状态老年人的睡眠质量与健康相关生活质量的研究[D].长春:吉林大学硕士学位论文,2019.

[336]王倩.山东省老年人孤独感和生活满意度的关系探究[D].济南:山东大学硕士学位论文,2019.

[337]徐婷.老年人心理服务需求问卷的编制[D].成都:四川师范大学硕士学位论文,2019.

二、外文文献

[1]DUVAL S, WICKLUND R A. A theory of objective self-awareness [M]. Academic Press, 1972.

[2] THOITS P A. Psychological Stress[M]. New York: Academic Press, 1983.

[3]LINDA K H. The self consciousness scale: a normative instrument for use with elderly populations[M]. Ann Arbor, Marquette University, 1988.

[4]WILLIAMS J B W. Standardizing the Hamilton depression rating scale: past, present, and future[J]. European Archives of Psychiatry & Clinical Neuroscience, 2001, 251(2):6-12.

[5]WHO. WHOQOL user manual[M]. WHO, 2002.

[6]WHO. WHOQOL-OLD manual[M]. WHO, 2006.

[7]SCHNEIDER H, ESBITT S, GONZALEZ J S. Hamilton anxiety rating scale[M]. Springer: New York, USA, 2013.

[8] HAMILTON M. The assessment of anxiety states by rating[J]. British Journal of Medical Psychology, 1959, 329(1): 50-55.

[9]BECK A T, WARD C H, MENDELSON M. An inventory for measuring depression[J]. Archives of General Psychiatry, 1961, 4(6): 561-571.

[10] ZUNG W W K. A self-rating depression scale[J]. Archives of General Psychiatry, 1965, 12(1): 63-70.

[11]ZUNG W W K. A rating instrument for anxiety disorders[J]. Psychosomatics, 1971, 12(6): 371-379.

[12]BECK A T, BEAMSDERFER A. Assessment of depression: the depression inventory[J]. Psychological Measurement in Psychopharmacology, 1974, 7(6):151-169.

[13]BECK A T, RIAL W Y, RICKELS K. Short form of depression inventory: cross validation[J]. Psychological Reports, 1974, 34(3): 1184-1186.

[14]FENIGSTEIN A, SCHEIER M F, BUSS A H. Public and private self-consciousness: assessment and theory[J]. Journal of Consulting and Clinical Psychology ,1975, 43(4): 522-527.

[15]FOLSTEIN M F, FOLSTEIN S E, MCHUGH P R. "Mini-mental state": a practical method for grading the cognitive state of patients for the clinician[J]. Journal of Psychiatric Research, 1975, 12(3): 189-198.

[16]DAN R, PEPLAU L A, FERGUSON M L. Developing a measure of loneliness[J]. Journal of Personality Assessment, 1978, 42(3): 290-294.

[17]TURNER R G, CARVER C S, SCHEIER M F, et al. Correlates of self-consciousness[J]. Journal of Personality Assessment, 1978, 42 (3): 285-289.

[18]KOZMA A, STONES M J. The Measurement of happiness: development of the memorial university of newfoundland scale of happiness (MUNSH)[J]. Journal of Gerontology, 1980, 35(6):906-912.

[19]VLEEMING R G, ENGELSE J A. Assessment of private and public self-consciousness: a dutch replication[J]. Journal of Personality Assessment, 1981, 45(4): 385.

[20]BRINK T L, YESAVAGE J A, LUM O, et al. Screening tests for geriatric depression[J]. Clinical Gerontologist, 1982, 1(1): 37-43.

[21]HUGHES C P, BERG L, DANZIGER W L, et al. A new clinical scale for the staging of dementia[J].British Journal of Psychiatry, 1982, 140 (6): 566-572.

[22]SCHULZ R. Emotionality and aging: a theoretical and empirical analysis[J]. Journal of Gerontology, 1982, 37(1): 42-51.

[23]COHEN S, KAMARACK T, MERMELSTEIN R. A global measure of perceived stress[J]. Journal of Health and Social Behaviour, 1983, 24(4): 385-396.

[24]YESAVAGE J, BRINK T L, ROSE T L, et al. Development and validation of a geriatric depression screening scale: a preliminary report[J].

Journal of Psychiatric Research, 1983, 17(1): 37-49.

[25]ZIGMOND A S, SNAITH R P. The hospital anxiety and depression scale[J]. Acta Psychiatrica Scandinavica, 1983, 67(6): 361-370.

[26]HYER L, BLOUNT J. Concurrent and discriminant validities of the geriatric depression scale with older psychiatric inpatients[J]. Psychological Reports, 1984, 54(2): 611-616.

[27]DIENER E, EMMONS R A, LARSEN R J, et al. The satisfaction with life scale[J]. Journal of Personality Assessment, 1985,49(1):71-75.

[28]KESSLER R C, PRICE R H, WOOTMAN C B. Social factors in psychopathology: stress, social support and coping process [J]. Annual Review of Psychology, 1985,36: 531-572.

[29]SCHEIER M F, CARVER C S. The self-consciousness scale: a revised version for use with general populations[J]. Journal of Applied Social Psychology, 1985, 15(8): 687-699.

[30]BLUMENTHAL J A, BURG M M, BAREFOOT J, et al. Social support, type a behavior and artery disease[J]. Psychosomatic Disease, 1987, 49(4): 331-340.

[31]HAYS R D, DIMATTEO M R. A short-form measure of loneliness [J]. Journal of Personality Assessment, 1987, 51(1): 69-81.

[32] BARCZAK P, KANE N, ANDREWS S, et al. Patterns of psychiatric morbidity in a genito-urinary clinic: a validation of the hospital anxiety depression scale (HAD)[J]. British Journal of Psychiatry, 1988, 152 (5): 698-700.

[33]BECK A T, EPSTEIN N, BROWN G, et al. An inventory for measuring clinical anxiety: psychometric properties[J]. Journal of Consulting and Clinical Psychology, 1988, 56(6): 893-897.

[34]FOLKMAN S, LAZARUS R S. Coping as a mediator of emotion[J]. Journal of Personality and Social Psychology, 1988, 54(3): 466-475.

[35] MOHS R C, COHEN L. Alzheimer's disease assessment scale (ADAS)[J]. Psychopharmacology Bulletin, 1988, 24(4): 627-628.

[36]WATSON D, CLARK L A, TELLEGEN A. Development and validation of brief measures of positive and negative affect: the panas scales[J]. Journal of Personality and Social Psychology, 1988, 54(6): 1063-1070.

[37]ZHENG Y P, ZHAO J P, PHILLIPS M, et al. Validity and reliabil-

ity of the Chinese Hamilton depression rating scale[J]. British Journal of Psychiatry, 1988, 152(5): 660-664.

[38] BALTRUSCH H, SANTAGOSTINO P. The type c behavior pattern: new concepts[J]. International Journal of Psychophysiology, 1989, 7 (s2-4):126-128.

[39] EuroQol Group. EuroQol: a new facility for the measurement of health-related quality of life[J]. Health Policy, 1990,16(3): 199-208.

[40]VITALIANO P P, MAIURO R D, RUSSO J, et al. Coping profiles associated with psychiatric, physical health work and family problems[J]. Health Psychology, 1990, 9(3):343-376.

[41] GOYNE J C, DOWNEY G. Social factors and psychopathology: stress, social support, and coping processes[J].Annual Review of Psychology, 1991,42(1):401-425.

[42]SHEIKH J I, YESAVAGE J A, BROOKS J O, et al. Proposed factor structure of the geriatric depression scale[J]. International Psychogeriatrics, 1991, 3(1): 23-28.

[43]BRAZIER J E, HARPER R, JONES N, et al. Validating the SF-36 health survey questionnaire: new outcome measure for primary care[J]. BMJ, 1992, 305(6846):160.

[44]SALANMERO M, MARCOS T. Factor study of the geriatric depression scale[J]. Acta Psychiatrica Scandinavica, 1992, 86(4): 283-286.

[45]WILSON D, CUTTS J, LEES I, et al. Psychometric properties of the revised UCLA loneliness scale and two short-form measures of loneliness in Zimbabwe[J]. Journal of Personality Assessment, 1992, 59(1): 72-81.

[46]MORRIS J C. The clinical dementia rating (CDR): current version and scoring rules[J]. Neurology, 1993, 43(11): 2412-2414.

[47]CHIU H F K, LEE H C B, WING Y K, et al. Reliability, validity and structure of the Chinese geriatric depression scale in a Hong Kong context: a preliminary report[J]. Singapore Medical Journal, 1994, 35(5): 477-480.

[48]IMAI Y, HASEGAWA K. The revised Hasegawa's dementia scale (HDS-R), evaluation of it's usefulness as screening test for dementia[J]. Journal of the Hong Kong College of Psychiatrist, 1994, 4(2): 20-24.

[49]SHEK D T L. Assessment of private and public self-consciousness: a

Chinese replication[J]. Journal of Clinical Psychology, 1994, 50(3): 341-348.

[50]SILVERSTONE P H. Poor efficacy of the hospital anxiety and depression scale in the diagnosis of major depressive disorder in both medical and psychiatric patients[J]. Journal of Psychosomatic Research, 1994, 38(5): 441-450.

[51]BECK A T, STEER R A, BALL R, et al. Comparison of beck depression inventories- Ⅰ A and - Ⅱ in psychiatric outpatients[J]. Journal of Personality Assessment, 1996, 67(3): 588-597.

[52] CHAN AC. Clinical validation of the geriatric depression scale (GDS): Chinese version[J]. Journal of Aging and Health, 1996, 8(2): 238-253.

[53]CHAN DW. Self-consciousness in Chinese college students in Hong Kong[J]. Personality And Individual Differences, 1996, 21(4): 557-562.

[54]RUSSELL D W. UCLA loneliness scale (version 3): reliability, validity, and factor structure[J]. Journal of Personality Assessment, 1996, 66(1): 20-40.

[55] TEDESCHI R G, CALHOUN L G. Posttraumatic growth inventory: measuring the positive legacy of trauma[J]. Journal of Traumatic Stress, 1996, 9(3):455-471.

[56]BERRY D S, WILLINGHAM J K. Affective traits, responses to conflict, and satisfaction in romantic relationships[J]. Journal of Research in Personality, 1997, 31(4): 564-576.

[57]CHANG L. The self-consciousness scale in Chinese college students [J]. Journal of Applied Social Psychology, 1998, 28(6): 550-561.

[58]GROUP T W. Development of the world health organization quality of life WHOQOL-BREF assessment[J]. Psychological Medicine, 1998, 28(3): 551-558.

[59]LAURENT J, CANTANZARO S J, RUDOLPH K L, et al. A measure of positive and negative affect for children: scale development and preliminary validation[J]. Psychological Assessment, 1999, 11(3): 326-338.

[60]CHEN C H, TSENG Y F, CHOU F H, et al. Effects of support group intervention in postnatal distressed women: a controlled study in Taiwan[J]. Journal of Psychosomatic Research, 2000,49(6): 395-399.

[61]ADAMS K B. Depressive symptoms, depletion, or developmental

change? withdrawal, apathy, and lack of vigor in the geriatric depression scale [J]. The Gerontologist, 2001, 41(6): 768-777.

[62]AKDEMIR A, TURKCAPAR M H, ORSEL S D, et al. Reliability and validity of the Turkish version of the Hamilton Depression Rating Scale [J]. Comprehensive Psychiatry, 2001, 42(2): 161-165.

[63]MASTEN A S. Ordinary magic: resilience processes in development [J]. American Psychologist, 2001, 56(3): 227-238.

[64]CONNOR K M, DAVIDSON J R T. Development of a new resilience scale: the Connor-Davidson resilience scale (CD-RISC)[J]. Depress Anxiety, 2003, 18(2): 76-82.

[65]ADAMS K B, MATTO H C, SANDERS S. Confirmatory factor analysis of the geriatric depression scale[J]. Gerontologist, 2004, 44(6): 818-826.

[66]GOLDEN-KREUTZ D M, BROWNE M W, FRIERSON G M, et al. Assessing stress in cancer patients: a second-order factor analysis model for the perceived stress scale[J]. Assessment, 2004, 11(3): 216-223.

[67]CHU LC, KAO HSR. The moderation of meditation experience and emotional intelligence on the relationship between perceived stress and negative mental health[J]. Chinese Journal of Psychology, 2005, 47(1): 157-179.

[68]DENOLLET J. DS14: standard assessment of negative affectivity, social inhibition, and type D personality[J]. Psychosomatic Medicine, 2005, 67(1):89-97.

[69]NASREDDINE Z S, PHILLIPS N A, BÉDIRIAN V, et al. The Montreal cognitive assessment, MoCA: a brief screening tool for mild cognitive impairment[J]. Journal of the American Geriatrics Society, 2005, 53 (4): 695-699.

[70]POWER M, QUINN K, SCHMIDT S, et al. Development of the WHOQOL-OLD module[J]. Quality of Life Research, 2005, 14(10): 2197-2214.

[71]WANG H, KINDIG D A, MULLAHY J. Variation in Chinese population health related quality of life: results from a EuroQol study in Beijing, China[J]. Quality of Life Research, 2005, 14(1):119-132.

[72]CHARLES S T, ALMEIDA D M. Daily reports of symptoms and

negative affect: not all symptoms are the same[J]. Psychology & Health, 2006, 21(1): 1-17.

[73]CHAU J, MARTIN C R, THOMPSON D R, et al. Factor structure of the Chinese version of the geriatric depression scale[J]. Psychology, Health and Medicine, 2006, 11(1): 48-59.

[74]ROBERTI J W, HARRINGTON L N, STORCH E A. Further psychometric support for the 10 items version of the perceived stress scale[J]. Journal of College Counseling Abbreviation, 2006,9, Fall:135-147.

[75]GUARINO L, SOJO V, BETHELMY L. Adaptacióny validación preliminardela versión hispanadel cuestionariode estilosde afrontamiento (Coping Style Questionnaire, CSQ)[J]. Behavioral Psychology/Psicologia Conductual, 2007, 15(2): 173.

[76]YU X, ZHANG, YU X N, et al. Factor analysis and psychometric evaluation of the Connor-Davidson resilience scale (CD-RISC) with Chinese people[J].Social Behavior & Personality: An International Journal, 2007, 35 (1): 19-30.

[77]LAMOND A J, DEPP C A, ALLISON M, et al. Measurement and predictors of resilience among community-dwelling older women[J]. Journal of Psychiatric Research, 2008, 43(2):148-154.

[78]CANN A, CALHOUN L G, TEDESCHI R G, et al. A short form of posttraumatic growth inventory[J]. Anxiety Stress Coping, 2010, 23(2): 127-137.

[79] CHU L C. The benefits of meditation vis-à-vis emotional intelligence, perceived stress and negative mental health[J]. Stress Health, 2010, 26(2): 169-180.

[80]XU J, ZHANG J H, FENG L Y, et al. Self-rated health of population in southern China: association with socio-demographic characteristics measured with multiple-item self-rated health measurement scale[J]. BMC Public Health, 2010, 3(10):9-20.

[81]LEUNG D Y, LAM T H, CHAN S S. Three versions of perceived stress scale: validation in a sample of Chinese cardiac patients who smoke[J]. BMC Public Health, 2010,3(10):513.

[82]MITCHELL A J, BIRD V, RIZZO M, et al. Which version of the geriatric depression scale is most useful in medical settings and nursing

homes? diagnostic validity meta-analysis [J]. The American Journal of Geriatric Psychiatry, 2010, 18(12): 1066-1077.

[83]LIM H E, LEE M S, KO Y H, et al. Assessment of the type D personality construct in the Korean population: a validation study of the Korean DS14[J]. Journal of Korean Medical Science, 2011, 26(1): 116-123.

[84]MOYANO D E, FLORES M E, SORAMAA H. Fiabilidad y validez de constructo del test MUNSH para medir felicidad, en población de adultos mayores chilenos[J].Universitas Psychological, Pontificia Universidad Javeriana, 2011, 10(2):567-580.

[85]BOFFO M, MANNARINI S, MUNARI C. Exploratory structure equation modeling of the UCLA loneliness scale: a contribution to the Italian adaptation[J]. TPM-Testing, Psychometrics, Methodology in Applied Psychology, 2012, 19(4): 345-363.

[86] TEODORESCU D S, SIQVELAND J, HEIR T, et al. Post-traumatic growth, depressive symptoms, post-traumatic stress symptoms, post-migration stressors and quality of life in multi-traumatized psychiatric outpatients with a refugee background in Norway[J]. Health and Quality of Life Outcomes, 2012, 10(6):84.

[87]EZZATI A, JIANG J L, KATZ M J, et al. Validation of the perceived stress scale in a community sample of older adults[J]. International Journal of Geriatric Psychiatry, 2014, 29(6): 645-652.

[88] ALLAN N P, LONIGAN C J, PHILLIPS B M. Examining the factor structure and structural invariance of the PANAS across children, adolescents, and young adults[J]. Journal of Personality Assessment, 2015, 97 (6): 616-625.

[89]CHAI J, CHEN P L, RUI F R, et al. Life events and chronic physical conditions among left-behind farmers in rural China a cross-sectional study [J]. BMC Public Health, 2015, 15(7):594.

[90]ORTUNO-SIERRA J, SANTARÉN-ROSELL M, De ALBÉNIZ A P, et al. Dimensional structure of the Spanish version of the positive and negative affect schedule (PANAS) in adolescents and young adults[J]. Psychological Assessment, 2015, 27(3):e1-9.

[91]SIQVELAND J, NYGAARD E, AJMAL H A, et al. Post-traumatic growth, depression and post-traumatic stress in relation to quality of life in

tsunami survivors: a longitudinal study[J]. Health and Quality of Life Out-comes, 2015, 13(18): 1-8.

[92]PAUL I V, CLARKE E, LICHTENBERG J W. Confirmatory factor analysis of the perceived stress scale-4 in a community sample[J]. Stress Health, 2016,32(2): 173-176.

[93]ZAREI S, MEMARI A H, MOSHAYEDI P, et al. Validity and reli-ability of the UCLA loneliness scale version 3 in Farsi[J]. Educational Geron-tology, 2016, 42(1): 49-57.

[94]KRENEK M, PRINCE M K, STEPHEN A, et al. Life events and alcohol use disorder clinical course: modeling the dynamic association drug[J]. Alcohol Dependence, 2017, 180(8):137-143.

[95] LIANG Y. Depression and anxiety among elderly earthquake survivors in China [J]. Journal of Health Psychology, 2017, 22 (14): 1869-1879.

[96]LU W, BIAN Q, WANG W, et al. Chinese version of the perceived stress scale-10: a psychometric study in Chinese university students[J]. PLoS One, 2017,12(12):e0189543.

[97]WONGSAWAT S. Predicting factors for quality of life of elderly in the rural areas[J]. International Journal of Arts and Sciences, 2017, 9(4): 363-372.

[98]ALI R, KHAN M H A, HASAN T. Subjective well-being of the ru-ral elderly: a survey on family of two villages of northwest in Bangladesh[J]. IOSR Journal of Humanities and Social Science, 2018, 23(8):41-46.

[99] AMONKAR P, MANKAR M J, THATKAR P, et al. A comparative study of health status and quality of life of elderly people living in old age homes and within family setup in raigad district, Maharashtra[J]. In-dian Journal of Community Medicine: Official Publication of Indian Association of Preventive & Social Medicine, 2018, 43(1):10-13.

[100]FISCHER A, ZIOGAS A, ANTON-CULVER H. Negative valence life events promote breast cancer development[J]. Clinical Breast Cancer, 2018,18(4): e521-528.

[101]XU S, QIU D, HAHNE J, et al. Psychometric properties of the short-form UCLA loneliness scale (ULS-8) among Chinese adolescents[J]. Medicine, 2018, 97(38):e12373.

[102]CREIGHTON A S, DAVISON T E, KISSANE D W. The psychometric properties, sensitivity and specificity of the geriatric anxiety inventory, hospital anxiety and depression scale, and rating anxiety in dementia scale in aged care residents[J]. Aging & Mental Health, 2019, 23(5): 633-642.

[103]GEUE K, GOTZE H, FRIEDRICH M, et al. Perceived social support and associations with health-related quality of life in young versus older adult patients with haematological malignancies[J]. Health and Quality of Life Outcomes, 2019,17(1):145.

[104]GUO L N, ZAUSZNIEWSKI J A, LIU Y L, et al. Is resourcefulness as a mediator between perceived stress and depression among old Chinese stroke patients[J]? Journal of Affective Disorders, 2019,253(6):44-50.

[105]KIM E, BAE S. Gratitude moderates the mediating effect of deliberate rumination on the relationship between intrusive rumination and posttraumatic growth[J]. Frontiers in Psychology, 2019,10(11): 2665-2676.

[106]MATSUDA N, MURATA S, TORIZAWA K, et al. Association between public transportation use and loneliness among urban elderly people who stop driving[J]. Gerontology and Geriatric Medicine, 2019, 5(1): 1-5.

[107]MENON V, PILLAI A G, SATHEESH S, et al. Factor structure and validity of type D personality scale among Indian (Tamil-speaking) patients with acute myocardial infarction[J]. Indian Journal of Psychiatry, 2019, 61(6): 572-577.

[108]DUNSTAN D A, SCOTT N. Norms for Zung's self-rating anxiety scale[J]. BMC Psychiatry, 2020, 20(1): 90.

[109]IGBOKWE C C, EJEH V J, AGBAJE O S, et al. Prevalence of loneliness and association with depressive and anxiety symptoms among retirees in North-central Nigeria: a cross-sectional study[J]. BMC Geriatrics, 2020, 20(1): 153.

[110]JIANG D, HOU Y, HAO J, et al. Association between personal social capital and loneliness among widowed older people[J]. International Journal of Environmental Research and Public Health, 2020, 17(16): 5799.

[111]LIU X Q, ZHAO Y J, LI J G, et al. Factor structure of the 10-item perceived stress scale and measurement invariance across genders among Chinese adolescents[J]. Frontiers in Psychology, 2020, 11(4):537-547.

[112]SANCHO P, PINAZO-HERNANDIS S, DONIO-BELLEGARDE

M. Validation of the university of California, Los Angeles loneliness scale (version 3) in Spanish older population: an application of exploratory structural equation modelling[J]. Australian Psychologist, 2020, 55 (3): 283-292.

[113]SYA'DIYAH H, NURSALAM N, MAHMUDAH M, et al. Relationship between caring nurses and elderly loneliness[J]. Journal of Public Health Research, 2020, 9(2): 1829.

[114]LUTZMAN M, SOMMERFELD E, BEN-DAVID S. Loneliness and social integration as mediators between physical pain and suicidal ideation among elderly men[J]. International Psychogeriatrics, 2021, 33(5): 453-459.

[115]长谷川和夫.老人の痴呆检查スらルの一检讨[J].精神醫學,1974, 16: 965.